DER GROSSE GU KOMPASS

Dr. Nicole Schaenzler/
Priv.-Doz. Dr. med. Wilfried P. Bieger

Laborwerte

- Mehr als 150 Laborwerte von A–Z
- Die häufigsten Untersuchungsmethoden

Wichtiger Hinweis

Wie jede Wissenschaft ist die Medizin einem ständigen Wandel und neuen Erkenntnissen unterworfen. Die Autoren haben größte Sorgfalt darauf verwendet, dass insbesondere die Angaben zu den Normal- bzw. Referenzwerten dem aktuellen Wissensstand bei Drucklegung entsprechen. Die genannten Referenzbereiche in diesem Buch lehnen sich weitgehend an das Standardwerk von Lothar Thomas (Hrsg.) an: Labor und Diagnose. TH-Books Verlagsgesellschaft mbH, Frankfurt/Main 2000.

Bitte beachten Sie, dass sich Referenzwerte – je nachdem, welche Methode eingesetzt wird – von Labor zu Labor unterscheiden können. Fragen Sie im Zweifelsfall immer Ihren behandelnden Arzt.

Dr. Nicole Schaenzler

Promovierte Philologin, seit längerem als Medizinjournalistin tätig. Als Fachautorin hat sie zahlreiche Bücher zu medizinischen Themen verfasst. Herausgeberin eines Gesundheitsmagazins.

Priv. Doz. Dr. med. Wilfried P. Bieger

Studium der Chemie und der Medizin in Heidelberg. Niedergelassener Facharzt für Labormedizin mit den Schwerpunkten Immunologie, Stoffwechsel und Anti-Aging. Mitglied der Deutschen Gesellschaft für Laboratoriumsmedizin und der American Association of Clinical Chemistry. Mitautor eines wissenschaftlichen Laborhandbuchs.

INHALT

Ein Wort zuvor

Dank der teilweise bahnbrechenden Fortschritte der Medizin in den letzten Jahren steht der Labormedizin inzwischen eine Vielzahl von verschiedenen Untersuchungen zur Verfügung. Ziel dieses Buches ist es, die wichtigsten Laborwerte und ihre Deutungsmöglichkeiten auf verständliche Weise nahe zu bringen. Naturgemäß sind einem Buch, das die Labordiagnostik zum Gegenstand hat, Grenzen gesetzt. Als Interpretationshilfe kann es zwar zu einem besseren Verständnis von Laborbefunden beitragen, doch kann und will es nicht die fachliche Lücke schließen, die den medizinischen Laien daran hindert, anhand eines Laborergebnisses eine fundierte Diagnose zu stellen. Fest steht: Die angemessene Interpretation von Laborergebnissen ist und bleibt Sache des behandelnden Arztes. Nur er kann die tatsächliche diagnostische Wertigkeit von Laborbefunden kompetent beurteilen. Hierfür stützt er sich in den seltensten Fällen auf einen einzelnen Laborwert. Erst die Interpretation von allen zur Verfügung stehenden Laborergebnissen in Zusammenhang mit anderen Untersuchungsbefunden bildet die Grundlage für eine fundierte Diagnose und die sich daraus ergebende angemessene Behandlung.
Nicht nur im Krankheitsfall ist es wichtig, ein tieferes Verständnis für die Funktionsweise unseres Körpers zu entwickeln. Dazu gehört auch, über eventuell bestehende Risikofaktoren informiert zu sein. Hier kann die Labordiagnostik wertvolle Dienste leisten: Mit ihr ist es möglich, diese Faktoren frühzeitig aufzudecken, noch bevor sich die ersten Beschwerden einstellen. Schon allein deshalb ist es lohnend, sich mit der Bedeutung und Interpretation von Laborwerten auseinander zu setzen. Hierfür möchte Ihnen das vorliegende Buch verständliche Antworten geben.

Dr. Nicole Schaenzler
Dr. med. Wilfried P. Bieger

Das sollten Sie wissen

Warum Labormedizin so wichtig ist

Die Laboranalyse von Blut, Urin und anderen Körperflüssigkeiten ist eine der wichtigsten diagnostischen Maßnahmen: In fast allen medizinischen Bereichen ist die Beurteilung des aktuellen Gesundheitszustandes ohne Laborbefunde nicht mehr denkbar. Dabei erhält der Arzt durch das Ergebnis einer Laboruntersuchung nicht nur wertvolle Hinweise auf die Ursache einer Erkrankung, sondern er kann anhand der Laborwerte auch den Verlauf bzw. die Wirksamkeit einer Therapie überprüfen oder eventuelle Risikofaktoren einschätzen. In Notfallsituationen geben bestimmte Laborwerte rasch und sicher Auskunft über das Befinden des Patienten und weitere erforderliche Maßnahmen. Ebenso werden vor jeder bevorstehenden Operation verschiedene Laboruntersuchungen durchgeführt, um mögliche Vorerkrankungen bzw. Risikofaktoren zu erkennen.
Sofern wir über keine medizinische Ausbildung verfügen, fällt es uns im Allgemeinen eher schwer, die nüchternen Zahlen zu verstehen. Es kann sogar sein, dass uns durch eine Laboruntersuchung die einzelnen Funktionseinheiten des Organismus erstmals bewusst werden: Wie sie miteinander zusammenhängen und welche Auswirkungen es auf die verschiedenen Stoffwechselprozesse haben kann, wenn eine einzelne Substanz abnorm vermehrt vorkommt oder krankhaft vermindert ist.
Zudem kommt es vor, dass wir den medizinischen Ausführungen des Arztes nicht auf Anhieb folgen können. Für den medizinischen Laien ist es in der Tat auf den ersten Blick kaum nachvollziehbar, warum z. B. ein hoher Harnsäure- oder LDL-Cholesterinwert nach einer Ernährungsumstellung verlangt, oder warum der Arzt aufgrund von bestimmten Laborbefunden darauf dringt, weitere Untersuchungen vorzunehmen. Verfügen Sie jedoch über das nötige Basiswissen, können Sie im Ernstfall Ihrem Arzt die richtigen Fragen stellen!
Grundkenntnisse in der Labordiagnostik können bereits erforderlich sein, wenn man einen Selbsttest aus der Apotheke z. B. zur Einschätzung seines persönlichen »Risikoprofils« durchführt. Ob man krank oder gesund ist, kann jedoch fast nie anhand eines einzigen Befunds z. B. eines Urin-Teststreifens beurteilt werden. Gleichwohl kann und sollte ein auffälliges Ergebnis

immer Anlass für einen Besuch beim Arzt sein – er wird dann die geeigneten diagnostischen Maßnahmen zur Abklärung des Messwertes einleiten.

Den allgemein gültigen Normalwert gibt es nicht

Ob und wann das Ergebnis einer Laboruntersuchung als krankhaft einzustufen ist, richtet sich im Wesentlichen nach dem Normal- bzw. Referenzwert: Dieser leitet sich zunächst ab von den physiologischen Gegebenheiten bei der Mehrzahl aller gesunden Menschen.
Der Normal- oder Referenzwert zieht die Grenze zwischen »krank« und »gesund«. Faktisch kann er jedoch nur eine Entscheidungshilfe sein. Denn letztlich ist ein Normalwert immer nur ein ungefährer Richtwert. Dies ist v. a. zu beachten, wenn geringe Abweichungen vom vorgegebenen Normalwert ermittelt wurden: Gerade in diesem Fall ist das Fachwissen und die Erfahrung des behandelnden Arztes gefragt, wenn es darum geht, ob das Ergebnis eine Behandlung erforderlich macht oder nicht.
Mitunter können Laborwerte auch »in die Irre« führen. So kommt es immer wieder vor, dass ein Gesunder krankhaft erhöhte Laborwerte aufweist, wohingegen die Werte eines Kranken im Normalbereich liegen. Deshalb sind immer auch andere diagnostische Maßnahmen, wie z. B. eine sorgfältige Befragung des Patienten (Anamnese), eine eingehende körperliche Untersuchung, eventuell auch eine Untersuchung mittels bildgebender Verfahren (z. B. Röntgen, eine Computer- oder Kernspintomographie) zur endgültigen Befunderhebung notwendig.
Wichtig zu wissen ist, dass sich Normalwerte von Labor zu Labor unterscheiden; zudem werden sie oftmals in unterschiedlichen Einheiten angegeben. Gleiches gilt für die Angaben in der medizinischen Fachliteratur.
Außerdem können sich Normalwerte durch neue medizinische Erkenntnisse ändern bzw. neu bewertet werden. So haben sich z. B. die Normwerte für Cholesterin im Laufe der letzten 20 Jahre immer wieder verschoben. Auch die Auffassung der Mediziner, ab welchen Werten eine medikamentöse Behandlung einsetzen muss, hat sich mehrfach geändert. Schon allein deshalb wird es den einen allgemein gültigen Normal- bzw. Referenzwert niemals geben können. Die Autoren dieses Buches haben sich diesbezüglich an das Standardwerk »Labor und Diagnose« von Lothar Thomas gehalten.

Das beeinflusst die Laborwerte

Dass Messergebnisse keineswegs immer eindeutig sind, liegt auch daran, dass sie bestimmten Einflüssen unterworfen sind. Bereits eine fehlerhafte Probenabnahme kann zu einem falschen Ergebnis führen. Ebenso können zu lange Transportzeiten ins Labor oder eine falsche Lagerung der Probe den Befund beeinflussen. Zudem kann das Ergebnis von Labormethode zu Labormethode stark variieren.

Darüber hinaus gibt es besonders sensitive Tests, die auf bestimmte Parameter sehr genau reagieren, öfter aber ein so genanntes falsch positives Testergebnis haben. Dagegen birgt ein weniger sensitiver Test tendenziell die Gefahr, dass er ein falsch negatives Ergebnis liefert.

Neben diesen Störfaktoren spielen aber auch die Einflussgrößen eine wichtige Rolle, die mit dem Patienten selbst zusammenhängen, so v. a. Alter, Geschlecht, Ernährung, Lebensgewohnheiten (z. B. Konsum von Genussgiften oder körperliche Aktivität), aber auch psychische Faktoren (z. B. Stress) oder die Einnahme von Medikamenten. Schließlich kann auch der Zeitpunkt der Probenentnahme auf das Ergebnis Einfluss nehmen, denn der Organismus ist tageszeitlichen Schwankungen unterworfen, die sich in einigen Laborwerten widerspiegeln können. Diese und andere Einflussgrößen können Laborwerte entscheidend verändern und zu falsch positiven oder falsch negativen Ergebnissen führen.

All dies gilt es zu berücksichtigen, wenn Laborwerte zur Grundlage einer Diagnose herangezogen werden. So gesehen, kann ein einziges Messergebnis nur selten wirklich eindeutig sein. Deshalb ist es mitunter notwendig, dass eine Laboruntersuchung noch einmal wiederholt wird oder zu einem späteren Zeitpunkt kontrolliert werden muss.

Die Check-up-Untersuchung ab 35

Vom 35. Lebensjahr an steht jedem in einer gesetzlichen Krankenkasse Versicherten alle zwei Jahre eine Gesundheitsuntersuchung (Check-up 35) zu. Diese wird vom Hausarzt bzw. von einem Facharzt für Allgemeinmedizin oder für Innere Medizin durchgeführt. Neben einer körperlichen Untersuchung und einer Anamnese umfasst sie auch die Bestimmung des → Blutzuckers und des → Gesamtcholesterinspiegels im Blut sowie eine → Urinuntersuchung (Seite 14). Mit diesem Check-up werden u. a. alle Risikofaktoren für Herz-Kreislauf-Erkankungen sowie bestimmte Stoffwechselerkrankungen (v. a. Diabetes, Fettstoffwechselstörungen) ermittelt. Ergeben sich Hinweise auf eine Erkrankung, sind im Anschluss an den Check-up weiterführende Untersuchungen möglich. Ansonsten gilt: Sofern der Arzt eine Laboruntersuchung anordnet, um den Verdacht auf eine Erkrankung abzuklären, werden die Kosten von den gesetzlichen Krankenkassen übernommen. Privat Versicherte können sich jederzeit und auch gründlicher untersuchen lassen.

Die verschiedenen Untersuchungsmethoden

Die Blutuntersuchung

Die Blutuntersuchung ist neben der Erhebung der Krankengeschichte (Anamnese) und der körperlichen Untersuchung eine der wichtigsten Untersuchungsmethoden, die dem Arzt eine exakte Diagnose und eine angemessene Therapie ermöglichen.

Nüchtern zur Blutabnahme

Einige Blutuntersuchungen, v. a. jene zur Beurteilung des Zucker- und Fettstoffwechsels, müssen in nüchternem Zustand durchgeführt werden: Der Patient darf also vor der Blutentnahme – am besten ab dem vorangehenden Abend um 20 Uhr – außer zuckerfreien Getränken nichts zu sich nehmen.

Bildung, Zusammensetzung und Funktion des Blutes

Als Blut bezeichnet man die in den Blutgefäßen durch den Körper kreisende Flüssigkeit, die aus Blutzellen und Blutflüssigkeit besteht. Die Blutzellen werden beim Erwachsenen im Knochenmark gebildet. Dort gehen aus so genannten Stammzellen die drei Zellarten hervor, die den zellulären Anteil des Blutes bilden: die roten → Blutkörperchen (Erythrozyten), die weißen Blutkörperchen (Leukozyten) und die → Blutplättchen (Thrombozyten). Mit dem Blut werden zahlreiche Stoffe – entweder physikalisch gelöst oder an Eiweiße bzw. Blutzellen gebunden – im Körper transportiert. Dabei versorgt das Blut die Gewebe und Organe mit Sauerstoff und Nährstoffen und dient dem Abtransport von Kohlendioxid und Stoffwechselendprodukten. Weiterhin reguliert das Blut den Wärmehaushalt und ist am Wasser- und → Säure-Basen-Haushalt (Seite 36) beteiligt. Zudem dient das Blut der Verteilung von → Hormonen (Seite 34) und → Enzymen (Seite 33), bringt Medikamente an die Orte, an denen sie wirken sollen, und transportiert Giftstoffe zu Ausscheidungsorganen, insbesondere den Nieren.
Im Blut enthaltene Abwehrstoffe wehren für den Organismus schädliche Faktoren, in erster Linie Krankheitserreger, ab. Und

mithilfe der Blutplättchen sowie zahlreicher Gerinnungsfaktoren ist das Blut wesentlich an der Stillung von Blutungen beteiligt.

Blutentnahme

Die Konzentration der einzelnen Blutbestandteile kann mithilfe einer Blutuntersuchung bestimmt werden. Meist entnimmt man dabei das Blut aus einer Vene, in speziellen Fällen aus der Fingerkuppe und selten aus einer Arterie. Gewöhnlich werden dem Körper nicht mehr als maximal 30 Milliliter Blut entnommen, das mittels einer spitzen Hohlnadel oder einer Kanüle in unterschiedliche Röhrchen gefüllt wird. Diese wird nach einer sorgfältigen Desinfektion der Haut in die Vene oder Arterie bzw. in Fingerkuppe oder Ohrläppchen eingestochen.

- **Venen** sind die zum Herzen hinführenden Gefäße und enthalten sauerstoffarmes Blut.
- **Arterien** sind die vom Herzen wegführenden Gefäße und enthalten sauerstoffreiches Blut.
- **Kapillaren** sind die kleinsten Blutgefäße, die Organe und Gewebe mit Sauerstoff und Nährstoffen versorgen; gleichzeitig nehmen sie Endprodukte des Stoffwechsels auf, um sie zur Lunge und den Ausscheidungsorganen zu transportieren. Der Sauerstoffgehalt von Kapillarblut ist höher als im Venenblut, aber geringer als im arteriellen Blut. Weil Kapillarblut eine Mischung aus venösem und arteriellem Blut darstellt, sind die Konzentrationen verschiedener Stoffe im Kapillarblut anders als im Venenblut.

Venenblut

In der Regel wird venöses Blut aus einer Armvene in der Ellenbeuge abgenommen. Hierfür behindert man den Abfluss des Blutes in den Armvenen für kurze Zeit mit einem Stauschlauch, den man um den Oberarm legt und leicht zuzieht, so dass arterielles Blut weiterhin in den Unterarm fließen kann. Das Blut staut sich in der Ellenbeugenvene, so dass diese dicker und damit gut sicht- und tastbar wird. Aus dieser prall gefüllten Vene gelingt es nun meist problemlos, die gewünschte Menge Blut in verschiedene Blutröhrchen zu füllen. Anschließend wird der Einstich kurze Zeit abgedrückt, damit er nicht weiterblutet, und mit einem kleinen Pflaster versorgt.

Kapillarblut

Will man nur einen oder wenige Stoffe bestimmen, wie etwa den Blutzucker, reicht es aus, so genanntes Kapillarblut aus der Fingerkuppe oder dem Ohrläppchen zu entnehmen. Zur Bestimmung des Blutzuckers sticht man z. B. mit einer kleinen Lanzette in die Fingerbeere des Mittelfingers. Dabei werden mehrere kleine Haargefäße (Kapillaren) im Gewebe verletzt, aus denen Blut austritt. Man drückt einen Tropfen Blut auf einen Teststreifen und bestimmt den Zuckergehalt mithilfe eines Blutzuckermessgerätes.

Arterielles Blut

Um den Gehalt von Sauerstoff und Kohlendioxid sowie den Säure-Basen-Anteil im Körper zu bestimmen, entnimmt man meist arterielles, also sauerstoffgesättigtes Blut aus der großen Leistenarterie oder der Speichenarterie am Handgelenk. Diese Untersuchungen werden meist nur im Rahmen der Intensivmedizin bzw. bei schweren Erkrankungen (z. B. Lungenkrankheiten) durchgeführt.

Vollblut – Serum – Plasma

Etliche Blutuntersuchungen, insbesondere die Erhebung des → Blutbildes und die Messung der Blutkörperchensenkungsgeschwindigkeit (→ BSG), werden mit Vollblut durchgeführt. Zuvor muss man aber durch Zentrifugieren die festen Bestandteile des Blutes von der Blutflüssigkeit trennen. Verhindert man die Gerinnung mit bestimmten Stoffen, erhält man nach dem Zentrifugieren das gelbliche Blutplasma, das alle in der Blutflüssigkeit gelösten Bestandteile inklusive der → Gerinnungsfaktoren (Seite 33) enthält. Nur im Blutplasma ist es möglich, die Konzentration von Gerinnungsfaktoren zu bestimmen.
Für die meisten anderen Untersuchungen reicht es jedoch aus, das Blutserum zu untersuchen. Als Blutserum bezeichnet man die Blutflüssigkeit, die keine Gerinnungsfaktoren mehr enthält. Dazu zentrifugiert man das geronnene Blut und erhält nach Abtrennung der festen Bestandteile das klare Blutserum. Im Blutserum werden die Spiegel der meisten Blutwerte, wie z. B. Leber- und Nierenwerte, Bluteiweiße, Mineralstoffe, Blutfette und Blutzucker, untersucht.
Ebenfalls im Blutserum bestimmt man Antikörper zum Nachweis von verschiedenen Infektionskrankheiten, die Spiegel von Medikamenten, Alkohol, Drogen und Giftstoffen.

Gesundheitsuntersuchung bzw. Check-up

Häufige (Wohlstands-)Krankheiten und krank machende Risikofaktoren, wie z. B. Bluthochdruck, Zuckerkrankheit und Fettstoffwechselstörungen, kann man bereits erkennen, wenn sie noch nicht zu schweren Folgen, wie etwa Herzinfarkt oder Schlaganfall, geführt haben. Zu diesem Zweck kann und sollte jeder Mensch ab dem 35. Lebensjahr alle zwei Jahre beim Hausarzt einen so genannten Check-up durchführen lassen.
Neben einer ausführlichen Befragung zu aktuellen Beschwerden, früheren Krankheiten und Erkrankungen in der Familie sowie einer sorgfältigen körperlichen Untersuchung werden hierbei v. a. die Spiegel des → Nüchternblutzuckers, der → Blutfette (Seite 31), der → Harnsäure und des → Kreatinins bestimmt sowie eine → Urinuntersuchung (Seite 14) durchgeführt. Mit diesen Maßnahmen kann man die wichtigsten und häufigsten Erkrankungen frühzeitig diagnostizieren und sie durch bestimmte Therapiemaßnahmen an ihrem Fortschreiten hindern.

Auf einen Blick

Vollblut	**Blut mit allen darin enthaltenen Bestandteilen**
Blutplasma	**Vollblut ohne Blutzellen, aber mit Gerinnungsfaktoren sowie mit allen wichtigen Substanzen, die im Blut transportiert werden**
Blutserum	**Vollblut ohne Blutzellen und Gerinnungsfaktoren**

Kontrolluntersuchung

So wenig wie man einen Bluthochdruck durch eine einzige Blutdruckmessung diagnostizieren kann und darf, so reicht in der Regel auch eine einzige Blutuntersuchung nur selten aus, um eine Krankheit zu erkennen. Meist kontrolliert der Arzt einen von der Norm abweichenden Wert durch eine (oder mehrere) Kontrolluntersuchung(en). Aber auch bei bestehenden Krankheiten werden bestimmte Blutwerte in regelmäßigen Abständen kontrolliert, um z. B. eine Verschlechterung frühzeitig zu erkennen oder den Erfolg bzw. das Nichtansprechen einer Behandlung zu dokumentieren und die Therapie entsprechend zu ändern.

Notfall/Operation

In Notfällen geben Blutuntersuchungen rasch Aufschluss über den Zustand des Patienten und erlauben in bestimmten Fällen auch die Diagnose der zugrunde liegenden Krankheit. So weist z. B. eine Person mit Zuckerkoma um das fünf- bis zehnfache erhöhte Blutzuckerkonzentrationen auf, die dann Ursache für die Bewusstlosigkeit sind.
Vor einer Operation oder einem diagnostischen Eingriff müssen zumeist Blutbild, Nierenfunktion und Gerinnungswerte bestimmt werden. Nach einer Operation werden diese und andere Laborwerte häufig kontrolliert, um z. B. das Ausmaß einer Blutung und weitere mögliche Komplikationen rasch erkennen und behandeln zu können.

Die Urinuntersuchung

Urin ist eine von den Nieren über die Harnwege abgeleitete hell- bis dunkelgelbe Flüssigkeit, über die Stoffwechselendprodukte sowie überschüssiges Wasser, Salz, Säuren, Medikamente und Gifte ausgeschieden werden. Deshalb ist eine Urinuntersuchung nicht nur ein wichtiges diagnostisches Hilfsmittel zur Erkennung von Erkrankungen der Nieren, Harnleiter, Harnblase und Harnröhre, sondern auch von bestimmten Erkrankungen, wie z. B. der Zuckerkrankheit (Diabetes).
Für eine differenzierte Urinuntersuchung stehen verschiedene Methoden zur Verfügung. Diese können im Wesentlichen in drei Untersuchungsbereiche eingeteilt werden: die Beurteilung des Urins durch Betrachtung mit dem Auge (makroskopische Urinuntersuchung), die Urinuntersuchung mittels Teststreifen sowie die Begutachtung von Urinbestandteilen unter dem Mikroskop. Die Zusammenfassung der Untersuchungsergebnisse wird als Urinstatus bezeichnet.

Makroskopische Urinbeurteilung

Urinmenge, Farbe, Beschaffenheit und Geruch können bereits erste Hinweise auf eine Erkrankung liefern. So weist etwa die Trübung von frischem Urin auf eine Erkrankung hin, und auch eine abweichende Urinfärbung (z. B. rot oder bräunlich) kann bereits ein Krankheitszeichen sein. Ist die Wasserbilanz des Organismus z. B. durch eine Nieren- oder Herz-Kreislauf-Erkrankung gestört, kann sich dies durch eine erhöhte, aber auch durch eine verminderte Urinausscheidung bemerkbar machen. Gewöhnlich reichen derartige Auffälligkeiten jedoch für eine exakte Ursachenbestimmung nicht aus, so dass fast immer weitere diagnostische Maßnahmen notwendig sind.

Urin-Streifen-Schnelltest

Zu den einfachsten Untersuchungsverfahren gehört der Urin-Streifen-Schnelltest, mit dem die Konzentration verschiedener Substanzen oder Blutbestandteile im Urin durch bestimmte Verfärbungen der auf dem Teststreifen aufgebrachten Prüfsubstanzen ermittelt werden. Die einzelnen Felder des Teststreifens enthalten chemische Stoffe, die jeweils mit verschiedenen im Urin enthaltenen Stoffen oder Zellen reagieren und sich je nach Befund verfärben. Hierfür wird der Streifen kurz in den Mittelstrahlurin (Seite 17) eingetaucht, so dass alle Testfelder benetzt sind; nach einer kurzen Wartezeit werden die Testfelder mit der Farbskala auf dem Behälter verglichen.

24-Stunden-Sammelurin

Eine 24-h-Sammlung beginnt nach dem ersten morgendlichen Toilettengang und schließt den Morgenharn des Folgetages ein. Soweit möglich, sollten Medikamente mindestens drei Tage vor der Urinsammlung abgesetzt werden, um Störungen der Analysen zu vermeiden.

Zu den nachweisbaren Substanzen gehören v. a. weiße und rote → Blutkörperchen, Bakterien, Eiweiß, Zucker, → Kreatinin sowie die Gallenfarbstoffe → Bilirubin und Urobilinogen; ebenso kann mit dem Teststreifen der Säuregehalt des Urins (pH-Wert) ermittelt werden. Die genannten Stoffe kommen normalerweise nicht oder nur in geringem Maße im Urin vor.

- Befinden sich z. B. zu viele weiße Blutkörperchen im Urin (Leukozyturie), liegt meist eine Entzündung der Nieren und/oder der Harnwege vor.
- Ebenso weisen erhöhte Nitritwerte im Harn auf eine bakterielle Infektion der ableitenden Harnwege hin.
- Einer Erhöhung von roten Blutkörperchen (Hämaturie) kann ebenfalls eine Entzündung z. B. der Nierenkörperchen (Glomerulonephritis) zugrunde liegen. Aber auch Nieren- oder Blasensteine, ein Niereninfarkt, eine Infektion der Harnwege, in seltenen Fällen auch ein Tumor der Nieren oder

Blase sowie beim Mann eine Entzündung oder ein Tumor von Prostata oder Samenblasen können eine Hämaturie hervorrufen.

- Erhöhte Eiweißkonzentrationen im Urin (Proteinurie) werden oft durch eine chronische Schädigung der Nierenkörperchen (Filtereinheiten der Nieren) oder andere Nierenerkrankungen, nach schweren Verletzungen, bei Herzschwäche, Bluthochdruck und Diabetes mellitus sowie bei entzündlichen Erkrankungen der Harnwege hervorgerufen; allerdings kann eine vorübergehende Proteinurie auch bei Fieber oder starker körperlicher Belastung auftreten.
- Zucker bzw. Glukose ist bei einem gesunden Menschen im Urin nicht nachweisbar. Enthält der zu untersuchende Harn Glukose, ist dies ein wichtiger Hinweis auf einen möglichen Diabetes mellitus, kann aber auch durch andere Erkrankungen verursacht sein.
- Bilirubin, ein Abbauprodukt des roten Blutfarbstoffes (Hämoglobin), wird normalerweise nicht mit dem Urin ausgeschieden. Erst bei einer erhöhten Konzentration im Blutserum enthält auch der Urin Bilirubin – dies ist der Fall, wenn eine Funktionsstörung der Leber und Galle vorliegt. Ein Hinweis für einen erhöhten Bilirubinspiegel ist die dunkelrote bis bräunliche Färbung des Urins und der gelbliche Schaum nach Schütteln des Urins.
- Da der pH-Wert auch von der Ernährung abhängig ist, sind Verschiebungen in den sauren oder basischen Bereich vollkommen normale Erscheinungen. Allerdings kann ein veränderter pH-Wert im Urin auf Störungen des Säure-Basen-Haushaltes (Seite 36) und ein erhöhter pH-Wert auf eine Harnwegsinfektion hinweisen.

Bakteriologische Urinuntersuchungen

Da die Aussagekraft von Urin-Streifen-Schnelltests begrenzt ist, sind zur Sicherung der Diagnose meist weitere Urinuntersuchungen notwendig. So kann man zum Nachweis von Bakterien Nährböden (z. B. Urikult®-Test) in eine frische Urinprobe eintauchen. Nach einer Bebrütung in einem Inkubator zeigen sich bei einem keimhaltigen Urin ca. 24 Stunden später Bakterienkolonien; die Anzahl der Keime gibt Aufschluss über das mögliche Vorliegen einer Harnwegsinfektion.

Mit dem Anlegen einer Urinkultur kann zum einen der ursächliche Krankheitserreger einer Harnwegsinfektion identifiziert, zum anderen aber auch die Wirksamkeit eines bestimmten Antibiotikums gegen die vorhandene Bakterienkolonie ermittelt werden. Hierzu wird der frische Urin auf bestimmten Nährböden ausgestrichen, bebrütet und die Bakterien eventuell mit chemischen Methoden weiter differenziert. Anschließend werden die krankheitsverursachenden Bakterien nochmals auf einem Nährboden ausgestrichen, auf den verschiedene Antibiotika gegeben werden. Wachsen die Keime in einem genau definierten Umkreis des Antibiotikums nicht, gilt dieses Antibiotikum als wirksam.

Gewinnung von Mittelstrahlurin

- **Zur Harnanalyse eignet sich am besten der Morgenurin.**
- **Es sollte stets der Mittelstrahlurin verwendet werden, da die erste Harnportion noch Keime aus dem Bereich der äußeren Genitalien enthält. Das heißt, es wird die erste Harnportion in die Toilette gelassen, die zweite ohne Unterbrechung mit dem Uringefäß aufgefangen und der restliche Harn dann wieder in die Toilette entleert.**
- **Für das Auffangen des Urins sollten nur Gefäße verwendet werden, die in der Apotheke gekauft wurden oder die der Arzt mitgegeben hat; ausgespülte Gläser oder Becher könnten verunreinigt sein oder Spülmittelreste aufweisen.**

Urinsediment-Untersuchung

Auch die mikroskopische Auswertung des Urinsediments, d. h. des nach Zentrifugieren des Urins übrig bleibenden Bodensatzes, lässt Rückschlüsse auf bestimmte Erkrankungen (insbesondere Entzündungen, Steine und Tumoren im Bereich von Nieren und Harnwegen) zu. Zur mikroskopischen Untersuchung dieser Bestandteile wird ein Tropfen dieses Urinsediments auf einen Objektträger aufgetragen.

- Der Nachweis von roten Blutkörperchen deutet auf eine Entzündung, Infektion oder einen Tumor der Nieren oder Harnwege bzw. auf Harnsteine hin.

- Eine erhöhte Menge an weißen Blutkörperchen ist ein Hinweis auf eine Nierenbecken- oder Harnwegsinfektion und kommt auch bei einer Entzündung der Prostata vor.
- Eine größere Anzahl von so genannten Zylindern im Urinsediment weist immer auf eine Erkrankung der Nieren hin. Zylinder sind stabförmige Gebilde, die durch Ausgelieren von Eiweiß in den Harnkanälchen der Niere entstehen.
- Bei einer Harnwegsinfektion finden sich meist zahlreiche abgeschilferte Schleimhautzellen (Epithelien) im Sediment.
- Bakterien, Pilze und Parasiten sind beim Gesunden nicht im Urin zu finden und sind somit Anzeichen einer Infektion.
- Bestimmte Kristalle können Hinweise auf Harnsteine geben.

Die Stuhluntersuchung

Als Endprodukt der Verdauung kann der Stuhl wertvolle Hinweise auf verschiedene Erkrankungen des Verdauungssystems liefern. Dabei können bereits Beschaffenheit, Farbe, Gewicht und Geruch darüber Aufschluss geben, ob und in welchem Ausmaß eine Störung oder Erkrankung des Magen-Darm-Trakts, der Leber, Gallenwege oder der Bauchspeicheldrüse besteht.

- So wird z. B. ein heller, schlecht geformter Stuhl häufig durch einen Verschluss des Gallengangs (z. B. infolge eines Gallensteins) hervorgerufen: Die Galle gelangt nicht mehr in den Darm, wodurch der Stuhl seine typische gelbbraune Farbe verliert.
- Eine graue Färbung hat der Stuhl, wenn er zu viel Fett enthält. Zudem sind Fettstühle lehmartig, glänzend, klebrig und säuerlich bis scharf riechend. Vermehrtes Fett im Stuhl weist auf eine verminderte Fettverdauung etwa infolge einer Funktionsstörung der Bauchspeicheldrüse hin. Oder es liegt eine andere Aufnahmestörung im Darm vor, bei der das Fett der Nahrung aus dem Darm nicht aufgenommen wird.
- Schwarzer oder »Teerstuhl« ist oft – aber keinesfalls immer – Folge von Blutungen im oberen Magen-Darm-Trakt.

Eine mikrobiologische Untersuchung des Stuhls wird durchgeführt, um Krankheitskeime (z. B. Salmonellen, Shigellen), aber auch Wurmeier oder Parasiten im Stuhl nachzuweisen. Wichtig ist, dass die Probengewinnung und -einsendung möglichst kurz nach Beginn der Infektion erfolgt.

Test auf verborgenes Blut

Der Test auf okkultes, mit dem bloßen Auge nicht sichtbares Blut im Stuhl (z. B. Haemoccult®-Test) gehört zur Früherkennung von Dickdarmkrebs. Hierzu erhält der Patient vom Arzt drei Testbriefchen. Auf die darauf befindlichen Testfelder gibt er an verschiedenen Tagen eine etwa erbsengroße Stuhlprobe. Durch Zugabe von chemischen Stoffen in der Praxis verfärbt sich das Testfeld bei Vorhandensein von Blut blau.
Der Test weist schon geringe Mengen von Blut nach, doch muss dieses Blut nicht immer von einem Tumor stammen. Auch gutartige Dickdarmpolyen, Hämorrhoiden oder harmlose Verletzungen der Afterschleimhaut können Blutungsquellen sein. Im Übrigen kann der Test auch ein »falsch positives« Ergebnis liefern. Deshalb sollten einen Tag vor Durchführung des Tests weder hochdosiertes Vitamin C (mehr als 50 mg) noch größere Mengen Fleisch oder Wurst verzehrt werden.

So wird die Stuhlprobe gewonnen

Vom Arzt erhält der Patient ein kleines Plastikröhrchen, an dessen Verschluss sich innen ein kleiner Plastiklöffel befindet. Mit diesem entnimmt er eine kleine, etwa haselnussgroße Stuhlprobe und gibt sie in das Röhrchen. Dieses Röhrchen wird nun für die mikrobiologischen Untersuchungen ins Labor geschickt.

Funktionstests

Funktionstests werden eingesetzt, um komplizierte biologische Wechselbeziehungen zu überprüfen, die in einem einfachen Bluttest nicht feststellbar sind. Während Funktionstests früher v. a. zur Beurteilung von Funktionen des Verdauungssystems eingesetzt wurden, spielen sie heute hauptsächlich in der Diagnostik von hormonellen Störungen eine Rolle. Darüber hinaus hat der ^{13}C-Harnstoff-Atemtest eine große Bedeutung beim Nachweis von Helicobacter-pylori-Bakterien in der Magen- und Zwölffingerdarmschleimhaut gewonnen. Im Folgenden werden die am häufigsten angewandten Funktionstest aufgeführt:

^{13}C-Harnstoff-Atemtest bei Verdacht auf Helicobacter-pylori-Befall

Grundsätzlich sollte bei Verdacht auf Helicobacter-pylori (Hp)-Befall der Magenschleimhaut eine Magenspiegelung (Gastroskopie) durchgeführt werden. Hierbei lassen sich die Helicobacter-pylori-Bakterien, die für Schleimhautentzündungen, Geschwüre sowie Krebserkrankungen von Magen und Zwölffingerdarm verantwortlich gemacht werden, in Gewebeproben direkt nachweisen. Außerdem erlaubt die Magenspiegelung die genaue Beurteilung des oberen Verdauungstraktes. Deshalb wird der ^{13}C-Harnstoff-Atemtest derzeit nur als Kontrolluntersuchung nach Behandlung eines Hp-Befalls sowie zur Erstdiagnostik bei Kindern von den gesetzlichen Krankenkassen finanziert. Abgesehen von den oben beschriebenen Vorteilen der Magenspiegelung ist der Atemtest ein einfacher, sehr exakter, jedoch teurer Test zum Nachweis von Hp-Bakterien in Magen- und Zwölffingerdarmschleimhaut.

Bei dem Test muss der Patient zunächst langsam über ein Röhrchen in einen Beutel (oder ein Röhrchen) ausatmen. Danach trinkt er ein Glas Saft, in dem radioaktiv markierter Harnstoff aufgelöst wurde. 30 Minuten später atmet er noch einmal über ein Röhrchen langsam in einen anderen Beutel (ein anderes Röhrchen) aus. Hp-Bakterien spalten den radioaktiven Harnstoff, wobei radioaktives Kohlendioxid freigesetzt wird, das dann in der Atemluft erscheint und den Befall der Schleimhaut mit Hp-Bakterien nachweist. Befinden sich keine Bakterien im Magen, wird auch kein radioaktives Kohlendioxid ausgeatmet. Bei dem radioaktiven ^{13}C-Harnstoff handelt es sich um ein stabiles, ungefährliches Isotop.

Xylose-Belastungstest

Xylose ist ein Kohlenhydrat, das im oberen Dünndarm ins Blut aufgenommen wird. Der Xylose-Belastungstest wird bei Verdacht auf Verdauungsstörungen im oberen Dünndarm eingesetzt, wie sie v. a. bei Sprue (Glutenallergie) auftreten. Dabei dient der Test in erster Linie der Therapiekontrolle einer Sprue, da sich bei Meiden aller glutenhaltigen Nahrungsmittel die Verdauungsstörung zurückbildet.

Bei dem Test trinkt der Patient nach vorheriger Entleerung der Blase einen halben Liter Wasser oder Tee, worin zuvor 25 g Xylose aufgelöst wurden. Anschließend nimmt er noch einen halben Liter Wasser oder Tee zu sich. Danach sammelt er über fünf Stunden seinen Urin, in dem die Ausscheidung der Xylose gemessen wird. Liegt die Xylose-Ausscheidung im Urin über 16 % der verabreichten Menge, beweist dies eine Aufnahmestörung für Xylose im Dünndarm.

Durstversuch bei Verdacht auf Diabetes insipidus

Beim Diabetes insipidus ist die Niere nicht in der Lage, den Urin zu konzentrieren. Meist liegt dieser Krankheit ein Mangel des in der Hirnanhangdrüse gebildeten antidiuretischen Hormons (ADH) zugrunde oder die Nieren sprechen auf dieses Hormon nicht an.
Beim Durstversuch darf der Patient eine längere Zeit, höchstens jedoch 12 Stunden, nichts trinken. Normalerweise bewirkt Durst eine vermehrte Freisetzung von ADH, was zu einer starken Konzentration des Urins führt. Während des Durstversuchs werden alle zwei Stunden verschiedene Laborwerte im Blut und im Urin bestimmt. Nimmt die Konzentration des Urins nicht zu, während die Konzentration des Blutes ansteigt, liegt mit großer Wahrscheinlichkeit ein Diabetes insipidus vor.

Allergiediagnostik

Wenn bestimmte immer wiederkehrende Symptome den Verdacht auf eine Allergie nahe legen, kann man mithilfe der Allergiediagnostik den oder die Stoffe nachweisen, welche die allergische Reaktion auslösen (Allergene). Dabei werden entweder Hauttests eingesetzt oder spezielle Abwehrstoffe des Körpers (Immunglobuline der Klasse E, IgE-Antikörper) im Blutserum bestimmt.

Hauttests bei allergischen Atemwegserkrankungen

Bei Verdacht auf Heuschnupfen, allergisches Asthma bronchiale, eine allergische Bindehautentzündung, Nesselsucht oder eine Insektengiftallergie werden folgende Hauttests durchgeführt:

Pricktest

Der Pricktest ist der am häufigsten angewandte allergologische Hauttest. Dabei werden Allergenextrakte auf die Innenseite der Unterarme aufgetragen und mit einer Nadel (Pricklanzette)

oberflächlich in die Haut eingebracht. Zur Kontrolle wird gleichzeitig ein Tropfen Kochsalzlösung (Negativkontrolle) sowie eine Histaminlösung (Positivkontrolle) aufgetragen. Nach etwa 15 Minuten wird die Hautreaktion auf die Testsubstanzen mit den Hautreaktionen der Negativ- und Positivkontrolle verglichen.
Eine Variante des Pricktests ist der so genannte Ritztest (Scratchtest), bei dem die Haut nach Auftragen der Allergene oberflächlich leicht angeritzt wird.

Intrakutantest

Dieser Test erfolgt im Prinzip wie der Pricktest, nur wird die Testsubstanz mit einer dünnen Nadel flach in die Haut (intrakutan) gespritzt. Der Intrakutantest hat zum einen eine höhere Sensitivität, zum anderen können mit ihm auch gelegentlich auftretende allergische Spätreaktionen ermittelt werden, die dann etwa acht bis zehn Stunden später einsetzen.

Reibtest

Dies ist der einfachste, aber zugleich unempfindlichste allergologische Hauttest. Meist wird er herangezogen, wenn die zu testenden Allergene, wie z. B. das Haar eines bestimmten Haustiers, nicht als fertige Testallergenextrakte zur Verfügung stehen. Hierbei werden die Allergene auf ein begrenztes Hautareal aufgerieben.

Epikutantest

Besteht der Verdacht, dass bestimmte Stoffe ein allergisches Hautekzem hervorrufen, führt man einen Epikutantest durch. Hierbei werden Pflaster auf den Rücken oder Oberarm geklebt, die mit verschiedenen Kontaktallergenen versehen sind. Die Pflaster bleiben für 24 oder 48 Stunden auf der Haut. Zeigen sich in der Hautregion unter einem Allergen eine Rötung und eventuell Bläschen, ist der Befund positiv.

Allergologische Laboruntersuchungen

Die einfachste Blutuntersuchung bei Verdacht auf eine Allergie ist der Nachweis eines erhöhten Spiegels von Immunglobulin E (IgE) im Blutserum. Allerdings ist dieser Spiegel bei allergischen Krankheiten nicht immer erhöht, außerdem können auch Infektionen mit Würmern und anderen Parasiten, eine Neurodermitis

und bestimmte Blutkrankheiten zu einer Erhöhung des IgE-Spiegels führen.
Deshalb versucht man, bei Verdacht auf eine bestimmte Allergie spezifische IgE-Antikörper im Blutserum nachzuweisen, die sich gegen dieses spezielle Allergen richten. Die Aussagekraft des Nachweises spezifischer IgE-Antikörper, z. B. mithilfe des Radio-Allergo-Sorbent-Tests (RAST), ist höher als die eines erhöhten Gesamt-IgE-Spiegels, allerdings beweist auch dies nicht immer eine Allergie.

Provokationstest

Um zweifelsfrei zu klären, ob die geschilderten Beschwerden auf eine allergische Erkrankung zurückzuführen sind, muss in schwierigen Fällen zusätzlich ein Provokationstest durchgeführt werden. Dabei werden die Allergene in niedriger Konzentration direkt an das Organ gebracht, an dem sich die allergische Reaktion bemerkbar macht. Treten die typischen allergischen Symptome auf, ist die Allergie nahezu sicher bewiesen. Da es bei diesen Provokationstests auch zu schweren allergischen Reaktionen bis hin zum allergischen Schock kommen kann, müssen sie grundsätzlich vom Arzt überwacht werden.

Provoziert wird an Ort und Stelle

Bei allergischem Heuschnupfen wird das Allergen auf die Nasenschleimhäute und bei allergischer Bindehautentzündung auf die Bindehaut aufgetragen. Bei allergischem Asthma werden die zu testenden Allergene vernebelt und vom Patienten eingeatmet.

Genetische Untersuchungen

Genetische Untersuchungen zielen darauf ab, mögliche Krankheitsanlagen des Erbguts noch vor Ausbruch der Symptome bzw. einer Übertragung auf die Nachkommen zu erkennen. Genetische Untersuchungen sind in allen Proben möglich, die Zellkerne enthalten, also in Vollblut, Sperma und Gewebeproben.
Die gesamte Information über Bau und Funktion unseres Körpers ist auf den Chromosomen in den Zellkernen gespeichert. Die Chromosomen wiederum bestehen aus zwei langen Strängen von Desoxyribonukleinsäure (DNS), die umeinander gedreht

vorliegen. Auf diesen DNS-Strängen befinden sich die so genannten Gene, die jeweils eine spezifische Erbanlage, d. h. eine genetische Information für ein Genprodukt, darstellen.
Eine Reihe von Erkrankungen sind durch eine Störung der Erbanlagen bedingt, wie etwa durch die Mutation eines einzelnen oder mehrerer Gene. Daneben gibt es zahlreiche andere Formen genetischer Veränderungen, die Krankheiten auslösen können. Außerdem sind viele Krankheiten Folge eines Zusammenwirkens von genetischen Störungen und Umweltfaktoren. So tragen zwar die meisten Menschen mit einem Typ-2-Diabetes mellitus (auch »Altersdiabetes« genannt) eine genetische Veranlagung für diese Krankheit in sich. Sie tritt aber fast nur dann in Erscheinung, wenn der Betroffene durch Überernährung übergewichtig wird.

Anlass der Untersuchung

Genetische Untersuchungen werden v. a. dann durchgeführt, wenn in der Familie bereits **genetisch bedingte Krankheiten** aufgetreten sind. So können Paare vor der Familiengründung genetische Untersuchungen durchführen lassen, wenn das Risiko besteht, dass eine bei den Vorfahren aufgetretene Erbkrankheit an die Kinder weitergegeben wird.

- Daneben steht mit der **Fruchtwasserpunktion** (→ Amniozentese, Seite 29) eine Untersuchung zur Verfügung, die der Abklärung von möglichen (genetisch bedingten) Erkrankungen des ungeborenen Kindes dient.
- Darüber hinaus werden Familienangehörige genetisch untersucht, wenn eine Krankheit in ihrer Familie auftaucht und man diese Krankheit besonders im **Frühstadium** gut behandeln kann. Dies ist z. B. beim familiären C-Zell-Karzinom der Schilddrüse der Fall. Fällt der Gentest bei einem Angehörigen positiv aus, kann man ihn durch frühzeitige Entfernung der Schilddrüse vor dem Auftreten dieser Form des Schilddrüsenkrebses schützen.
- Weiterhin wird der so genannte **Vaterschaftstest** mithilfe genetischer Untersuchungsmethoden (DNS-Fingerprint-Methode) durchgeführt. Auch bei der Suche nach Gewaltverbrechern wird dieses Verfahren heute häufig eingesetzt.

Was kann der Nachweis eines Gendefekts oder einer anderen genetischen Störung bedeuten?

Der Nachweis einer Genmutation kann bedeuten, dass der Betroffene gefährdet ist, die Krankheit zu entwickeln, die durch den entsprechenden Gendefekt begünstigt wird. Allerdings bedeutet ein positiver Gentest nicht in jedem Fall, dass ein Mensch an dieser Krankheit leiden wird. So mag beispielsweise die Bestimmung des so genannten Brustkrebs- oder Eierstockkrebsgens nach heutigen Erkenntnissen eher zu einer schweren Verunsicherung der betroffenen Frau führen, als dass sie klare Aussagen über die Erkrankungswahrscheinlichkeit und gar die notwendigen Behandlungsmaßnahmen zulässt. Zudem werden viele Krankheiten oft nicht durch eine einzige Mutation, sondern durch mehrere Gendefekte verursacht.

Ist eine Familiengründung geplant, kann es dagegen sinnvoll sein, sich vor der Schwangerschaft einer genetischen Untersuchung zu unterziehen. Stellvertretend sei auf Mukoviszidose (zystische Fibrose) verwiesen, die mittlerweile die häufigste genetisch bedingte Stoffwechselerkrankung in Europa ist. Der Gendefekt führt zu einer Schädigung von Haut-, Schleimhaut- und Drüsenzellen. Dadurch produziert der Organismus zähflüssige Sekrete, die auf Dauer v. a. an Lunge und Bauchspeicheldrüse Schäden verursachen. Die Erkrankung tritt nur dann bei einem Kind auf, wenn es das veränderte Gen von beiden Eltern erbt.

In Deutschland ist derzeit jeder 30. Mensch Träger des Mukoviszidosegens und kann damit die Erkrankung potenziell auf seine Nachkommen übertragen.

Weitere Laboruntersuchungen

Neben dem Blut oder den Körperausscheidungen Urin und Stuhl können auch andere Körperflüssigkeiten oder Sekrete sowie Körpergewebe zu Untersuchungszwecken herangezogen werden.

Abstrich

Als Abstrich bezeichnet man die Entnahme von Haut- und Schleimhautbelag mithilfe eines Abstrichspatels oder -tupfers zum Ausschluss oder Nachweis von Krankheitserregern (z. B. Bakterien, Parasiten) oder zur Begutachtung von körpereigenen Zellen im Hinblick auf ihre Gut- oder Bösartigkeit. Besteht

z. B. der Verdacht auf eine Infektion, kann ein Abstrich von infizierten Haut- oder Schleimhautarealen Aufschluss über die Krankheitsursache bzw. über die Art der Krankheitserreger geben. Dabei wird das gewonnene Zellmaterial auf einer Glasplatte ausgestrichen und nach Fixierung und Färbung direkt unter dem Mikroskop ausgewertet, oder die Identifikation der Krankheitserreger erfolgt mittels Anzucht auf geeigneten Nährböden oder -lösungen.
Mit dieser Methode kann eine Infektion der Scheide (z. B. Pilzinfektion oder eine Geschlechtskrankheit), des Auges (z. B. bakterielle Bindehautentzündung) oder des Rachens (z. B. zur Diagnosesicherung von Diphtherie) nachgewiesen werden.

Krebsfrüherkennung mittels Abstrich

Der zytologische Abstrich dient der Früherkennung von Zellveränderungen und spielt v. a. in der gynäkologischen Gebärmutterhalskrebsvorsorge eine wichtige Rolle. Hierfür entnimmt der Arzt mit einem flachen Holzspatel oder einem Wattestäbchen einen Zellabstrich vom Muttermund und vom Gebärmutterhalskanal.

Auswurfuntersuchung

Die Untersuchung des Auswurfs ist ein wichtiges Verfahren in der Diagnostik von akuten und chronischen Lungenerkrankungen. Gewonnen wird der zu untersuchende Auswurfschleim durch Abhusten. Dieser wird in einem Gefäß aufgefangen und im Labor untersucht. Je nach diagnostischer Fragestellung kann das Material nun z. B. auf Krankheitserreger untersucht werden; etwa, um abzuklären, welche Erreger eine Lungenentzündung ausgelöst haben oder ob eine Tuberkulose vorliegt.
Aber auch bei nichtinfektiösen Lungenerkrankungen kann die Untersuchung wertvolle Hinweise geben. So enthält der Auswurf z. B. bei Asthma bronchiale spezielle Schleimspiralen. Bei Verdacht auf ein Bronchialkarzinom werden die Zellen im Auswurf unter dem Mikroskop begutachtet. Abnorme Zellen können auf Tumoren hinweisen, die im Röntgenbild (noch) nicht darstellbar sind. Jedoch ist die zytologische Auswurfuntersuchung nur dann wirklich aussagekräftig, wenn Tumorzellen gefunden werden.

Entnahme von Körpergewebe (Biopsie)

Eine Biopsie wird an zahlreichen Geweben des Körpers bei unterschiedlichen Fragestellungen durchgeführt, so u. a. bei unklaren Lebererkrankungen (Leberbiopsie), bei chronischer Nierenentzündung (Nierenbiopsie) oder bei Herzmuskelentzündung (Herzmuskelbiopsie).

Wertvolle Dienste leistet eine Biopsie auch in der Diagnostik von Krebserkrankungen: Ob eine verdächtige Veränderung an einem Organ (z. B. eine vergrößerte Prostata, Knoten in der Brust oder in der Schilddrüse) gut- oder bösartig ist, kann mit letzter Sicherheit nur durch die mikroskopische Untersuchung einer Gewebeprobe aus dem betroffenen Bezirk beurteilt werden. Für die Gewinnung einer Gewebeprobe stehen verschiedene Verfahren zur Verfügung; welches davon im Einzelfall geeignet ist, hängt von dem zu untersuchenden Organ, von der Gewebeart und von der Größe des verdächtigen Befunds ab. So kann die Gewebeentnahme mittels einer Hohlnadel, Stanze, einem Skalpell, einer Zange oder Kürette erfolgen.

- Klassische Einsatzgebiete der Nadelbiopsie sind z. B. die Gewinnung von Gewebeproben aus der Schilddrüse, Leber oder Prostata. Gewebeproben aus Magen, Darm oder Blase werden mit einer Biopsiezange, die sich am Endoskop befindet, unter Sichtkontrolle entnommen.
- Für die Knochenmarkbiopsie wird die Knochenmarkentnahme meist mittels einer Stanze am Brustbein (Sternalpunktion) oder am Beckenkamm vorgenommen. Je nach Menge und Beschaffenheit des Untersuchungsmaterials kommen drei Untersuchungsmethoden zum Einsatz: Entweder wird das entnommene Gewebe direkt auf einem Objektträger ausgestrichen, fixiert, gefärbt und anschließend unter dem Mikroskop beurteilt, oder – v. a. dann, wenn es sich um solides Gewebe handelt – das Gewebestückchen wird tiefgefrostet bzw. nach Einbettung in Paraffin in dünne Scheiben geschnitten; diese werden einzeln gefärbt und unter dem Mikroskop begutachtet. Zunehmend wird das Gewebe auch mit molekulargenetischen Techniken auf Mutationen, Tumorzellen oder Infektionserreger untersucht.

Entnahme von Körperflüssigkeiten (Punktion)

Auch die diagnostische Entnahme von Körperflüssigkeiten (Punktion) dient der Gewinnung von Untersuchungsmaterial, um wertvolle Hinweise auf die Krankheitsursache zu erhalten. Für den Eingriff wird meist unter örtlicher Betäubung und unter Sichtkontrolle (z. B. mittels Ultraschall) eine spezielle Hohlnadel in ein Organ, eine Körperhöhle oder ein Gefäß eingebracht; mittels dieser Punktionskanüle wird dann die Flüssigkeit steril entnommen und in einer aufgesetzten Spritze gesammelt. Anschließend wird das gewonnene Material (Punktat) einer umfassenden Laboranalyse unterzogen.
Zu den wichtigsten diagnostischen Punktionen gehören:

Liquorpunktion

Eine Gewinnung von Gehirn-Rückenmarkflüssigkeit (Liquor) zu diagnostischen Zwecken erfolgt meist als Lumbalpunktion. Das heißt, die Entnahme findet über einen Einstich in den Rückenmarkskanal des Lendenwirbelsäulenbereichs statt. Der Eingriff wird v. a. bei Verdacht auf eine Hirnhautentzündung (Meningitis) und andere entzündlichen Erkrankungen des Gehirns durchgeführt; ebenso wird das Verfahren zur Abklärung von Blutungen im Gehirn, Tumorerkrankungen oder Multiple Sklerose herangezogen.
Anhand von möglichen Blutbeimengungen, der Zahl der weißen Blutkörperchen, des Eiweiß- und Zuckergehalts oder des Nachweises von Bakterien kann festgestellt werden, welche Ursache der Erkrankung zugrunde liegt.

Pleurapunktion

Durch eine Verletzung sowie durch bestimmte Erkrankungen (z. B. Tumorerkrankung der Lunge, Lungenentzündung, Bauchspeicheldrüsenentzündung, Herzinsuffizienz oder Leberzirrhose) kann sich in der Pleurahöhle, also dem spaltförmigen Raum zwischen dem Lungenfell und dem Rippenfell bzw. zwischen dem Lungenfell und dem Zwerchfell, Flüssigkeit ansammeln (Pleuraerguss). Eine Laboranalyse der entnommenen Flüssigkeit kann Aufschluss über die Krankheitsursache geben.
Bei der Pleurapunktion wird (meist unter örtlicher Betäubung sowie unter Ultraschallkontrolle) im hinteren, seitlichen, unteren Brustkorbbereich eine Punktionsnadel durch Haut, Fett und

Muskulatur bis zum Pleuraspalt vorgeschoben. Anschließend wird die Flüssigkeit im Labor auf Zellen, Eiweiß, Zucker, Bakterien, Viren und andere Bestandteile untersucht.

Bauchpunktion (Aszitespunktion)

Verschiedene Erkrankungen v. a. der Leber (z. B. Leberzirrhose, Pfortaderthrombose), des Herzens (z. B. Herzinsuffizienz), aber auch Tumorerkrankungen im Bauchraum oder Entzündungen des Bauchfells bzw. der Bauchspeicheldrüse können eine abnorme Flüssigkeitsansammlung in der freien Bauchhöhle hervorrufen. Um Aufschluss über die Ursache dieser Bauchwassersucht (Aszites) zu erhalten, wird eine Bauchpunktion nach einer örtlichen Betäubung durch die Bauchdecke durchgeführt. Anschließend wird die Aszitesflüssigkeit im Labor auf Bakterien, Zellen, Eiweiß und andere Parameter untersucht.

Gelenkpunktion

Eine Gelenkpunktion zu diagnostischen Zwecken wird durchgeführt, wenn sich in einem Gelenk infolge einer Verletzung, einer Infektion oder einer anderen Gelenkerkrankung (z. B. Rheuma, Gicht) Flüssigkeit (Gelenkerguss) gebildet hat, die eigentliche Krankheitsursache jedoch unklar ist. Dabei wird die Flüssigkeit über eine dünne Hohlnadel, die in das betroffene Gelenk eingeführt wird, entnommen. Die anschließende Laboranalyse des gewonnenen Materials gibt Aufschluss über die Krankheitsursache.

Fruchtwasserpunktion (Amniozentese)

Die Fruchtwasserpunktion dient der Abklärung möglicher Erkrankungen oder Fehlbildungen des ungeborenen Kindes, so z. B. ob das Kind von einem Down-Syndrom (früher: Mongolismus) oder einer angeborenen Spaltbildung der Wirbelsäule (Spina bifida) betroffen ist.
Hierfür wird meist zwischen der 16. und 18. Schwangerschaftswoche mit einer Nadel unter Ultraschallkontrolle durch die Bauchdecke der Schwangeren hindurch eine Fruchtwasserprobe aus der Fruchtblase entnommen. Danach werden die im Fruchtwasser enthaltenen fetalen Zellen einer Chromosomenanalyse sowie verschiedenen biochemischen Analysen unterzogen. Im Allgemeinen wird eine Fruchtwasserpunktion empfohlen, wenn die Schwangere älter als 35 Jahre alt ist oder in der Familie bereits Erbkrankheiten aufgetreten sind.

Die wichtigsten Begriffe kurz erklärt

Im Folgenden werden die wichtigsten labormedizinischen Grundbegriffe – in alphabetischer Reihenfolge – erklärt.

Antigene/Antikörper

Antikörper (Immunglobuline, Ig) sind Eiweißverbindungen, die nach Kontakt mit einer körperfremden Substanz (Antigen), wie z. B. Viren, Bakterien oder Pilze, von den B-Lymphozyten des Immunsystems gebildet und dann ins Blut abgegeben werden. Dort binden sie sich an das Antigen, wodurch eine Antigen-Antikörper-Reaktion stattfindet und die Ausschaltung des Antigens eingeleitet wird. Jedes Antikörpermolekül besitzt einen einzigartigen Bestandteil, an den sich genau das Antigen bindet, gegen das der Antikörper gebildet wurde.
So können Antikörper die Antigene, mit denen sie schon einmal Kontakt hatten, bei einem erneuten Kontakt wiedererkennen und sofort bekämpfen. Deshalb erwerben Menschen, die z. B. eine Infektion überstanden haben, speziell gegen diese Infektion Immunität, so dass sie fortan gegen die entsprechende Krankheit geschützt sind. Diese Fähigkeit des Immunsystems wird auch bei den Schutzimpfungen genutzt.

Bakterien

Bakterien sind mikroskopisch kleine, im Allgemeinen sehr widerstandsfähige, einzellige Lebewesen, die über keinen festen Zellkern verfügen und sich durch einfache Querteilung fortpflanzen. Einige von ihnen brauchen zum Überleben Sauerstoff (aerobe Bakterien), andere nicht (anaerobe Bakterien), und wieder andere können unter beiden Bedingungen existieren. Ihre Grundformen sind kugel- (Kokken), stäbchen- und spiralförmig. Der weitaus größte Teil der Bakterien ist für Menschen von Nutzen. Zum Beispiel bilden verschiedene Bakterienarten die natürliche Darmflora; andere siedeln auf unserer Haut und in den Schleimhäuten.
Dennoch kommt es vor, dass Bakterien der normalen Flora ihr natürliches Umfeld verlassen und dann Infektionen in anderen Organen oder Geweben auslösen, wie z. B. Darmbakterien gelegentlich Harnwegsinfektionen hervorrufen. Ebenso können nor-

malerweise unschädliche Bakterien Krankheiten verursachen, wenn die Abwehrkräfte geschwächt sind. Hinzu kommen Bakterienarten, die Menschen als Krankheitserreger oder Parasiten befallen. Manche Bakterien bilden außerdem extrem giftige Substanzen (Toxine), wie etwa Tetanus- oder Diphtherie-Erreger. Anders als → Viren (Seite 37) können Bakterien (z. B. im Wund- oder Bronchialsekret) direkt durch das Mikroskop erkannt werden. Dabei wird zur Differenzierung von Bakterien oft die so genannte Gram-Färbung angewendet. Hierfür werden die Bakterien mit einer speziellen Lösung angefärbt. Je nach Struktur ihrer Zellwand zeigen viele Bakterien ein unterschiedliches Färbeverhalten, wobei zwei Gruppen unterschieden werden: Bakterien, die als grampositiv (erscheinen in Blau) klassifiziert werden und Bakterien, die sich als gramnegativ (erscheinen in Rot) zeigen. Daneben gibt es eine Reihe weiterer Färbemethoden. Meist muss man zur genauen Diagnose eines Krankheitserregers die Bakterien zusätzlich auf speziellen Nährböden oder in Bouillons anzüchten (Bakterienkultur) und sie anschließend mit chemischen Methoden differenzieren.
Bei Bakterien, die sehr langsam wachsen, wendet man zur raschen Diagnose heute u. a. die Polymerase-Kettenreaktion an, mit deren Hilfe man bakterienspezifische Erbsubstanzen nachweisen und damit den Krankheitserreger identifizieren kann. Einige bakterielle Infektionen lassen sich auch durch den Nachweis von Antikörpern gegen die sie verursachenden Krankheitserreger diagnostizieren.

Blutfette/Fettstoffwechsel

Unter Blutfetten versteht man die im Blut enthaltenen Neutralfette (→ Triglyzeride) sowie Cholesterin (→ Gesamtcholesterin). Sowohl die Triglyzeride als auch Cholesterin werden einerseits vom Körper selbst gebildet und andererseits durch die Nahrung aufgenommen. Der Körper benötigt Triglyzeride in erster Linie als Energieträger und zum Aufbau von Fettgewebe, während Cholesterin v. a. als Baustein für Zellhüllen, Hormone und Gallensäuren dient. Der Fett- und Cholesterinstoffwechsel umfasst die Aufnahme, den Transport und die Verwertung von Triglyzeriden und Cholesterin. Beide gelangen nach Resorption im Darm über die Lymphbahnen in den Blutkreislauf. Da Triglyzeride und Cholesterin im Blut eigentlich nicht löslich sind, werden sie an bestimmte Eiweißkörper gebunden. Diese Lipid-Protein-Komplexe (Lipoproteine) ermöglichen nun den Transport der Fette im Blut. Während die Triglyzeride v. a. von Lipoproteinen mit einer sehr geringen Dichte (VLDL) sowie von so genannten Chylomikronen transportiert werden, sind das → LDL-Cholesterin sowie das → HDL-Cholesterin die wichtigsten Transportmittel des Cholesterins. Weniger der Gesamtcholesteringehalt, sondern v. a. diese beiden cholesterinhaltigen Fraktionen sind wichtige Faktoren für die Beurteilung des Cholesterinstoffwechsels. Chronisch hohe LDL-Cholesterinspiegel gelten als Hauptrisikofaktor für Arteriosklerose und deren Folgeerkrankungen; dagegen wird HDL-Cholesterin auch als »Schutzlipoprotein« bezeichnet, weil ein hoher HDL-Spiegel die Gefäßwände vor Cholesterinablagerungen schützt. Auch erhöhte Triglyzeridspiegel begünstigen Gefäßverkalkungen und daraus resultierende Herz-Kreislauf-Erkrankungen.

Eiweisse

Eiweiße (Proteine) sind vollständig oder überwiegend aus Aminosäuren bestehende organische Verbindungen, die für zahlreiche Körperstrukturen sowie für die verschiedensten Funktionen des Organismus, wie z. B. die Bildung von → Hormonen (Seite 34) oder → Enzymen (Seite 33), lebensnotwendig sind. Fast 90 % der zellulären Enzyme, aber auch alle Antikörper, Gerinnungsfaktoren sowie → Albumin, das wichtigste Transporteiweiß des Blutplasmas, sind Eiweiße. Die verschiedenen Eiweiße im Blut kann man mithilfe der → Eiweißelektrophorese voneinander differenzieren. Bei einer Reihe von Krankheiten (z. B. Nierenerkrankungen, Entzündungen, Tumoren) ist das Verhältnis der einzelnen Eiweiße zueinander auffällig verändert und kann erste Hinweise zur Sicherung der Diagnose geben.

Elektrolyte/Elektrolythaushalt

Als Elektrolyte bezeichnet man chemische Verbindungen, die in Flüssigkeiten, wie z. B. dem Blut oder der Gewebsflüssigkeit, in elektrisch geladene Ionen zerfallen. Die wichtigsten Elektrolyte sind Natrium, Kalium, Kalzium, Magnesium, Chlorid und Phosphat. Die Menge und Verteilung der Elektrolyte im Körper fasst man unter dem Begriff Elektrolythaushalt zusammen. Der Elektrolythaushalt steht in engem Zusammenhang mit dem Wasser- und dem → Säure-Basen-Haushalt (Seite 36). Die richtige Menge und Zusammensetzung der Elektrolyte im Blut, anderen

Körperflüssigkeiten, dem Zwischenzellraum und im Zellinneren ist die Grundlage für sämtliche Körperfunktionen. Kommt es – z. B. zum Ausgleich eines starken Elektrolytverlustes durch Erbrechen – zu Verschiebungen der Elektrolyte aus dem Zellinneren in den Zwischenzellraum, können verschiedene Krankheitssymptome wie Muskelkrämpfe, Herzrhythmusstörungen bis hin zu Bewusstseinsverlust die Folge sein.

Enzyme

Enzyme sind Eiweißkörper und werden auch Biokatalysatoren genannt, weil sie generell beschleunigend auf biochemische Prozesse wirken, ohne sich durch die jeweilige Reaktion zu verändern. Dabei sind Enzyme prinzipiell nur an einer biochemischen Reaktion beteiligt, deren Ablauf sie beschleunigen.
Enzyme, von denen es Tausende im Körper gibt, können frei in Körpersäften vorkommen oder fest an bestimmte Strukturen (z. B. Zellmembran) gebunden sein. Außerdem haben sie die unterschiedlichsten Aufgaben, so z. B. kommen sie als Verdauungsenzyme im Saft der Bauchspeicheldrüse vor, sind an der Spaltung von Nahrungsbestandteilen beteiligt oder versorgen die Zellen mit lebensnotwendigen Stoffen.
Viele Enzyme können ihre Wirkung nur mithilfe einer weiteren Substanz (Coenzym) entfalten, die meist mit Vitaminen gebildet wird. Ein angeborener oder erworbener Enzymmangel kann schwere Stoffwechselstörungen nach sich ziehen.
Bei zahlreichen Laboruntersuchungen wird der Spiegel von Enzymen gemessen, die sich in bestimmten Organen befinden und bei Schädigung dieser Organe vermehrt ins Blut gelangen. So lässt sich z. B. ein → Herzinfarkt (neben typischen Beschwerden und EKG-Veränderungen) durch den Anstieg der Spiegel verschiedener »Herzenzyme« im Blut diagnostizieren.

Gerinnung

Die Blutgerinnung ist eine Schutzmaßnahme des Körpers, um den Blutverlust durch verletzte Gefäße zu stoppen. Zum Verschluss einer Wunde wird ein »Blutpfropf« gebildet. Diesem gehen zunächst zwei Reaktionsabläufe voran: die Gefäßverengung, die bereits unmittelbar nach der Verletzung einsetzt, und die Anlagerung von → Blutplättchen an die verletzte Gefäßwand. Gleichzeitig aktivieren die Blutplättchen die überwiegend aus Eiweißstoffen bestehenden Gerinnungsfaktoren, wodurch die so genannte Blutgerinnungskaskade in Gang gesetzt wird. Dabei kommt es zu verschiedenen enzymatischen Reaktionen, die das lösliche Plasmaprotein Fibrinogen in unlösliches Fibrin umwandeln. Unter Beteiligung der roten → Blutkörperchen und anderer feste Blutbestandteile entsteht schließlich der Blutpfropf. Die einzelnen Blutgerinnungsfaktoren dienen jedoch nicht allein dem Schutz vor Verblutung; manche von ihnen (z. B. → AT III) lösen Blutpfropfe zum Schutz vor Gefäßverschlüssen auch wieder auf. Bestimmte Faktoren können die Gerinnungsfähigkeit des Blutes herauf- oder herabsetzen. Wenn eine gesteigerte Gerinnungstendenz besteht, können sich Thrombosen entwickeln. Dagegen ist die Bluterkrankheit durch eine stark eingeschränkte Gerinnungsfähigkeit gekennzeichnet.

Hormone

Hormone sind körpereigene Botenstoffe, die in der Regel von Drüsen, aber auch von anderen Organen gebildet und dann in die Blutbahn abgegeben werden, um in bestimmten Organen wirksam zu werden. Hormone regeln bereits in geringen Mengen wichtige Stoffwechselvorgänge und beeinflussen zudem das Wachstum und die Fortpflanzung. Dabei unterliegen sie selbst bestimmten Kontroll- bzw. Regelungsmechanismen, die wiederum von übergeordneten Zentren (Hypothalamus und Hypophyse) gesteuert werden. Hormone werden v. a. in der Leber abgebaut. Um ihre Wirkung zu entfalten, müssen sie sich an Hormonrezeptoren binden, die sich auf der Zelloberfläche anderer Organe oder innerhalb der Zellen befinden. Die Bezeichnung der verschiedenen Hormone leitet sich davon ab, wo sie gebildet werden, welche chemische Struktur sie haben und wo sie wirken. Bereits der Mangel oder Überschuss eines bestimmten Hormons kann zu einer Regulationsstörung von Stoffwechselvorgängen und damit zu ernsthaften Gesundheitsstörungen (z. B. Schilddrüsenüber- oder -unterfunktion) führen.

Liquor

Als Liquor wird die klare, farblose Flüssigkeit bezeichnet, die in den Hohlräumen des Gehirns enthalten ist und das Gehirn sowie das Rückenmark umspült. Der Liquor bzw. die (Gehirn- und) Rückenmarksflüssigkeit schützt das Gehirn vor Stößen, Druck oder Verformung. Zur Untersuchung im Labor wird der Liquor in der Regel durch eine Lumbalpunktion (Seite 28) gewonnen.

Farbe, Beschaffenheit, Zellvorkommen sowie die Zellanzahl können Auskunft über mögliche Erkrankungen (z. B. Hirnhautentzündung) des Gehirns und Rückenmarks geben.

Mineralstoffe

Mineralstoffe sind anorganische Stoffe, die der Körper nicht selbst herstellen kann, die aber lebensnotwendig für ihn sind, u. a. für den Aufbau von Körpersubstanzen, für die Zellfunktion oder für die verschiedenen Stoffwechselprozesse. So ist z. B. Kalzium wichtig für Knochen und Zähne, Natrium spielt eine große Rolle beim Elektrolyt- bzw. Wasserhaushalt, beim Säure-Basen-Haushalt oder für die Enzymaktivität. Die übrigen essenziellen Mineralstoffe sind Kalium, Chlor, Phosphor, Magnesium und Schwefel. Mineralstoffe, die im Körper nur in kleinsten Mengen vorkommen, werden als → Spurenelemente (Seite 36) bezeichnet.
Mineralstoffe werden über die Nahrung bzw. über das Trinkwasser aufgenommen und über die Nieren wieder ausgeschieden. Bestimmte Erkrankungen, aber auch starke Flüssigkeitsverluste, Fehl- oder Mangelernährung können den Mineralstoffhaushalt des Körpers aus dem Lot bringen und damit schwer wiegende Regulationsstörungen zur Folge haben.

Parasiten

Parasiten sind Lebewesen, die einem fremden Organismus (Wirt) auf einseitige Weise Nahrung entziehen und diesen damit schädigen. Obwohl auch Bakterien und Viren im weiteren Sinn als Parasiten bezeichnet werden können, bezieht sich der Begriff im medizinischen Sprachgebrauch in erster Linie auf pflanzliche und tierische Parasiten.
Parasiten können sich auf oder im Körper des Wirts aufhalten, außerdem wechseln einige Parasiten regelmäßig von einer Wirtsart auf die andere (Wirtswechsel). Vor allem die Parasiten mit Wirtswechsel sind medizinisch von Bedeutung, so etwa Bandwürmer, die über den Verzehr von rohem oder halbgarem Rind- und Schweinefleisch oder Fisch in den menschlichen Magen-Darm-Trakt gelangen, Fadenwürmer, die u. a. die weit verbreitete Madenwurmkrankheit auslösen und viele andere Wurmarten. Eine weitere wichtige Bedeutung haben tierische einzellige Organismen (Protozoen), wie z. B. die Malaria verursachenden Plasmodien.

Pilze

Pilze bilden eine große Gruppe von Organismen, die sich geschlechtlich oder ungeschlechtlich fortpflanzen können, jedoch auf andere Organismen angewiesen sind, um die für sie wichtigen Nährstoffe zu erhalten. Generell wird unterschieden zwischen Pilzarten, die von Menschen verzehrt werden können, Nutzpilzen, deren Stoffwechseleigenschaften u. a. zur Herstellung von Nahrungs- oder Arzneimitteln herangezogen werden können (z. B. Hefe- oder Schimmelpilze), und jenen, die Krankheiten auslösen können (z. B. die verschiedenen Formen von Hautpilz). Insbesondere bei einer Schwächung des Immunsystems können einige Pilze beim Menschen Erkrankungen hervorrufen. Ebenso können einige Pilze eine allergische Reaktion verursachen, so etwa die Stoffwechselprodukte einer bestimmten Schimmelpilzart bei einer Penicillinallergie.

Säure-Basen-Haushalt

Mit dem Begriff Säure-Basen-Haushalt werden sämtliche Vorgänge im Körper bezeichnet, die für ein ausgeglichenes Verhältnis von Säure- und Basenanteilen im Organismus sorgen. Der physiologische pH-Wert in Blut und Gewebe liegt zwischen 7,37 und 7,43. Damit der pH-Wert konstant bleibt, müssen die im Stoffwechsel anfallenden sauren Substanzen sowie ein Überschuss an Basen ständig neutralisiert werden. Dies wird über verschiedene Puffersysteme des Blutes und über die Ausscheidungsfunktionen von Lungen und Nieren erreicht.

Bei schweren Erkrankungen kommt es gelegentlich zu Störungen im Säure-Basen-Haushalt, die durch diese natürlichen Mechanismen nicht mehr ausgeglichen werden können und dann weitere Krankheitssymptome verursachen. Ein vermehrter Anfall von sauren Substanzen führt zu einer Übersäuerung (Azidose), die mit Atemstörungen, Schwäche bis hin zu Bewusstseinsverlust einhergeht. Eine zu große Menge an basischen Substanzen hat eine Alkalose zur Folge, die Atemstörungen, Muskelkrämpfe, Herzrhythmusstörungen und Bewusstseinsstörungen verursachen kann.

Spurenelemente

Spurenelemente sind Mineralstoffe, die im Körper in nur sehr geringen Mengen vorkommen, aber wie die Mineralstoffe und Vitamine für die Regulationsmechanismen des Körpers unent-

behrlich sind und ebenfalls von außen zugeführt werden müssen (z. B. mittels Nahrung oder Trinkwasser). So sind viele Spurenelemente Bestandteil von Hormonen oder Enzymen.
Allerdings gilt es zu unterscheiden zwischen den lebenswichtigen Spurenelementen wie Eisen, Zink, Jod, Fluor, Kupfer und Selen und solchen, die für den menschlichen Organismus schädlich sind und sogar tödlich sein können. Dazu gehören z. B. Blei, Arsen oder Quecksilber. Aber auch für die Mehrzahl der wichtigen Spurenelemente gilt, dass sie, v. a. bei einer anhaltenden Überdosierung, auf Dauer Gesundheitsschäden nach sich ziehen können.
Demgegenüber kann eine längerfristige Unterversorgung mit lebenswichtigen Spurenelementen zu gravierenden Mangelerscheinungen führen, so z. B. Blutarmut (Anämie) infolge eines Eisenmangels oder eine Schilddrüsenunterfunktion bzw. ein Kropf als Folge eines Jodmangels. Auch Wachstumsstörungen können durch einen Mangel an Spurenelementen bedingt sein.

Viren

Als Viren bezeichnet man organische Strukturen, die kleiner und einfacher gebaut sind als Bakterien, keinen eigenen Stoffwechsel haben und deshalb eine Wirtszelle benötigen, um sich fortzupflanzen. Dabei befallen die meisten Viren nur bestimmte Wirtszellen, so greifen etwa die Grippeviren allein die Schleimhautzellen der oberen Atemwege an.
In der Regel sind Viren Krankheitserreger, die vom Schnupfen bis hin zu lebensgefährlichen Infektionen die unterschiedlichsten Erkrankungen hervorrufen können.
Gerade weil Viren lebende Zellen zur Vermehrung brauchen, ist die Anzucht von Viren wesentlich schwieriger als bei Bakterien. Manche Viren sind überhaupt nicht anzüchtbar, so etwa die Hepatitis-B-Viren. Zahlreiche Virusarten, wie z. B. Grippe- und Pockenviren, lassen sich in bebrüteten Hühnereiern anzüchten, bei einigen gelingt die Anzucht auf tierischen oder menschlichen Zellkulturen. Da die Züchtung jedoch zeitaufwändig und nicht bei allen Virenarten möglich ist, geht man immer häufiger dazu über, sie mithilfe von immunologischen Methoden (durch Bestimmung von Virusantigenen oder der gegen diese Antigene gebildeten Antikörper) oder durch Vervielfältigung ihres Erbmaterials nachzuweisen (z. B. in der Polymerase-Kettenreaktion).

Vitamine

Vitamine sind organische Verbindungen, die im Körper lebenswichtige Funktionen haben, aber von ihm nicht oder nicht ausreichend gebildet werden. Deshalb müssen sie über die Nahrung aufgenommen werden. Verschiedene Vitamine übernehmen jeweils spezielle Funktionen im Organismus; meist entfalten sie ihre Wirkung als aktivierende Cofaktoren von Enzymen (Coenzyme). Es gibt fettlösliche Vitamine (A, D, E, K) und wasserlösliche Vitamine (C und alle B-Vitamine). Wasserlösliche Vitamine wirken in allen wasserhaltigen Zonen des Körpers, so etwa im Blut. Die fettlöslichen Vitamine halten sich dagegen vorwiegend in einigen Organen und Geweben, wie z. B. der Zellmembran, auf. Bei einer gesunden, ausgewogenen Ernährung ist der Vitaminbedarf des Menschen im Allgemeinen ausreichend gedeckt. Unter- oder Mangelernährung sowie Resorptionsstörungen können jedoch einen Vitaminmangel hervorrufen und damit verschiedene Krankheiten auslösen (z. B. Skorbut bei anhaltendem schweren Vitamin-C-Mangel). Aber auch eine zu hohe Zufuhr von Vitaminen kann schädlich sein. Da die fettlöslichen Vitamine – im Gegensatz zu den meisten wasserlöslichen – im Körper v. a. in der Leber gespeichert werden, kann eine Überdosierung entstehen, die ebenfalls gesundheitsschädliche Folgen haben kann.

Zellen, Gewebe und Organe

Zellen sind die kleinsten isoliert noch lebensfähigen Bauteile des Körpers. Ein Verband von Zellen mit einem gemeinsamen Aufbau und gleicher Funktion wird als Gewebe bezeichnet. Zu den Geweben zählen Haut und Schleimhäute, Nerven, Binde- und Stützgewebe, Muskeln und auch das Blut. Organe sind hingegen aus bestimmten Zellen und Geweben zusammengesetzte Körperteile, die eine Einheit bilden und eine spezifische Funktion haben. Die Entnahme von Proben aus Geweben und Organen des Körpers (→ Biopsie, Seite 27) ist eine wichtige diagnostische Methode, mit deren Hilfe Veränderungen von Zellen, insbesondere hinsichtlich ihrer Gutartigkeit oder Bösartigkeit, beurteilt werden können.

Zucker/Zuckerstoffwechsel

Traubenzucker (Glukose) ist der wichtigste Energielieferant für den Körper. Die mit der Nahrung aufgenommenen und verwertbaren Kohlenhydrate werden im Körper zu Glukose umgewandelt, die mit dem Blut zu allen Organen und Geweben transportiert und dort mithilfe des Hormons Insulin in die Zellen geschleust wird. In der Zelle wird die Glukose mithilfe von Sauerstoff über verschiedene chemische Prozesse in Energie umgewandelt.

Glukose, die der Körper nicht sofort zum Energieverbrauch benötigt, wird in der Leber und in den Muskeln in Speicherzucker (Glykogen) umgewandelt bzw. zu Fett weiterverarbeitet und im Fettgewebe gespeichert. Die Höhe des Blutzuckerspiegels kann im Blutserum, aber auch – besonders zur Selbstkontrolle – im Kapillarblut bestimmt werden. Die häufigste Störung des Zuckerstoffwechsels ist der Diabetes mellitus (Seite 198), bei dem es aufgrund eines relativen oder absoluten Insulinmangels zum Anstieg des Blutzuckers kommt.

Adrenalin (Epinephrin)

- → Hormone (Seite 34)
- Lebenswichtiges »Stresshormon«, das v. a. im Nebennierenmark sowie im sympathischen Teil des vegetativen Nervensystems gebildet wird.
- Es dient in Stresssituationen der raschen Bereitstellung von Energie und erhöht Puls, Blutdruck und Atemfrequenz.

Wo messbar?

Vor allem im 24-h-Sammelurin; bei einem krisenhaften Anstieg des Blutdrucks auf Werte über 230/130 mmHg (Blutdruckkrise) auch im Blutplasma

Anlass der Untersuchung

- In erster Linie Suche nach einem Phäochromozytom (gutartiger Tumor im Nebennierenmark, der Adrenalin und/oder → Noradrenalin produziert) als seltene Ursache für einen Bluthochdruck

Referenz-/Normalwerte

- 24-h-Urin: bis 85 ng/l (0,47 µmol/l)
- Plasma: bis 0,15 µmol

Was kann ein erhöhter Wert bedeuten?

- Meist Phäochromozytom
- Selten bösartige Wucherung von (Nor-)Adrenalin produzierenden Zellen des vegetativen Nervensystems (Neuroblastom)

Was kann ein niedriger Wert bedeuten?

- Möglicher Hinweis auf Funktionsausfall der Nebennieren

Das beeinflusst die Werte

Eine Woche vor der Untersuchung Medikamente (z. B. L-Dopa, MAO-Hemmer) absetzen, unmittelbar davor auf sportliche Aktivität, Alkohol-, Kaffee- und Nikotingenuss verzichten.

AFP (Alpha-Fetoprotein)

- Wird normalerweise im Magen-Darm-Trakt bzw. in der Leber des ungeborenen Kindes gebildet, beim Erwachsenen nur noch in geringen Mengen.
- Ab der vierten Schwangerschaftswoche (SSW) ist AFP in Fruchtwasser und Blut der Mutter nachweisbar.
- Hat klinische Bedeutung einerseits als → Tumormarker bei Nichtschwangeren und Männern sowie andererseits als Parameter in der pränatalen Diagnostik.

Wo messbar?

Im Blutserum, im Fruchtwasser (Fruchtwasserpunktion, Seite 29)

Anlass der Untersuchung

- Bei Nichtschwangeren/Männern: Tumormarker
- In der Pränataldiagnostik zur Früherkennung v. a. von Neuralrohr- und Bauchwanddefekten, Down-Syndrom

Referenz-/Normalwerte

- Nichtschwangere/Männer: bis ca. 7 IU/ml (bis 10 µg/l)
- Schwangere: in 16. SSW um 69 IU/ml, in 21. SSW um 141 IU/ml

Was kann ein erhöhter Wert bedeuten?

- Bei Nichtschwangeren und Männern: möglicher Hinweis auf ein Leberzellkarzinom oder auf Keimzelltumoren (v. a. in Hoden oder Eierstock), gelegentlich auch auf → Hepatitis (Seite 210), Leberzirrhose, Bronchialkarzinom und Magen-Darm-Tumoren
- Pränataldiagnostik: Im Blutserum kann ein erhöhter Wert Hinweis auf einen Neuralrohr- (z. B. Spina bifida) bzw. Bauchwanddefekt und andere Missbildungen beim ungeborenen Kind sein. Zweimalig erhöhte Serum-AFP-Werte, deren Ursache im Ultraschall nicht zu klären ist, erfordern die AFP-Bestimmung im Fruchtwasser.

Was kann ein niedriger Wert bedeuten?

- Bei Nichtschwangeren und Männern: ohne Krankheitswert
- Pränataldiagnostik: mögliches Zeichen eines Down-Syndroms; nach der 10. SSW Hinweis auf eine irreversible Störung der Schwangerschaft, nach der 32. SSW auf eine mögliche Plazentainsuffizienz

Das beeinflusst die Werte

Erhöhte Werte z. B. durch Mehrlingsschwangerschaft

ALAT › GPT

Albumin

- → Eiweiße (Seite 32)
- Haupteiweißbestandteil des Blutplasmas.
- Wird in der Leber aus Aminosäuren gebildet.
- Dient der Aufrechterhaltung des kolloidosmotischen Drucks, der die Flüssigkeitsverteilung im Körper regelt.
- Sorgt u. a. für den Transport von freien Fettsäuren, Hormonen, Bilirubin und Medikamenten im Blut.

Wo messbar?

Im Blutserum, Urin (Teststreifen), 24-h-Sammelurin, Liquor (Seite 28)

Anlass der Untersuchung

- Blutserum: akute und chronische Leber- und Nierenerkrankungen, Klärung von Wassereinlagerungen im Gewebe
- Urin: v. a. Nierenerkrankungen (z. B. Verdacht auf eine Nierenschädigung infolge einer Zuckerkrankheit oder Bluthochdruck)
- Liquor: Verdacht auf eine Blutung im Gehirn oder eine Störung der Blut-Hirn-Schranke

Referenz-/Normalwerte

- Blutserum: bis 60. Lebensjahr 35–53 g/l, ab 60. Lebensjahr 30–48 g/l
- 24-h-Sammelurin: ‹ 30 mg/l (3,0 mg/dl)
- Liquor: bis 35 mg/dl

Was kann ein erhöhter Wert bedeuten?

- Blutserum: Eine echte Erhöhung der Albuminkonzentration im Blutserum kommt nicht vor, kann aber durch Erniedrigung des Flüssigkeitsgehaltes im Körper vorgetäuscht werden.
- Urin: Nierenerkrankung (z. B. Nephropathie infolge einer Zuckerkrankheit)
- Liquor: Störung der Blut-Hirn-Schranke (z. B. infolge einer akuten Hirnhaut- oder Gehirnentzündung bzw. eines Rückenmarktumors)

Was kann ein niedriger Wert bedeuten?

- Blutserum: Leberzirrhose, Nierenerkrankungen (v. a. nephrotisches Syndrom, chronische Niereninsuffizienz, Glomerulonephritis), kommt bei Verbrennungen, schweren Ödemen und Aszites (Bauchwassersucht) vor, kann Hinweis auf eine Ent-

zündung oder ein Plasmozytom sein oder auf eine Eiweißmangelernährung hindeuten.
- Urin: ohne Krankheitswert
- Liquor: ohne Krankheitswert

Das beeinflusst die Werte
- Erhöhte Werte durch Fieber, körperliche Belastung, Medikamente (z. B. Glukokortikoide)
- Erniedrigte Werte in der Schwangerschaft und durch Medikamente (z. B. Phenytoin)

Aldosteron

- Hormon (Mineralkortikoid), das in der Nebennierenrinde gebildet wird.
- Regelt im Rahmen zusammen mit dem Enzym → Renin und dem Gewebshormon Angiotensin im Rahmen des Renin-Angiotensin-Aldosteron-Systems die Natrium- und Kaliumkonzentration in Blut und Gewebe und ist an der Steuerung des Wasserhaushalts sowie des Blutdrucks beteiligt.

Wo messbar?
Im Blutserum (oder -plasma) sowie im 24-h-Sammelurin

Anlass der Untersuchung
- Suche nach einem Hyperaldosteronismus als seltene Ursache für einen Bluthochdruck, Abklärung von Wasseransammlungen (Ödemen)

Referenz-/Normalwerte
- Blutserum: liegend 29–145 ng/l (80–400 pmol/l),
  in aufrechter Körperhaltung 65–285 ng/l
  (180–790 pmol/l)

Was kann ein erhöhter Wert bedeuten?
- Conn-Syndrom (primärer Hyperaldosteronismus), meist durch gutartige Aldosteron produzierende Tumoren der Nebennierenrinde bedingt
- Verengung der Nierenarterie
- Schwerer »maligner« Bluthochdruck, Nierenerkrankung mit der Folge eines Bluthochdrucks (renale Hypertonie)
- Natrium- und Flüssigkeitsmangel, z. B. bei Missbrauch von Abführ- oder Entwässerungsmitteln
- Bartter-Syndrom (eine seltene genetisch bedingte Funktionsstörung der Nieren, die eine erhöhte Ausscheidung von

Natrium, Chlorid, Wasser und Kalzium im Urin verursacht und mit einem Kaliummangel einhergeht)

- Ausgeprägte Wassereinlagerungen im Gewebe

Was kann ein niedriger Wert bedeuten?

- Addison-Krankheit (»Bronzehautkrankheit«), hier besteht gleichzeitig ein Mangel an → Cortisol
- Zuckerkrankheit
- Einnahme von Medikamenten, wie z. B. ACE-Hemmern, bestimmten Schmerzmitteln, Langzeitbehandlung mit Heparin

Das beeinflusst die Werte

- Erhöhte Werte können durch Schwangerschaft, Austrocknung (Dehydratation), Magersucht bedingt sein.
- Erniedrigte Werte können bei übermäßigem Konsum von Lakritze (etwa 500 g pro Tag) auftreten.

Das sollte bei der Aldosteron-Bestimmung beachtet werden

- Eine Woche vor der Probenentnahme folgende Medikamente absetzen: harntreibende Medikamente (Diuretika), Abführmittel, Kortikoide, Antidepressiva, Medikamente mit blutdrucksenkender Wirkung (z. B. ACE-Hemmer), östrogenhaltige Anti-Baby-Pille, Kaliumpräparate
- Drei Tage vor der Probenentnahme: jeweils pro Tag mindestens 12 g Kochsalz und 1 g Kalium zu sich nehmen
- Vor der Blutentnahme für mindestens zwei Stunden liegen.

Alpha-Amylase (Pankreasamylase)

- Verdauungsenzym, das v. a. in Bauch- und Mundspeicheldrüse gebildet wird.
- Ist an der Verdauung von Kohlenhydraten beteiligt.

Wo messbar?

Im Blutserum, Blutplasma, Urin, 24-h-Sammelurin, Pleuraerguss, Aszites

Anlass der Untersuchung

- Abklärung unklarer Oberbauchbeschwerden
- Nachweis einer akuten oder chronischen → Bauchspeicheldrüsenentzündung (Seite 189)
- Nachweis einer Speicheldrüsenerkrankung (Parotitis, Mumps)

Referenz-/Normalwerte
- Blutserum: ‹ 120 U/l
- Urin: ‹ 600 U/l

Was kann ein erhöhter Wert bedeuten?
- Akute Bauchspeicheldrüsenentzündung oder akuter Schub einer chronischen Bauchspeicheldrüsenentzündung
- Erkrankung der Speicheldrüsen (Parotitis, Mumps)
- Alkoholismus
- Bösartige Tumoren (z. B. der Bauchspeicheldrüse, des Darms, des Eierstocks etc.)
- Eingeschränkte Nierenfunktion (chronische Niereninsuffizienz)
- Akutes Oberbauchsyndrom (z. B. Durchbruch eines Magengeschwürs, Darmverschluss)

Was kann ein niedriger Wert bedeuten?
- Keine klinische Bedeutung

Das beeinflusst die Werte
- Bestimmte Arzneimittel (z. B. Kortison, Anti-Baby-Pille) und Drogen (Heroin, Morphium).
- Falsch positive Erhöhungen der alpha-Amylase finden sich bei so genannten Makroamylasämien, die durch Komplexbildung der Serumamylase mit Eiweißen, Kohlenhydraten und anderen Stoffen entstehen.
- Eine familiär auftretende Erhöhung des Amylasewertes hat meist keinen Krankheitswert.

ALUMINIUM

- Dient der Abschätzung einer Aluminiumbelastung des Organismus.
- Aluminium ist ein weit verbreitetes Spurenelement, das bereits in Mengen ab 5 g für den Organismus gesundheitsschädliche Folgen hat.
- In hohen Dosen (z. B. durch den Missbrauch aluminiumhaltiger Medikamente) kann es zu einer Aluminiumeinlagerung in das Nerven- und Knochengewebe kommen.
- Möglicherweise führt eine chronische Aluminiumbelastung zu einer fehlerhaften Proteinsynthese im Gehirn. Deshalb wird ein Zusammenhang zwischen einer Aluminiumbelastung und der Entstehung der Alzheimer-Krankheit diskutiert.

Wo messbar?
Im Vollblut, Blutserum, 24-h-Sammelurin

Anlass der Untersuchung
- Verdacht auf eine akute oder chronische Aluminiumvergiftung

Referenz-/Normalwerte
- Vollblut: 2,0–7,0 µg/l
- Blutserum: ‹ 10 µg/l
- 24-h-Sammelurin: ‹ 20 µg/l

Was kann ein erhöhter Wert bedeuten?
- Akute oder chronische Aluminiumvergiftung

Was kann ein niedriger Wert bedeuten?
- Ohne Krankheitswert

Das beeinflusst die Werte
Die exakte Bestimmung einer Aluminiumbelastung mit den herkömmlichen labordiagnostischen Methoden gilt als schwierig; falsch positive Werte kommen relativ häufig vor.

Ammoniak

- Hauptabbauprodukt der Eiweiße, das in der Leber zu → Harnstoff umgewandelt und dann mit dem Urin ausgeschieden wird.

Wo messbar?
Im Blutplasma

Anlass der Untersuchung
- Bei Erwachsenen: Nachweis bzw. Verlaufskontrolle von schweren Lebererkrankungen (v. a. Leberzirrhose im Endstadium)

Referenz-/Normalwerte
- Erwachsene: 27–90 µg/dl (16–53 µmol/l)

Was kann ein erhöhter Wert bedeuten?
- Leberzirrhose im Endstadium (Leberkoma)
- Schwere Verlaufsform einer akuten Virushepatitis
- Schwere Vergiftung (z. B. Knollenblätterpilzvergiftung)
- Stark eingeschränkte Nierenfunktion

Was kann ein niedriger Wert bedeuten?
- Keine klinische Bedeutung

Das beeinflusst die Werte
Äußere Einflussfaktoren haben keine klinische Bedeutung.

Antinukleäre Antikörper

- Gruppe von → Autoantikörpern, die sich gegen verschiedene Bestandteile der Zellkerne richten, was zu Störungen der Zellfunktion führen kann (→ Rheumafaktoren).

Wo messbar?

Im Blutserum

Anlass der Untersuchung

- Verdacht auf eine entzündlich-rheumatische Erkrankung bzw. Kollagenose (Erkrankungen des Bindegewebes); je nach Krankheitsbild werden meist noch weitere Autoantikörper bestimmt.

Referenz-/Normalwerte

- Bei einem speziell entwickelten Suchtest zum Nachweis von Antikörpern (indirekter Immunfluoreszenztest) gelten Titer ab 1:80 bzw. 1:160 als positiv.

Was kann ein erhöhter Wert bedeuten?

- Systemischer Lupus erythematodes, Lupus erythematodes der Haut, systemische Sklerose, Poly- oder Dermatomyositis, Sjögren-Syndrom, Mischkollagenosen, Myasthenia gravis, chronisch-aktive Hepatitis, rheumatoide Arthritis und viele andere rheumatische Erkrankungen

Was kann ein niedriger Wert bedeuten?

- Erniedrigte Werte kommen nicht vor.

Das beeinflusst die Werte

Die Messergebnisse variieren z.T. erheblich von Labor zu Labor. Auch bei Gesunden, insbesondere über 60-Jährigen, findet man in bis zu 30 % der Fälle einen niedrigen Gehalt (Titer) von antinukleären Antikörpern im Blut, ohne dass dies einen Krankheitswert hätte.

Antistreptolysin-(ASL)-Titer

- → Rheumafaktoren
- Vom Immunsystem nach einer Streptokokkeninfektion (Streptococcus pyogenes) gebildete Antikörper zur Neutralisierung des Bakteriengifts Streptolysin O, das die roten Blutkörperchen zerstört.

Wo messbar?

Im Blutserum

Anlass der Untersuchung

- Nachweis oder Verlaufskontrolle einer Streptokokkeninfektion, insbesondere des Hals-Nasen-Rachen-Raums
- Bei Streptokokkeninfektionen der Haut ist häufiger die Anti-Desoxyribonukleotidase B (anti-DNAse B) erhöht, die in diesem Fall bevorzugt bestimmt werden sollte.

Referenz-/Normalwerte

- Erwachsene: ≤ 200 IU/ml
- Kinder: ≤ 150 IU/ml

Was kann ein erhöhter Wert bedeuten?

- Akute Racheninfektion (Streptokokkenangina) oder andere Infekte der Atemwege durch Streptokokken, Scharlach, Streptokokkenendokarditis; rheumatisches Fieber, akute Glomerulonephritis, Chorea minor (selten) als Folge einer Streptokokkeninfektion

Was kann ein niedriger Wert bedeuten?

- Keine klinische Bedeutung

Das beeinflusst die Werte

Eine Hepatitis kann einen falsch positiven Befund ergeben.

ASL-Titer mehrfach bestimmen

Eine leichte bis mittlere Erhöhung des ASL-Titers sollte nach zwei bis drei Wochen überprüft werden, da ein einzelner mäßig erhöhter Wert kein sicheres Anzeichen einer Streptokokkeninfektion ist.

AP (Alkalische Phosphatase)

- Wird in nahezu allen Geweben gebildet, wie z. B. in Leber, Gallenwegen und Knochen, aber auch in Plazenta, Dünndarmschleimhaut und Nieren.
- Die Gesamt-AP besteht aus einer Gruppe von ähnlichen Enzymen (Isoenzymen), die bei einigen Krankheiten auch getrennt bestimmt werden können. In den meisten Fällen genügt jedoch die Bestimmung der Gesamt-AP.
- Setzt bei alkalischem pH-Wert des Blutes Phosphate aus Verbindungen mit anderen Substanzen frei.

Wo messbar?

Im Blutserum

Anlass der Untersuchung

- Nachweis von bestimmten Knochenerkrankungen, Leber- und Gallenerkrankungen

Referenz-/Normalwerte

Bei Bestimmung nach der Deutschen Gesellschaft für Klinische Chemie (DGKC):

- Frauen: 55–147 U/l (bis 50 Jahre) bzw. 60–170 U/l (über 50 Jahre oder Übergewicht)
- Männer: 70–175 U/l

Was kann ein erhöhter Wert bedeuten?

- Knochenerkrankungen, die mit einer vermehrten Aktivität der knochenbildenden Zellen (Osteoblasten) einhergehen: Paget-Krankheit, Knochentumoren, -metastasen, Osteomalazie, Rachitis, Nebenschilddrüsenüberfunktion (Hyperparathyreoidismus), Heilungsphase von Knochenbrüchen, multiples Myelom, Akromegalie, Sarkoidose, Knochentuberkulose, Schilddrüsenüberfunktion, eingeschränkte Nierenfunktion
- Leber- und Gallenerkrankungen, wie z. B. Lebertumoren oder -metastasen, Leberabszesse, Virushepatitis, Gallenstauung (Cholestase)

Was kann ein niedriger Wert bedeuten?

- Niedrige Werte sind sehr selten und kommen z. B. bei der seltenen angeborenen Hypophosphatasämie vor.

Das beeinflusst die Werte

Erhöhte Werte ohne Krankheitswert findet man beim Knochenwachstum bei Kindern (Knochen-AP) sowie im letzten Drittel einer Schwangerschaft (Plazenta-AP). Auch Medikamente, wie z. B. Antiepileptika, Allopurinol, Verapamil und einige Antibiotika, können die AP erhöhen; die Anti-Baby-Pille kann die AP vermindern.

Arsen

- Dient der Abschätzung einer Arsenbelastung des Organismus z. B. bei Personen, bei denen der Verdacht besteht, dass sie (über einen längeren Zeitraum) mit Arsen in Berührung gekommen sind (etwa durch arsenbelastetes Trinkwasser).

Wo messbar?

Im Vollblut, 24-h-Sammelurin

A

Anlass der Untersuchung

- Abklärung verdächtiger Symptome
- Verdacht auf eine akute Arsenvergiftung: heftige Kopfschmerzen in Verbindung mit Magen-Darm-Krämpfen, Erbrechen, starken Durchfällen
- Verdacht auf eine chronische Arsenvergiftung: Erkrankung der peripheren Nerven mit Sensibilitätsstörungen und Lähmungserscheinungen (Polyneuritis)

Referenz-/Normalwerte

- Blut: 0,4–12,0 µg/l
- 24-h-Sammelurin: 2,3–31,0 µg/l

Was kann ein erhöhter Wert bedeuten?

- Akute oder chronische Arsenvergiftung (abhängig von den Symptomen)

Was kann ein niedriger Wert bedeuten?

- Ohne Krankheitswert

Das beeinflusst die Werte

Häufiger Verzehr von Meeresfrüchten aus belasteten Gewässern

ASAT › GOT

AT III (Antithrombin III)

- In der Leber gebildeter Eiweißstoff mit Kohlenhydratanteil (Glykoprotein).
- Inaktiviert Gerinnungsfaktoren (→ Gerinnung, Seite 33) und wirkt der Blutgerinnung entgegen.

Wo messbar?

Im Blutplasma

Anlass der Untersuchung

- Abklärung unklarer und v. a. wiederholter Thrombosen und Embolien, insbesondere, wenn diese bei Patienten unter 45 Jahren auftreten
- Nachweis, Verlaufs- und Therapiekontrolle einer Verbrauchskoagulopathie (schwere diffuse Gerinnselbildung mit raschen Verbrauch an Gerinnungsfaktoren)
- Unwirksamkeit einer Behandlung mit Heparin

Referenz-/Normalwerte

- Aktivität: 80–120 %
- Konzentration: 0,19–0,31 g/l

Was kann ein erhöhter Wert bedeuten?

- Antikoagulanzientherapie (gerinnungshemmende Therapie)
- Gallenstauung (Cholestase)

Was kann ein niedriger Wert bedeuten?

- Angeborener Antithrombin-Mangel mit Auftreten von Thrombosen und Embolien bereits im jüngeren Lebensalter
- Schwere Leberschäden mit verminderter Bildung von AT, nephrotisches Syndrom mit starkem Eiweißverlust (auch von AT) über die Niere
- Verbrauchskoagulopathie
- Große Wunden, Verbrennungen
- Heparintherapie
- Behandlung mit Östrogenen

Das beeinflusst die Werte

Antithrombin sollte immer im Plasma und nicht im Serum bestimmt werden, da sonst falsch niedrige Werte gemessen werden.

Autoantikörper

- → Antigene/Antikörper (Seite 30)
- Bildung von Antikörpern gegen körpereigene Zellen, Gewebe oder Organe infolge einer Fehlsteuerung des Immunsystems
- Zu den Autoantikörpern gehören u. a. → antinukleäre Antikörper, → Schilddrüsenantikörper, → Rheumafaktoren, antithrombozytäre Antikörper, Skelettmuskelantikörper und vieles mehr.

Wo messbar?

Im Blutserum

Anlass der Untersuchung

- Verdacht auf eine Autoimmunkrankheit
- Wirksamkeitsnachweis einer medikamentösen Therapie gegen eine Autoimmunkrankheit

Referenz-/Normalwerte

- Je nach Autoantikörper verschieden

Was kann ein erhöhter Wert bedeuten?

- Nachweis für die entsprechende Autoimmunkrankheit
- Gibt Aufschluss über die Ursache bereits bestehender Symptome bzw. über die genaue Art der Erkrankung; anhand der Höhe der Autoantikörperkonzentration kann die Schwere der Krankheit beurteilt werden.

Was kann ein niedriger Wert bedeuten?

- Autoantikörper kommen beim gesunden Erwachsenen nicht vor.

Das beeinflusst die Werte

Medikamente, die die körpereigene Abwehr unterdrücken (z. B. die langfristige Einnahme hoher Dosen Kortison oder von Medikamenten gegen Krebs)

Bilirubin/Urobilinogen

- Abbauprodukt v. a. des roten Blutfarbstoffes (→ Hämoglobin).
- Das wasserunlösliche Bilirubin (unkonjugiertes oder indirektes Bilirubin) wird in der Leber an Glucuronsäure gebunden und dadurch in eine wasserlösliche Form überführt (konjugiertes oder direktes Bilirubin). Dann gelangt es mit der Galle in den Darm, wo es erneut umgebaut und dann als bräunlicher Stuhlfarbstoff ausgeschieden wird; ein geringer Anteil wird über die Niere ausgeschieden. Bei Anstieg des Bilirubinspiegels über die Norm kommt es zur Gelbfärbung von Haut, Schleimhäuten und der Lederhaut des Auges (→ Hepatitis, Seite 210).
- Das im Blut an häufigsten bestimmte Gesamtbilirubin besteht sowohl aus dem unkonjugierten, indirekten und dem konjugierten direkten Bilirubin sowie dem an das Transporteiweiß → Albumin gebundenen Bilirubin.
- Das direkte Bilirubin wird zusätzlich bestimmt, um die Ursache einer Gelbsucht zu ermitteln.

Wo messbar?

Im Blutserum und -plasma, Urin

Anlass der Untersuchung

- Bei Erwachsenen: Nachweis, Ursachensuche und Verlaufskontrolle einer Gelbsucht
- Bei Neugeborenen: zur Verlaufskontrolle einer länger bestehenden Gelbsucht

Referenz-/Normalwerte

- Gesamtbilirubin im Blutserum:

1. Lebenstag:	bis 8,7 mg/dl (150 µmol/l)
4.–6. Lebenstag:	0,1–12,6 mg/dl (2–216 µmol/l)
Kinder › 1 Monat:	0,2–1,0 mg/dl (3–17 µmol/l)
Erwachsene:	0,1–1,2 mg/dl (2–21 µmol/l)

- Direktes (konjugiertes) Bilirubin im Blutserum: bis 0,2 mg/dl (3 µmol/l)
- Urobilinogen im Urin: negatives Testergebnis (d. h. bei gesunden Menschen nicht vorhanden)

Was kann ein erhöhter Wert bedeuten?

- Akute Leberentzündung (Virushepatitis)
- Chronische Leberfunktionsstörung (z. B. Leberzirrhose, Leberzellkrebs)
- Abstoßung des fremden Organs nach einer Lebertransplantation
- Schwangerschaftsgelbsucht (z. B. als Begleiterscheinung unstillbaren Erbrechens im 1. Schwangerschaftsdrittel oder einer Eklampsie im letzten Schwangerschaftsdrittel)
- Stauung der Gallenflüssigkeit infolge einer Entzündung oder eines Abflusshindernisses in den Gallengängen (Gallensteine oder Tumor, Seite 205)
- Übermäßiger Abbau von roten Blutkörperchen (hämolytische → Anämien, Seite 183)
- Angeborene Bilirubinausscheidungsstörungen wie Meulengracht-Syndrom (häufig, meist bei Männern)

Was kann ein niedriger Wert bedeuten?

- Keine klinische Bedeutung

Das beeinflusst die Werte

- Erhöhte Werte ohne Krankheitswert findet man bei Neugeborenen in den ersten Lebensstunden (Neugeborenen-Gelbsucht).
- Bestimmte Medikamente, die in der Leber abgebaut werden, können den Bilirubingehalt erhöhen.

Blei

- Dient der Abschätzung der Bleibelastung des Organismus z. B. bei Personen, die beruflich mit dem Schwermetall Blei arbeiten, oder bei Anwohnern stark befahrener Verkehrsstraßen.
- Zu den Hauptquellen für eine Bleibelastung gehören u. a. Autoabgase und Wasserleitungen in Altbauten.

Wo messbar?

Im Vollblut, 24-h-Sammelurin

Anlass der Untersuchung

- Bei Verdacht auf eine akute oder chronische Bleivergiftung
- Abklärung verdächtiger Symptome (z. B. Krampfanfälle, graufahle Haut, »Bleisaum« am Zahnfleisch, Anämie)

Referenz-/Normalwerte

- Blut: normal 50–270 µg/l, erhöht 700–1000 µg/l, Vergiftung › 1000 µg/l
- 24-h-Sammelurin: normal 3–18 µg/l, erhöht 150–250 µg/l, Vergiftung › 250 µg/l

Was kann ein erhöhter Wert bedeuten?

- Mäßig erhöhte Bleiwerte bestätigen zunächst lediglich eine vermehrte Bleiaufnahme, sie beweisen aber noch keine Bleivergiftung; hierfür sind weitere Blutuntersuchungen notwendig.
- Sehr hohe Werte bei gleichzeitig bestehenden Symptomen: akute oder chronische Bleivergiftung

Was kann ein niedriger Wert bedeuten?

- Ohne Krankheitswert

Das beeinflusst die Werte

Unvollständige Urinsammlung, Ablagerung von Bleisalzen im Urin oder Anlagerung von Blei an die Wand des Sammelgefäßes führen häufig zu fehlerhaften Messungen.

Blut im Stuhl

- Kann durch Verletzungen oder bestimmte Magen-Darm-Erkrankungen hervorgerufen werden.
- Blutbeimengungen bzw. -auflagerungen des Stuhls können sichtbar oder verborgen (okkult) sein.

Wo messbar?

Nachweis von okkultem Blut im Stuhl mittels eines speziellen Tests (z. B. Haemoccult®-Test)

Anlass der Untersuchung

- Bei Verdacht auf einen unbemerkten Blutverlust aus dem Magen-Darm-Trakt (z. B. zur Anämie-Diagnostik)
- Bei Verdacht auf eine gut- oder bösartige Magen-Darm-Erkrankung
- Vor allem im Rahmen der Darmkrebsvorsorge

Referenz-/Normalwerte

- Negativer Befund (kein Blut nachweisbar) in drei verschiedenen Stuhlproben

Was kann ein erhöhter Wert bedeuten?

- Gutartige Dickdarmpolypen, Divertikel, bösartige Dickdarmtumoren, chronisch-entzündliche Darmerkrankungen (z. B. Colitis ulcerosa), Hämorrhoiden oder (kleine) Verletzungen der Afterschleimhaut.

Was kann ein niedriger Wert bedeuten?

- Ohne Krankheitswert, aber kein sicherer Ausschluss einer Magen-Darm-Erkrankung

Das beeinflusst die Werte

Hoch dosiertes Vitamin C (mehr als 500 mg), Eisen, bestimmte Medikamente, tierisches Hämoglobin

Wie zuverlässig ist der Haemoccult®-Test?

Der Haemoccult®-Test ist zwar einfach und billig, jedoch nicht allzu zuverlässig. Deswegen sollte man vorher keine Vitamin-C- und Eisenpräparate sowie salicylsäurehaltige Medikamente (z. B. Aspirin®) einnehmen. Auch auf den Verzehr von größeren Mengen Fleisch oder Wurst bzw. einigen rohen Gemüsen (z. B. Radieschen) ist vor der Probeentnahme zu verzichten, da sonst falsch positive Testergebnisse auftreten können.

B

Blut im Urin

- Mit bloßem Auge erkennbare oder erst mittels → Urin-Streifentest (Seite 15) bzw. im Mikroskop erkennbare vermehrte Ausscheidung von roten Blutkörperchen im Urin (Hämaturie oder Erythrozyturie).

Wo messbar?

Im Urin

Anlass der Untersuchung

- Diagnose und Verlaufskontrolle von Erkrankungen der Niere und der Harnwege

Referenz-/Normalwerte

- Bis drei rote Blutkörperchen/ml Urin

Was kann ein erhöhter Wert bedeuten?

- Entzündliche, infektiöse und andere Erkrankungen von Nieren oder Harnwegen
- Tumoren (z. B. Blasenkarzinom, Nierenkrebs)

- Harnsteine
- Verletzung von Blase oder Nieren
- Bei Männern auch Erkrankungen der Prostata

Was kann ein niedriger Wert bedeuten?

- Keine klinische Bedeutung

Das beeinflusst die Werte

Vermehrte Blutbeimengung im Urin während der Menstruation sowie bei Einnahme gerinnungshemmender Medikamente, nach starker körperlicher Belastung, Fieber und Austrocknung

Blutbild

- Das Blutbild dient zur Bestimmung der zellulären Zusammensetzung des Blutes.
- Kleines Blutbild: Es werden die festen Bestandteile des Blutes gezählt (→ Blutkörperchen, rote, → Blutkörperchen, weiße, → Blutplättchen); außerdem werden die Menge des roten Blutfarbstoffes (→ Hämoglobin) pro Volumen, der prozentuale Anteil aller Blutzellen im Gesamtvolumen (→ Hämatokrit) sowie die verschiedenen Indizes der roten Blutkörperchen (→ MCH, → MCHC, → MCV) bestimmt.
- Großes Blutbild: Kleines Blutbild und das → Differenzialblutbild ergeben zusammen das große Blutbild.

Wo messbar?

Im Vollblut

Anlass der Untersuchung

- Meist Teil einer ausführlichen körperlichen Untersuchung
- Verlaufskontrolle zahlreicher Erkrankungen
- Vor allen operativen und mehreren diagnostischen Eingriffen (insbesondere Probebiopsien)
- Bei Verdacht auf eine Infektion oder eine Bluterkrankung (z. B. → Anämie, → Leukämie)

Referenz-/Normalwerte

Siehe bei den jeweiligen Einzelwerten

Was kann ein erhöhter Wert bedeuten?

Siehe bei den jeweiligen Einzelwerten

Was kann ein niedriger Wert bedeuten?

Siehe bei den jeweiligen Einzelwerten

Das beeinflusst die Werte

Siehe bei den jeweiligen Einzelwerten

Blutgase, Blut-pH, Bicarbonat und Basenüberschuss

- Sauerstoff und Kohlendioxid werden im Blut an Hämoglobin gebunden von der Lunge zu den Geweben und Organen zurücktransportiert. Die im Blut enthaltenen Atemgase werden v. a. in Form von Partialdrucken gemessen.
- Die Sauerstoffsättigung gibt den Anteil des mit Sauerstoff beladenen Hämoglobins im Verhältnis zum Gesamthämoglobin an.
- Der pH-Wert ist das Maß für die Konzentration freier Wasserstoff-Ionen im Blut. Der Blut-pH wird von verschiedenen Systemen ständig in einem kleinen Normalbereich gehalten. Fallen im Körper Säuren in größeren Mengen als Basen an, so werden sie entweder von der Lunge abgeatmet oder von der Niere ausgeschieden.
- Bicarbonat ist das wichtigste Puffersystem im Blut, das Säuren neutralisieren kann.
- Als Basenüberschuss bezeichnet man die Abweichungen der Pufferbasen vom Normalwert.

Wo messbar?

Im frischen arteriellen Blut oder Kapillarblut

Anlass der Untersuchung

- Diagnose von Lungenfunktionsstörungen
- Überwachung von schweren Kreislaufstörungen, Schock
- Diagnose von Störungen des → Säure-Basen-Haushaltes (Seite 36)

Referenz-/Normalwerte

Im arteriellen Blut:

- pO_2: 71–104 mmHg (9,5–13,9 kPa)
- pCO_2: Frauen 32–43 mmHg (4,3–5,7 kPa)
Männer 35–46 mmHg (4,7–6,1 kPa)
- Sauerstoffsättigung: 95–98,5 %
- pH: 7,37–7,45
- Standardbicarbonat: 21–26 mmol/l
- Basenüberschuss: –2 bis +3 mmol/l

Das können veränderte Werte bedeuten:

- Erniedrigter pO_2-Wert: Störungen der Sauerstoffaufnahme ins Blut, z. B. bei Lungenentzündung, schwerer chronischer Bronchitis, Asthma bronchiale, Lungenemphysem, Vergiftungen, Schlaganfall, nach Verschlucken eines Fremdkörpers, bei Lungenödem, Lungenembolie und vielem mehr

- Erniedrigte pO_2- und pCO_2-Werte: schwere Einschränkung der Atemfunktion
- Erhöhter pO_2-Wert: z. B. bei Hyperventilation, Sauerstoffbeatmung
- Erniedrigter pH-Wert (Azidose = Übersäuerung): Eine metabolische Azidose entsteht durch vermehrte Bildung oder Zufuhr von Säuren, den Verlust von Basen oder gestörte Ausscheidung von Säuren über die Niere. Eine respiratorische Azidose wird durch verminderten Gasaustausch in den Lungenbläschen verursacht.
- Erhöhter pH-Wert (Alkalose = vermehrter Anfall an Basen): Eine metabolische Alkalose ist häufig Folge von Säureverlust durch Erbrechen oder vermehrte Bicarbonatzufuhr (durch Infusionen). Eine respiratorische Alkalose entsteht durch zu schnelle Atmung, z. B. als Folge psychischer Erregung.

	pH	Basenüberschuss	pCO_2
Metabolische Azidose	↓	↓	(↓)
Respiratorische Azidose	↓	(↑)	↑
Metabolische Alkalose	↑	↑	(↑)
Respiratorische Alkalose	↑	(↓)	↓

↓ erniedrigt; ↑ erhöht; (↑) kann erhöht sein; (↓) kann erniedrigt sein

Das beeinflusst die Werte

Mit zunehmendem Alter nimmt der pO_2-Wert ab.

Blutgruppen

- → Antigene/Antikörper (Seite 30)
- Einteilung der Blutgruppen erfolgt nach – erblich festgelegten – spezifischen Strukturen von Blutbestandteilen (Blutgruppenantigenen); diese Blutgruppenantigene können, wenn sie in einen fremden Organismus gelangen (z. B. durch Bluttransfusion) die Bildung von Antikörpern auslösen. Dadurch kann es z. B. bei einer Bluttransfusion, bei der Blut einer nicht passenden Blutgruppe verabreicht wird, zu

schweren Komplikationen (Blutgruppenunverträglichkeit) kommen.

- Als Blutgruppen im engeren Sinne gelten die Blutgruppenantigene auf der Oberfläche von roten Blutkörperchen, die man mit den Buchstaben A, B und der Zahl 0 bezeichnet: Blutgruppe A (nur Merkmal A), B (nur Merkmal B), AB (beide Merkmale) oder 0 (keines der Merkmale); ein weiteres Blutgruppensystem ist das ebenfalls auf roten Blutkörperchen befindliche Rhesussystem (→ Rhesusfaktor). Daneben gibt es zahlreiche weitere Blutgruppensysteme, die sich u. a. auf weißen Blutkörperchen und Blutplättchen befinden oder im Blutplasma gelöst vorkommen.

Wo messbar?

Im Vollblut

Anlass der Untersuchung

- Ermittlung der wichtigsten Blutgruppenantigene zur Vermeidung einer Blutgruppenunverträglichkeit (Transfusionszwischenfall), z. B. vor einer Bluttransfusion

Blutkörperchen, rote (Erythrozyten)

- Runde, scheibenförmige Gebilde ohne Zellkern, die den größten Anteil an den zellulären Blutbestandteilen stellen.
- Vorläuferzellen der reifen Erythrozyten sind die Normoblasten, die einen Zellkern besitzen, und die kernlosen → Retikulozyten.
- Werden beim Embryo in Leber und Milz, bei Kindern und Erwachsenen im Knochenmark von Brustbein, Hüftknochen und den großen Röhrenknochen aus den Stammzellen gebildet.
- Wichtigster funktioneller Bestandteil ist der rote Blutfarbstoff (→ Hämoglobin), an den gebunden die Erythrozyten Sauerstoff aus der Lunge zu den Geweben und Organen und Kohlendioxid zurück zur Lunge transportieren.
- Rote Blutkörperchen können nicht nur aufgrund ihrer Anzahl im Blut, sondern auch in Bezug auf ihre Größe, ihren Gehalt an Hämoglobin und ihr Erscheinungsbild von der Norm abweichen. Deshalb werden üblicherweise auch Hämoglobin, → Hämatokrit, → RDW und die Erythrozytenindizes → MCV, → MCH und → MCHC bestimmt.

B

Wo messbar?

Im Vollblut aus der Vene (oder Kapillarblut aus der Fingerbeere)

Anlass der Untersuchung

- Diagnose, Verlaufs- und Therapiekontrolle von Anämien und Polygblobulien (Vermehrung der roten Blutkörperchen)

Referenz-/Normalwerte

- Frauen: 4,1–5,1 Mio. Erythrozyten/µl
- Männer: 4,5–5,9 Mio. Erythrozyten/µl

Was kann ein erhöhter Wert bedeuten?

- Schwere chronische Lungen- oder Herzleiden
- Einige Nierenerkrankungen, insbesondere Zystennieren
- Tumoren (z. B. Hypernephrom, Ovarialkarzinom, Kleinhirntumoren und Leberzellkarzinom)
- Cushing-Syndrom (krankhaft erhöhte Bildung von Cortisol in einer der beiden Nebennieren), Bartter-Syndrom
- Autonom vermehrte Produktion von roten (und anderen) Blutkörperchen im Knochenmark (Polycythaemia vera)

Was kann ein niedriger Wert bedeuten?

- Alle Formen der → Anämie (Seite 183)

Das beeinflusst die Werte

- Erhöhte Werte: kurzzeitiger Sauerstoffmangel z. B. infolge eines Aufenthalts im Hochgebirge, Therapie mit Androgenen, starker Flüssigkeitsmangel (z. B. durch Erbrechen, Durchfall), Einnahme von harntreibenden Medikamenten (Diuretika), Fettsucht, regelmäßiger Nikotin- und/oder Alkoholkonsum
- Erniedrigte Werte: Überwässerung

Blutkörperchen, weisse (Leukozyten)

- Gruppe unterschiedlicher weißer Blutzellen (z. B. → Granulozyten, → Lymphozyten, Monozyten, → Differenzialblutbild), die zusammen mit den im Blut gelösten Abwehrstoffen und den lymphatischen Organen (z. B. Milz, Lymphknoten, Thymus) das Immunsystem bilden.
- Haben die Aufgabe, Krankheitserreger oder andere fremde Stoffe abzuwehren und überalterte oder kranke Körperzellen zu eliminieren.
- Bei erhöhter oder erniedrigter Leukozytenanzahl im kleinen → Blutbild meist zusätzliche Durchführung eines Differen-

zialblutbildes. Eine erhöhte Leukozytenzahl ist fast immer durch eine Erhöhung der Granulozyten oder Lymphozyten bedingt.

Wo messbar?

Im Vollblut, Urin, Liquor

Anlass der Untersuchung

- Blut: Diagnose, Verlaufs- und Therapiekontrolle von Infektionen, Entzündungen, Gewebezerstörungen, Vergiftungen, Blut- bzw. Knochenmark- oder Tumorerkrankungen, Kollagenosen, schweren Stoffwechselstörungen, Verbrennungen
- Urin: Verdacht auf Erkrankungen der Nieren oder Harnwege
- Liquor: v. a. Diagnose und Differenzierung einer Hirnhautentzündung; Diagnose und Verlaufskontrolle von Tumoren, Hirnblutungen

Referenz-/Normalwerte

- Vollblut: 4000–10 000/µl
- Urin: im → Urin-Streifentest (Seite 15) negativer Befund, Urinsediment bis 10 Leukozyten/µl
- Liquor: Neugeborene bis 15 Leukozyten/µl, ältere Kinder und Erwachsene bis 5 Leukozyten/µl

Was kann ein erhöhter Wert bedeuten?

- Blut: Infektionen, v. a. bakterieller Natur, entzündliche Erkrankungen, wie z. B. rheumatoide Arthritis, rheumatisches Fieber, Bauchspeicheldrüsenentzündung, Kollagenosen, chronische Leukämien, Myelofibrose, Herzinfarkt, Lungeninfarkt, Verbrennungen, fortgeschrittenes Stadium einer Tumorerkrankung, akuter Blutverlust, schwere Verletzungen, schwere Stoffwechselentgleisungen, wie z. B. Zuckerkoma, Zustand nach Milzentfernung
- Urin: entzündliche, infektiöse oder bösartige Erkrankungen der Niere oder Harnwege sowie der Prostata beim Mann
- Liquor: Meningitis, Tumoren, Verletzungen, akute Durchblutungsstörungen, Hirnblutungen, Multiple Sklerose

Was kann ein niedriger Wert bedeuten?

- Blut: Erkrankungen des Knochenmarks, akute Leukämien, maligne Lymphome, Typhus, Brucellose, Influenza, Masern, Röteln und andere Viruserkrankungen, Krebstherapie (v. a. Bestrahlungen und Chemotherapie), Vergrößerung der Milz, Leberzirrhose, aplastische → Anämie (Seite 183)
- Urin und Liquor: ohne Krankheitswert

Das beeinflusst die Werte

- Erhöhte Werte: Rauchen, körperlicher und seelischer Stress, Medikamente (z. B. Kortisonpräparate, Lithium, Sulfonamide, Mittel gegen Epilepsie)
- Erniedrigte Werte: Medikamente (z. B. Mittel gegen Schmerzen oder rheumatische Erkrankungen, Chloramphenicol)

Blut-Kohlendioxid → Blutgase

Blutkultur

- Mikrobiologische Untersuchung zur Anzüchtung und Bestimmung von Krankheitserregern (Bakterien und Pilze) aus einer Blutprobe. Hierfür wird das entnommene Blut in Blutkulturflaschen mit Nährlösungen gemischt und dann auf verschiedenen Nährböden bebrütet. Bei Verdacht auf eine Infektion mit anaeroben Bakterien (Seite 30) bzw. bei unklarer Blutvergiftung gibt man das Blut meist in zwei Kulturflaschen, von denen eine Sauerstoff enthält und die andere nicht.
- Weil die Krankheitserreger meist nicht kontinuierlich, sondern schubweise ins Blut übertreten, wird die Blutentnahme für eine Blutkultur, wenn möglich, im Fieberanstieg und zu Beginn eines Schüttelfrostes vorgenommen.
- Zum Nachweis von Bakterien im Blut im Rahmen einer septischen Erkrankung müssen mindestens zwei bis drei Blutkulturen untersucht werden.
- Um die Gefahr eines falsch positiven Ergebnisses zu minimieren, sind besonders sorgfältige Hygienemaßnahmen sowohl während der Blutentnahme als auch beim Ansetzen der Blutkultur unerlässlich.

Wo messbar?

Im Vollblut

Anlass der Untersuchung

- Bei Verdacht auf eine Blutvergiftung (Sepsis) oder einen septischen Schock
- Nachweis einer schweren bakteriellen oder durch Pilze verursachten Infektionskrankheit, bei der die Krankheitserreger ins Blut übertreten können
- Kontrolluntersuchung in der Intensivmedizin, Abklärung von Fieber unklarer Ursache oder nach einer Fremdkörperimplan-

tation, Verdacht auf eine systemische Pilzinfektion, Verdacht auf einen Erregerwechsel während der Therapie

Referenz-/Normalwerte

- Kein Nachweis von Bakterien oder Pilzen

Was kann ein erhöhter Wert bedeuten?

- Jeder Nachweis von Bakterien (oder Pilzen) im Blut ist – bei entsprechenden Symptomen – verdächtig auf eine Blutvergiftung bzw. auf eine schwere Infektionserkrankung mit zeitweisem Übertritt von Bakterien ins Blut (Bakteriämie), was häufig vorkommt bei Hirnhautentzündung, Lungenentzündung, Herzinnenhautentzündung (Endokarditis), akuter Knochenmarksentzündung (Osteomyelitis), fieberhaften Abszessen, schwerer Nierenbeckenentzündung, eitriger Arthritis, Epiglottitis bei Kindern, systemischer Pilzinfektion und anderem mehr.

Was kann ein niedriger Wert bedeuten?

- Ein negativer Befund gilt als Normalbefund; allerdings schließt dies bei entsprechenden Symptomen nicht aus, dass zeitweilig Bakterien ins Blut übertreten.
- Negative Blutkulturen nach einem vorangegangenen Bakteriennachweis im Blut können anzeigen, dass die eingeleitete Behandlung erfolgreich ist.

Das beeinflusst die Werte

- Unzureichende Hygienemaßnahmen (z. B. nicht korrekt ausgeführte Hautdesinfektion) führen zu einem falsch positiven Befund und einem falschen Erregernachweis.
- Während einer Behandlung mit Antibiotika oder Antipilzmittel (Antimykotika) kommt es zu einem negativen Befund.

Blut-pH → Blutgase

Blutplättchen (Thrombozyten)

- Kleine, scheibchenförmige, kernlose Blutbestandteile.
- Werden im Knochenmark gebildet und in der Milz abgebaut.
- Spielen eine wichtige Rolle bei der Blutgerinnung (→ Gerinnung, Seite 33) bzw. bei der Gewebereparatur nach einer Gefäßverletzung oder Entzündung.
- Zur weiteren Klärung (dauerhaft) erniedrigter Blutplättchen-Zahlen sind weitere Untersuchungen notwendig, wie z. B. die

B

Bestimmung von Antikörpern gegen Thrombozyten und eine Knochenmarksuntersuchung.

Wo messbar?

Im Vollblut

Anlass der Untersuchung

- Abklärung unklarer Blutungen, Ausschluss einer Blutungsneigung
- Bei Verdacht auf Knochenmarkerkrankungen
- Zur Kontrolle einer Krebstherapie (Bestrahlungen und Chemotherapie)

Referenz-/Normalwerte

● Frauen:	16–30 Jahre	220 000–406 000/µl
	31–45 Jahre	215 000–379 000/µl
	46–60 Jahre	201 000–379 000/µl
	› 60 Jahre	187 000–366 000/µl
● Männer:	16–30 Jahre	210 000–366 000/µl
	31–45 Jahre	193 000–365 000/µl
	46–60 Jahre	202 000–356 000/µl
	› 60 Jahre	177 000–361 000/µl

Was kann ein erhöhter Wert bedeuten?

- (Eitrige) Infektionen (v. a. der Atem- und Harnwege, Hirnhautentzündung, Blutvergiftung oder Abszesse), Tuberkulose
- Nach einer großen Verletzung, Operation, Blutung
- Fortgeschrittene Krebserkrankungen
- Leukämie (v. a. chronisch-myeloische) und andere Knochenmarkerkrankungen
- Vorübergehend nach einer Milzentfernung

Was kann ein niedriger Wert bedeuten?

- Autoantikörper gegen Blutplättchen, z. B. durch eine Virusinfektion, andere Krankheiten oder Medikamente ausgelöst
- Knochenmarkerkrankungen bzw. -schädigungen, Leukämien, Karzinommetastasen
- Vitamin-B_{12}- oder Folsäuremangel
- Selten angeborener Mangel an Blutplättchen
- Milzvergrößerung, Leberzirrhose
- Künstliche Herzklappen

Das beeinflusst die Werte

Kurz nach körperlicher Anstrengung steigt die Zahl der Blutplättchen um bis zu 50 % an.

Blutsauerstoff → Blutgase

BSG (Blutkörperchensenkungsgeschwindigkeit, Blutsenkung)

- Geschwindigkeit, mit der die roten → Blutkörperchen nach Zugabe eines gerinnungshemmenden Stoffs in einer senkrechten Röhre nach unten sinken. Nach einer bzw. zwei Stunden erfolgt die Messung der Strecke, die die Blutkörperchen in der Röhre zurückgelegt haben.
- Eine Beschleunigung der BSG kann immer nur ein Hinweis auf eine bestehende Erkrankung sein, nicht aber Aufschluss über die genaue Ursache und den Ort der Erkrankung geben.

Wo messbar?

Im Vollblut

Anlass der Untersuchung

- Teil des Basisprogramms einer Blutuntersuchung
- Unspezifisches Suchverfahren bei Verdacht auf entzündliche Prozesse im Körper bzw. zur Verlaufskontrolle bei der Therapie

Referenz-/Normalwerte

Männer:	1. Stunde	3–7 mm
	2. Stunde	5–18 mm
Frauen:	1. Stunde	4–11 mm
	2. Stunde	6–20 mm

Was kann ein erhöhter Wert bedeuten?

- Akute und chronische Entzündungen und Infektionen
- Fortgeschrittene bzw. metastasierte bösartige Tumoren
- Autoimmunkrankheiten, insbesondere Polymyalgia rheumatica, Riesenzellarteriitis
- Subakute Schilddrüsenentzündung de Quervain
- Anämien, Leukämien, Hämolyse
- Nephrotisches Syndrom

Was kann ein niedriger Wert bedeuten?

- Vermehrung von roten Blutkörperchen oder von Bluteiweißen

Das beeinflusst die Werte

Leichter Anstieg im Alter sowie bei Einnahme der Anti-Baby-Pille, kurz vor der Menstruation (prämenstruell) und in der Schwangerschaft

B

CA-Werte (CA 125, CA 19–9, CA 15–3)
→ Tumormarker

Cadmium

- Dient der Abschätzung einer Cadmiumbelastung des Organismus z. B. bei Personen, die beruflich mit Cadmium arbeiten. Cadmium ist v. a. in Batterien sowie in bestimmten Kunststoffen und Farben enthalten, kommt aber auch in Zigarettenrauch und mitunter im Trinkwasser vor.

Wo messbar?

Im Vollblut, 24-h-Sammelurin

Anlass der Untersuchung

- Verdacht auf eine akute (sehr selten) oder chronische Cadmiumvergiftung
- Abklärung verdächtiger Symptome, so z. B. degenerative Veränderungen der Schleimhäute insbesondere des Nasen-Rachen-Raums (»Cadmium-Schnupfen«), Nierenfunktionsstörungen oder verminderte Knochenstabilität (z. B. die Neigung zu Knochenbrüchen) unklarer Ursache

Referenz-/Normalwerte

- Blut: 0,32–2,72 µg/l
- 24-h-Sammelurin: 0,12–2,58 µg/l

Was kann ein erhöhter Wert bedeuten?

- Sicherer Hinweis auf eine – meist chronische – Cadmiumvergiftung

Was kann ein niedriger Wert bedeuten?

- Ohne Krankheitswert

Das beeinflusst die Werte

Da Cadmium beim Zigarettenrauchen aufgenommen wird, weisen langjährige Raucher oft erhöhte Cadmiumwerte auf. Wegen seiner langen biologischen Halbwertszeit von durchschnittlich 10 Jahren werden auch bei älteren Menschen oft höhere Cadmiumkonzentrationen gemessen. Exzessiver Verzehr cadmiumbelasteter Nahrungsmittel (z. B. Austern und Muscheln aus verseuchten Gewässern) kann ebenfalls zu erhöhten Cadmiumwerten führen.

Calcitonin

- Hormon, das in bestimmten Zellen der Schilddrüse gebildet wird.
- Sorgt für einen normal hohen Kalziumspiegel im Blut, indem es bei niedrigem Spiegel Kalzium aus den Knochen mobilisiert.

Wo messbar?

Im Blutserum

Anlass der Untersuchung

- → Tumormarker bei Verdacht auf bzw. zur Verlaufskontrolle eines medullären Schilddrüsenkarzinoms
- Abklärung nicht behandelbarer Durchfälle, unklarer → CEA-Erhöhung
- Screening bei erblichem medullären Schilddrüsenkarzinom
- Verlaufskontrolle anderer bösartiger Tumoren, sofern sie Calcitonin bilden (siehe unten)

Referenz-/Normalwerte

- Frauen: ‹ 2–10 pg/ml
- Männer: ‹ 2–48 pg/ml

Nach Stimulation der Calcitoninproduktion mit Pentagastrin, einem synthetisch hergestelltem Stoff, der dem körpereigenen Hormon Gastrin sehr ähnlich ist:

- Frauen: ‹ 50 pg/ml
- Männer: ‹ 79 mg/dl

Was kann ein erhöhter Wert bedeuten?

- Medulläres Schilddrüsenkarzinom (10 % aller Krebserkrankungen der Schilddrüse)
- Eventuell andere bösartige Tumoren, wie z. B. kleinzellige Bronchialkarzinome, Insulinome, Karzinoide, VIPome, die das Darmhormon VIP (vasoaktives intestinales Polypeptid) im Übermaß produzieren, etc.

Was kann ein niedriger Wert bedeuten?

- Ohne Krankheitswert

Das beeinflusst die Werte

Patienten mit Niereninsuffizienz haben höhere basale Calcitonin-Werte.

CEA (Carcino-embryonales Antigen)

- Normaler Bestandteil der Schleimhaut von Dick- und Mastdarm; dient als → Tumormarker von Brust- und Darmkrebs.

Wo messbar?

Im Blutserum oder -plasma

Anlass der Untersuchung

- Therapiekontrolle nach operativer Entfernung von Karzinomen des Dick- und Mastdarms, nicht sinnvoll als diagnostische Methode
- Eventuell Differenzierung von gut- und bösartigen Lebertumoren

Referenz-/Normalwerte

- Je nach Methode < 1,5–5,0 µg/l

Was kann ein erhöhter Wert bedeuten?

- Bösartiger Tumor des Dick- oder Mastdarms, insbesondere erneutes Wachstum eines bereits entfernten Tumors oder Bildung von Metastasen
- Medulläres Schilddrüsenkarzinom
- Fortgeschrittenes Stadium eines Mammakarzinoms bzw. eines Magen-, Bauchspeicheldrüsen-, Bronchial-, Ovarial- und Gebärmutterhalskarzinoms

Was kann ein niedriger Wert bedeuten?

- Ohne Krankheitswert

Das beeinflusst die Werte

Erhöhte Werte treten auch bei entzündlichen Lebererkrankungen, alkoholischer Leberzirrhose, Bauchspeicheldrüsenentzündung, Colitis ulcerosa, Divertikulitis und entzündlichen Lungenkrankheiten auf.

Wann ist von einem bösartigen Tumor auszugehen?

- Vierfacher Anstieg über die Obergrenze: bösartiger Tumor wahrscheinlich
- Achtfacher Anstieg über die Obergrenze oder Zunahme des Wertes: bösartiger Tumor nahezu sicher

ChE (Cholinesterase)

- In der Leber gebildetes Enzym, das an Nervenendigungen den Botenstoff Acetylcholin spaltet und dadurch den Nervenimpuls auf das Organ weiterleitet.

Wo messbar?

Im Blutserum oder -plasma; Fruchtwasser

Anlass der Untersuchung

- Vor allem bei Lebererkrankungen mit eingeschränkter Leberfunktion
- Pestizidvergiftung; arbeitsmedizinische Überwachung Pestizid-exponierter Landarbeiter
- Vor Narkosen bei Verdacht auf einen genetisch bedingten verzögerten Abbau eines muskelentspannenden Narkosemittels
- In der Pränataldiagnostik zum Ausschluss/Nachweis eines Neuralrohrdefektes

Referenz-/Normalwerte

- Kinder ab 6 Jahren, Frauen ab 40 Jahren, Männer: 3,5–8,5 kU/l
- Junge Frauen (16–39 Jahre): 2,8–7,4 kU/l
- Schwangere Frauen bzw. während Einnahme der Anti-Baby-Pille: 2,4–6,0 kU/l

Was kann ein erhöhter Wert bedeuten?

- Erhöhte Werte bei Zuckerkrankheit, koronarer Herzkrankheit, Fettstoffwechselstörungen, Fettleber, nephrotischem Syndrom
- Erhöhte Aktivität im Fruchtwasser: Verdacht auf einen Neuralrohrdefekt

Was kann ein niedriger Wert bedeuten?

- Leberzirrhose, akute Hepatitis mit schwerem Verlauf, chronische Hepatitis, ausgedehnte Lebertumoren und -metastasen
- Schwere Vergiftungen (Verdacht auf eine Knollenblätterpilzvergiftung), Belastung/Vergiftung mit Pestiziden
- Genetisch bedingte ChE-Aktivität

Das beeinflusst die Werte

Verschiedene Medikamente senken die ChE-Aktivität, z. B. Penicilline, Hormone, Anti-Baby-Pille, einige Psychopharmaka und Mittel zur Erweiterung der Bronchien.

Chlorid

- → Mineralstoffe (Seite 35)
- Elektrolyt (negativ geladenes Anion), Gegenspieler der positiv geladenen Kationen Natrium und Kalium, befindet sich zu 88 % im Extrazellulärraum, zu 12 % im Zellinneren.
- Chloridkonzentration meist parallel der → Natriumkonzentration.
- Große Mengen Chlorid finden sich im Magensaft.
- Im Dünndarm aufgenommen; von der Niere ausgeschieden.

Wo messbar?

Im Blutserum und -plasma; 24-h-Urin

Anlass der Untersuchung

- Störungen des Säure-Basen-Haushaltes
- Störungen des Natrium- und Wasserhaushaltes
- Kontrolluntersuchung in der Intensivmedizin

Referenz-/Normalwerte

Blut:	95–105 mmol/l
24-h-Urin:	166 ± 71 mmol

Was kann ein erhöhter Wert bedeuten?

- Blutserum: renal tubuläre Azidose und andere Formen der Azidosen (Abfall des Blut-pH)
- Urin: Bartter-Syndrom (Seite 43)

Was kann ein niedriger Wert bedeuten?

- Blutserum: Verlust von chloridhaltiger Magensäure durch heftiges Erbrechen, Magenfisteln, Magensaftableitung etc., Krankheiten, die zu einem Anstieg des Blut-pH führen (Alkalosen), Bartter-Syndrom
- Urin: ohne Krankheitswert, wenig Kochsalzzufuhr

Das beeinflusst die Werte

- Blutserum: erniedrigte Chloridkonzentration durch Behandlung mit stark wirksamen Entwässerungsmitteln; vorgetäuschte Erhöhung durch Bromid- oder Jodid-haltige Medikamente
- Urin: Chloridausscheidung stark abhängig von der Kochsalzzufuhr

Cholesterin → Gesamtcholesterin

Chrom

- Dient der Abschätzung eines Chrommangels, insbesondere bei Patienten mit Diabetes mellitus sowie bei älteren Menschen.
- Chrom ist ein lebenswichtiges Spurenelement, das im Organismus v. a. als 3-wertiges Element physiologische Aufgaben erfüllt. Unnatürliches 6-wertiges Chrom, das z. B. in Wasserinstallationen vorkommt, ist dagegen für den Menschen giftig.
- Chrom ist u. a. Bestandteil des so genannten Glukosetoleranzfaktors (GTF) und spielt dementsprechend eine wichtige Rolle im Kohlenhydratstoffwechsel; außerdem ist es u. a. am Eiweißstoffwechsel sowie an der Zellteilung beteiligt.
- Chrommangel hat eine Insulinresistenz zur Folge.

Wo messbar?

Im Blutserum, 24-h-Sammelurin

Anlass der Untersuchung

- Verdacht auf eine Chrommangelerscheinung, oft im Zusammenhang mit einem (insulinpflichtigen) Diabetes mellitus

Referenz-/Normalwerte

- Blutserum: ‹ 0,5 µg/l
- 24-h-Sammelurin: ‹ 0,5 µg/l

Was kann ein erhöhter Wert bedeuten?

- Erhöhte Konzentrationen des 3-wertigen Chroms im Blut oder Urin ohne Krankheitswert

Was kann ein niedriger Wert bedeuten?

- Chrommangel
- Bei gleichzeitig bestehendem Diabetes mellitus Hinweis auf schlechte Einstellung der Zuckerkrankheit

Das beeinflusst die Werte

- Nach einer Insulinstimulation, z. B. durch den Verzehr von süßen Speisen, steigen die Chromwerte in Blut und Urin vorübergehend um das 2- bis 3-fache an.
- Ältere Menschen haben oft deutlich geringere Chromwerte.
- Zink und Vanadium können die Chromresorption beeinträchtigen.

Chymotrypsin

- In der Bauchspeicheldrüse gebildetes und in den Dünndarm abgegebenes Verdauungsenzym, das Eiweiße spaltet.

Wo messbar?

Im Stuhl

Anlass der Untersuchung

- Verdacht auf eine eingeschränkte Bauchspeicheldrüsenfunktion
- Abklärung von Verdauungsstörungen

Referenz-/Normalwerte

- 6 U/g Stuhl

Was kann ein erhöhter Wert bedeuten?

- Ohne Krankheitswert

Was kann ein niedriger Wert bedeuten?

- Eingeschränkte Funktion der Bauchspeicheldrüse
- Mukoviszidose
- Verdauungsstörungen anderer Art, Zustand nach Magenoperation

Das beeinflusst die Werte

- Erniedrigte Werte durch Abführmittel und Medikamente, die Bauchspeicheldrüsenenzyme ersetzen; solche Mittel müssen mindestens fünf Tage vor der Untersuchung abgesetzt werden. Niedrige Werte treten auch bei großen Stuhlmengen und Fasten auf.
- Eine empfindlichere Untersuchung ist die Bestimmung von → Elastase 1 im Stuhl.

CK (Kreatinkinase)

- In den Zellen vieler Organe, wie z. B. im Herzen und Gehirn, und im Gewebe (insbesondere der Muskulatur) befindliches Enzym, das eine wichtige Rolle bei der Bereitstellung von Energie spielt.
- Ist aus den Untereinheiten M, B und Mi zusammengesetzt, wobei CK-MB v. a. im Herzmuskel, CK-MM vornehmlich im Skelettmuskel und CK-BB v. a. im Gehirn vorkommt. CK-MiMi ist an die Hülle von Mitochondrien gebunden.

Wo messbar?

Im Blutserum oder -plasma

Anlass der Untersuchung

- Diagnose, Verlaufs- und Therapiekontrolle eines akuten Herzinfarktes und anderer Herzerkrankungen, insbesondere einer Herzmuskelentzündung
- Diagnose von Muskelerkrankungen

Referenz-/Normalwerte

- Gesamt-CK: Frauen 10–70 U/l, Männer 10–80 U/l (bei 25 °C)
- CK-MB: ‹ 5 U/l bzw. weniger als 6 % der Gesamt-CK

Was kann ein erhöhter Wert bedeuten?

Erhöhung der Gesamt-CK:

- Herzinfarkt, Herzmuskelentzündung, nach Herzoperation, Herzprellung (Anteil der CK-MB › 6 %)
- Muskelerkrankung (Anteil der CK-MB ‹ 6 %)
- Schilddrüsenunterfunktion
- Bösartige Tumoren
- Vergiftungen, Alkoholismus
- Schwere Bauchspeicheldrüsenentzündung, Leberzerfall
- Nach Operation, schwerer Verletzung, Spritze in den Muskel
- Nach starker körperlicher Anstrengung
- Nach epileptischem Anfall, Entbindung oder Wiederbelebung

Nach arterieller Embolie Erhöhung der CK-MB › 6 % und ‹ 20 % der Gesamt-CK:

- Akuter Herzinfarkt oder andere Herzerkrankung
- CK-MB › 20 % der Gesamt-CK oft bei CK-BB-Erhöhung oder Makro-CK (siehe unten)

Was kann ein niedriger Wert bedeuten?

- Ohne Krankheitswert

Das beeinflusst die Werte

CK-MB kann sich an Immunglobuline binden (ohne Krankheitswert) oder es lagern sich mehrere CK-MiMi-Moleküle (häufig bei bösartigen Tumoren und schweren Lebererkrankungen) zu großen CK-Molekülen aneinander, die lange im Blut verweilen und eine CK-MB-Erhöhung vortäuschen.

Coeroluplasmin (Cp)

- In der Leber gebildetes Eiweiß mit Kohlenhydratanteil.
- Dient dem Transport von → Kupfer im Blut, oxidiert zweiwertiges zu dreiwertigem Eisen und wirkt als Antioxidans.

C

Wo messbar?
Im Blutserum

Anlass der Untersuchung
- Verdacht auf eine Störung des Kupferstoffwechsels, insbesondere auf Wilson-Krankheit (angeborene vermehrte Kupferspeicherung, die zu Leberschäden, neurologischen und psychiatrischen Symptomen führt)

Referenz-/Normalwerte
- Männer: 22–40 mg/dl
- Frauen: 25–60 mg/dl
- Schwangere: bis 130 mg/dl
- Frauen unter Einnahme der Anti-Baby-Pille: 27–66 mg/dl
- Frauen › 50 Jahre unter Östrogentherapie: 230–50 mg/dl

Was kann ein erhöhter Wert bedeuten?
- Ohne größere Bedeutung, z. B. bei bakteriellen Infektionen

Was kann ein niedriger Wert bedeuten?
- Wilson-Krankheit
- Angeborener Coeruloplasmin-Mangel
- Verminderte Kupferaufnahme, z. B. bei Verdauungsstörungen

Das beeinflusst die Werte
Einnahme von Östrogenen führt zu erhöhten Cp-Werten.

CO-Hb → Hämoglobin

Coombs-Test (Antiglobulin-Test)

- Testverfahren zum Nachweis von inkompletten Antikörpern, die sich gegen die Oberfläche von roten Blutkörperchen richten.
- Direkter Coombs-Test: roten Blutkörperchen aus dem Blut des Patienten werden Test-Antikörper (Antiglobuline) zugesetzt, im positiven Fall verklumpen danach die roten Blutkörperchen. Dient dem Nachweis von Antikörpern, die sich bereits an die Oberfläche der roten Blutkörperchen geheftet haben.
- Indirekter Coombs-Test: Test-Erythrozyten, die mit Antikörpern beladen sind, wird Blutserum des Patienten hinzugefügt, woraufhin im positiven Fall die roten Blutkörperchen verklumpen. Dient dem Nachweis von Antikörpern, die im Blut des Patienten zirkulieren.

Wo messbar?
Im Vollblut

Anlass der Untersuchung

- Indirekter Coombs-Test: vor einer Bluttransfusion (z. B. als Kreuzprobe, um festzustellen, ob das fremde Blut für den Patienten verträglich ist), zur Antikörpersuche bei rhesusnegativen Schwangeren
- Direkter Coombs-Test: Antikörpersuche bei hämolytischen → Anämien (Seite 183)

Referenz-/Normalwerte

Negativer Befund (Antikörper nicht nachweisbar)

Was kann ein erhöhter Wert bedeuten?

- Blutgruppenunverträglichkeit
- Immunhämolytische oder autoimmunhämolytische Anämie
- Immunhämolytische Anämie des Neugeborenen infolge einer Blutgruppen- oder Rhesusunverträglichkeit

Was kann ein niedriger Wert bedeuten?

- Kommt nicht vor; negativer Test bedeutet Fehlen von Antikörpern.

Das beeinflusst die Werte

Ein positiver Test kann durch unspezifische Reaktionen oder irrelevante Kälteantikörper vorgetäuscht werden und hat daher allein noch keine Aussagekraft.

C

Cortisol

- In der Nebennierenrinde gebildetes, zu den Glukokortikoiden zählendes Hormon, dessen Abgabe ins Blut einem zirkadianen Rhythmus folgt (höchste Konzentration zwischen 6 und 8 Uhr morgens, niedrigste gegen 24 Uhr).
- Größtenteils an Transporteiweiße gebunden, nur das freie Cortisol (etwa 3 % des Gesamtcortisol) ist biologisch aktiv.
- Cortisol hat zahlreiche Wirkungen: Bereitstellung von Glukose aus Eiweißen und andere Stoffen, Bereitstellung von Fetten durch vermehrten Fettabbau u. a., entzündungs- und wachstumshemmende Wirkung, antiallergische und abwehrunterdrückende Wirkung.

Wo messbar?

Im Blutserum und -plasma, Speichel (mit Wattetupfer über 5 Minuten gesammelt) sowie 24-h-Urin (gekühlt gesammelt)

Anlass der Untersuchung

- Diagnose eines Mangels oder einer Überproduktion von Cortisol

Referenz-/Normalwerte

- Gesamtcortisol in Blutserum oder -plasma: 8 Uhr: 5–25 µg/dl, 24 Uhr: bis 5 µg/dl
- Freies Cortisol im Speichel: 8 Uhr: 4–15 ng/ml, 20 Uhr: 0,3–1,5 ng/ml
- Freies Cortisol im 24-h-Urin: 20–90 µg/24 h

Was kann ein erhöhter Wert bedeuten?

- Cushing-Syndrom (durch bei Erwachsenen meist gutartige Cortisol produzierende Nebennierenrindentumoren)
- Tumoren des Hypophysenvorderlappens mit vermehrter ACTH-Produktion, das die Cortisol-Bildung in der Nebenniere fördert
- Lungentumoren mit Cortisol-Produktion

Was kann ein niedriger Wert bedeuten?

- Funktionsschwäche der Nebennierenrinde, insbesondere durch Addison-Krankheit, seltener durch Karzinommetastasen, Infektionen, Blutungen etc.
- Funktionsschwäche des Hypophysenvorderlappens oder Hypothalamus
- Adrenogenitales Syndrom
- Langzeitbehandlung mit Kortisonpräparaten

Das beeinflusst die Werte

Erhöhte Cortisol-Werte treten häufig bei aufgehobenem Tag-Nacht-Rhythmus auf, auch bei starkem Stress, insbesondere schweren Krankheiten und Operationen, akuten Psychosen, Über- oder Untergewicht, Alkoholismus, unter Östrogentherapie und in der Schwangerschaft.

C-Peptid → Insulin

Cross-links → Pyridinium Cross-links

CRP (C-reaktives Protein)

- In der Leber gebildetes Eiweiß, dessen Produktion bei einer akuten Entzündung um ein Vielfaches erhöht ist.
- Lebensnotwendiger Abwehrstoff; bindet an Krankheitserreger und an verbrauchte oder kranke körpereigene Zellen und fördert deren Zerstörung bzw. Abbau.
- CRP steigt innerhalb von wenigen Stunden bei einer bakteriellen Entzündung an und fällt nach Abklingen rasch wieder ab, daher empfindlicherer Parameter als → BSG.

Wo messbar?

Im Blutserum oder -plasma

Anlass der Untersuchung

- Diagnose eines akuten entzündlichen Prozesses, insbesondere einer bakteriellen Infektion
- Rasche Diagnose von Komplikationen nach Operationen
- Unterscheidung zwischen bakteriellen und viralen Infektionen
- Kontrolle einer Antibiotikatherapie

Referenz-/Normalwerte

- Ältere Kinder und Erwachsene: bis 8,2 mg/l

Was kann ein erhöhter Wert bedeuten?

- Bakterielle Infektion (bei viralen Infektionen steigt das CRP meist nicht oder nur leicht an), wie z. B. bakterielle Lungenentzündung, Nieren(becken)entzündung, Hirnhautentzündung, Blutvergiftung
- Komplikationen nach Operationen (z. B. Infektionen, Gewebezerfall, Blutergüsse, Thrombosen)
- Entzündlich-rheumatische Erkrankungen
- Herzinfarkt, tiefe Beinvenenthrombose, entzündliche Darmerkrankungen, Bauchspeicheldrüsenentzündung
- Bösartige Tumoren

Was kann ein niedriger Wert bedeuten?

- Ohne Krankheitswert

Das beeinflusst die Werte

Im Gegensatz zur BSG wird der CRP-Spiegel nicht durch eine Schwangerschaft oder andere Faktoren beeinflusst.

DIFFERENZIALBLUTBILD

- Bestimmung der Anzahl der verschiedenen Untergruppen der weißen → Blutkörperchen, Untersuchung auf qualitative Veränderungen aller Blutzellen im Blut sowie auf mögliche andere Bestandteile, wie z. B. Malariaerreger.
- Zur Unterscheidung werden die verschiedenen Blutzellen mit einem speziellen Farbstoff angefärbt, zunächst automatisch gezählt und bei Abweichungen von der Norm noch einmal unter dem Mikroskop differenziert.

Wo messbar?

Im Vollblut

Anlass der Untersuchung

- Abklärung von erhöhten oder erniedrigten Zahlen weißer Blutkörperchen
- Diagnose und Verlaufskontrolle von Blutkrankheiten (z. B. → Anämie, Seite 183), Infektionen, → Leukämien (Seite 221) und anderen Krebserkrankungen

Referenz-/Normalwerte

Gesamtzahlen:

- Neutrophile bzw. Granulozyten: 1830–7250/µl Blut
- Lymphozyten: 1500–4000/µl Blut, Kleinkinder bis 10 500/µl
- Eosinophile: 80–360/µl Blut

Prozentualer Anteil an der Gesamtzahl der weißen Blutkörperchen:

- Stabkernige Neutrophile: 0–5 %
- Segmentkernige Neutrophile: 30–80 %
- Lymphozyten: 15–50 %
- Eosinophile: 0–6 %
- Basophile: 0–2 %
- Monozyten: 1–12 %

Was kann ein erhöhter Wert bedeuten?

- Neutrophile (→ Granulozyten): v. a. bakterielle Infekte, meist begleitet von einem Anstieg der stabkernigen Neutrophilen (junge Formen von Leukozyten), schwere Hämolysen, chronisch-myeloische Leukämie, Knochenmarkserkrankungen, meist begleitet vom Auftreten von Vorläuferzellen der Blutzellen, entzündliche Erkrankungen, Stoffwechselentgleisungen, Gewebszerfall, nach Milzentfernung, unter verschiedenen Medikamenten, Stress, körperliche Belastung, Schwangerschaft

- Lymphozyten: virale Infektionen, bei Pfeifferschem Drüsenfieber häufig gleichzeitig atypische Lymphozyten, Tuberkulose, Syphilis, Keuchhusten, lymphozytär-eosinophile Heilphase bakterieller Infektionen, chronisch-lymphatische Leukämie
- Eosinophile: lymphozytär-eosinophile Heilphase bakterieller Infektionen, Allergien, Infektionen durch Parasiten, z. B. Würmer, Trichinen, chronische Hautkrankheiten, Hodgkin-Lymphom, Knochenmarkskrankheiten, fortgeschrittene Krebserkrankungen
- Basophile: Infekte, schwere Schilddrüsenüberfunktion, Mastozytose, chronisch-lymphatische Leukämie, Polycythaemia vera
- Monozyten: monozytäre Überwindungsphase bei bakteriellen Infekten, chronische bakterielle Infektionen, Hodgkin-Lymphom, chronisch-myelomonozytäre Leukämie, Colitis ulcerosa, Leberzirrhose, nach Chemotherapie

Was kann ein niedriger Wert bedeuten?

- Neutrophile (Granulozyten): verminderte Bildung im Knochenmark durch Knochenmarkschädigung, Vitamin-B_{12}- oder Folsäuremangel (→ Folsäure), vermehrter Abbau, v. a. durch Antikörper gegen Granulozyten, bei Milzvergrößerung, Virusinfektionen, Tumoren, angeboren niedrig
- Lymphozyten: Cushing-Syndrom (krankhaft erhöhte Bildung von Cortisol in einer der beiden Nebennieren), Behandlung mit Kortisonpräparaten, Hodgkin-Lymphom, Miliartuberkulose, AIDS, Behandlung mit Zytostatika und Immunsuppressiva, subakute Virusinfekte
- Eosinophile: akute Infektionen, Stress, Cushing-Syndrom, Behandlung mit Kortisonpräparaten, Erkrankungen, die zu einem Versagen des Knochenmarks führen
- Basophile: Erkrankungen, die zu einem Versagen des Knochenmarks führen
- Monozyten: Erkrankungen, die zu einem Versagen des Knochenmarks führen

Was können qualitative Veränderungen der Erythrozyten bedeuten?

- Im Vergleich zur Norm verkleinerte Zellen (Mikrozyten): Eisenmangel
- Vergrößerte Zellen (Makrozyten): Vitamin-B_{12}- oder Folsäuremangel

- Schwach angefärbte Zellen (hypochrome Erythrozyten): Eisenmangel
- Stark angefärbte Zellen (hyperchrome Erythrozyten): Vitamin-B_{12}- oder Folsäuremangel
- Unterschiedlich große Zellen (Anisozytose; → RDW): Eisenmangel
- Unterschiedlich geformte Zellen (Poikilozytose): Eisenmangel, Hämolyse und nach Bluttransfusion
- Zelleinschlüsse: z. B. nach Milzentfernung, bei Vergiftungen, durch in den Zellen befindliche Parasiten

Was können qualitative Veränderungen der Thrombozyten bedeuten?

- Vergrößerte Blutplättchen (Makrothrombozyten): vermehrte Zerstörung durch Autoantikörper
- Riesenthrombozyten: bei Knochenmarkserkrankungen
- Thrombozyten ohne normale Tüpfelung: bei Knochenmarkserkrankungen und Haarzell-Leukämie

Spezielle Formveränderungen von Erythrozyten	**Hinweis auf Krankheit**
Sichelzellen	Sichelzellanämie
Kugelzellen (Sphärozyten)	Hämolysen, angeborene Kugelzellanämie, Alkohol-Hepatitis, nach Milzentfernung
Ovale Zellen (Elliptozyten)	Vitamin-B_{12}- oder Folsäuremangel,angeborener Elliptozytose
Schießscheibenzellen (Targetzellen)	Häufig nach Milzentfernung, bei Thalassämien und Hämoglobinopathien
Stechapfelzellen (Akanthozyten)	Häufig bei Nierenversagen, Lebererkrankungen, Hämolyse
Tränentropfenzellen (Dakryozyten)	Charakteristisch für Myelofibrose
Fragmentierte Zellen (Schistozyten)	Bei künstlichen Herzklappen, nach Knochenmarktransplantation, Verbrennungen

DMPS-Mobilisations-Test

- Test, mit dem der Anstieg der Quecksilberausscheidung bei Verdacht auf eine → Amalgambelastung (Seite 181) im Urin gemessen wird.
- Soll Auskunft über mögliche Ablagerungen von Quecksilber als Folge einer Belastung durch Amalgam (Legierung aus Quecksilber und anderen Metallen) im Organismus geben.

Wo messbar?

Im Spontanurin 30–45 Minuten nach intravenöser Verabreichung oder eine Stunde nach oraler Verabreichung von DMPS

Anlass der Untersuchung

- Abklärung von Symptomen, für die als Ursache eine Belastung durch Quecksilber aus Amalgamfüllungen vermutet wird

Referenz-/Normalwerte

- ‹ 50 µg Hg/g Kreatinin

Was kann ein erhöhter Wert bedeuten?

- Akute oder chronische Quecksilbervergiftung, Metallanreicherung aus Amalgamfüllungen im Organismus (Niere)

Was kann ein niedriger Wert bedeuten?

- Keine klinische Bedeutung

Das beeinflusst die Werte

Kein Einfluss durch klinisch relevante Faktoren

Eisen (Ferrum)

- Eisen ist ein wesentlicher Bestandteil des roten Blutfarbstoffes (→ Hämoglobin), des roten Muskelfarbstoffes (Myoglobin) und von Enzymen des Zellstoffwechsels.
- Eisen wird vom Darm aufgenommen und im Blut an das Transporteiweiß → Transferrin gebunden transportiert. Eisen wird in vielen Organen hauptsächlich in Form von → Ferritin gespeichert.
- Die alleinige Bestimmung des Eisens im Blutserum reicht zur Diagnose eines Eisenmangels nicht aus, der bessere Parameter dafür ist das Ferritin.

Wo messbar?

Im Blutserum oder -plasma

Anlass der Untersuchung

- Verdacht auf Eisenmangel (-anämie)
- Diagnose einer Eisenüberladung

Referenz-/Normalwerte

- Frauen: 23–134 µg/dl (4,1–24 µmol/l)
- Männer: 35–168 µg/dl (6,3–30,1 µmol/l)

Was kann ein erhöhter Wert bedeuten?

- Erbliche Hämochromatose
- Hämolytische Anämien, gestörte Blutbildung im Knochenmark
- Nach häufigen Bluttransfusionen
- Schwere Leberzellschädigung

Was kann ein niedriger Wert bedeuten?

- Eisenmangel (bei gleichzeitig erniedrigtem Ferritin)
- Chronische Entzündungen, Infekte, Tumoren

Das beeinflusst die Werte

Vorübergehend können die Eisenwerte auch bei Gesunden erhöht sein; generell treten starke Schwankungen auf, abhängig von der Nahrung. Die Bestimmung des Eisens im Serum ist dadurch störanfällig.

Eiweiss → Gesamteiweiss

Eiweisselektrophorese

- Wird zur Differenzierung der verschiedenen Eiweiße im Blut in → Albumin, alpha-1-Globuline, alpha-2-Globuline, beta-Globuline, gamma-Globuline (→ Globuline) sowie zur Bestimmung deren jeweiliger Konzentration durchgeführt.
- Auftrennung der Bluteiweiße erfolgt je nach Größe und elektrischer Ladung in einem Spannungsfeld.
- Nach Auftragen des Serums auf einen Träger (z. B. Filterpapier) und dem Anlegen einer elektrischen Spannung kommt es zur Wanderung der Eiweißmoleküle. Die unterschiedlich schnell wandernden Eiweißfraktionen erscheinen durch Färbung als Banden in unterschiedlicher Farbintensität.
- Heute wird bei Verdacht auf eine bestimmte Erkrankung die Konzentration des dabei veränderten Bluteiweißes direkt bestimmt.

Wo messbar?

Im Blutserum, Spontanurin

Anlass der Untersuchung

Blutserum:

- Abklärung erhöhter oder erniedrigter Konzentrationen des → Gesamteiweißes im Blut
- Diagnose und Verlaufsbeurteilung von akuten und chronischen Entzündungen sowie von Eiweißverlusten über Niere, Magen-Darm-Trakt u. a., monoklonale Gammopathie (krankhafte Produktion großer Mengen eines Immunglobulins)

Urin:

- Abklärung einer monoklonalen Gammopathie im Serum
- Vor allem bei Verdacht auf Bence-Jonce-Myelom (Leichtkettenkrankheit), Amyloidose

Referenz-/Normalwerte

- Albumin: 59,0–72 % (35,2–50,4 g/l)
- alpha-1-Globulin: 1,3–4,5 % (1,3–3,9 g/l)
- alpha-2-Globulin: 4,5–10 % (5,4–9,3 g/l)
- beta-Globulin: 6,5–13 % (5,9–11,4 g/l)
- gamma-Globulin: 10,5–18 % (5,8–15,2 g/l)

Was kann ein erhöhter Wert bedeuten?

→ Albumin, → Globuline

Was kann ein niedriger Wert bedeuten?

→ Albumin, → Globuline

Das beeinflusst die Werte

→ Albumin, → Globuline

Elastase 1

- Verdauungsenzym, das in der Bauchspeicheldrüse gebildet wird.
- Bleibt während der Darmpassage stabil und reichert sich im Stuhl an; die Menge der im Stuhl gefundenen Pankreas-Elastase 1 gibt daher Aufschluss über die exokrine Funktion der Bauchspeicheldrüse.
- Während akuter Entzündungen der Bauchspeicheldrüse tritt Elastase 1 ins Blut über; bei eingeschränkter Funktion der Bauchspeicheldrüse gelangt weniger Elastase 1 mit dem Verdauungssaft in den Darm.

Wo messbar?
Im Stuhl, Blutserum

Anlass der Untersuchung
- Blutserum: Verdacht auf eine akute Bauchspeicheldrüsenentzündung oder einen akuten Schub einer chronischen Bauchspeicheldrüsenentzündung
- Stuhl: Verdacht auf eine Funktionsschwäche der Bauchspeicheldrüse

Referenz-/Normalwerte

Blutserum:	< 3,5 ng/ml
Stuhl:	175–2500 µg/g Stuhl

Was kann ein erhöhter Wert bedeuten?
- Blutserum: akute Bauchspeicheldrüsenentzündung oder akuter Schub einer chronischen Bauchspeicheldrüsenentzündung
- Stuhl: keine klinische Bedeutung

Was kann ein niedriger Wert bedeuten?
- Blutserum: keine klinische Bedeutung
- Stuhl: verminderte Produktion von Verdauungsenzymen infolge einer chronischen Leistungsschwäche der Bauchspeicheldrüse, die entweder durch eine chronische Bauchspeicheldrüsenentzündung oder – bei Kindern – aufgrund der erblich bedingten Stoffwechselstörung Mukoviszidose verursacht wird

Das beeinflusst die Werte
Wässriger Stuhl führt zu einem falsch niedrigen Wert im Stuhl; → Bauchspeicheldrüsenentzündung (Seite 189).

Elektrolyte → Chlorid, Kalium, Kalzium, Magnesium, Natrium, Phosphat

Entzündungsparameter → BSG, → CRP

Erythrozyten → Blutkörperchen, rote

Ferritin

- Ferritin ist ein im ganzen Körper vorkommendes Eiweiß, das der Speicherung von → Eisen dient.
- Je mehr Eisen im Körper mithilfe von → Ferritin gespeichert ist, desto höher ist die Ferritinkonzentration im Blut.

Wo messbar?

Im Blutserum und -plasma

Anlass der Untersuchung

- Verdacht auf Eisenmangel mit oder ohne → Anämie (Seite 183), Abklärung einer Anämie, Verlaufskontrolle einer medikamentösen Eisentherapie, Überwachung von Risikogruppen (z. B. Schwangere, Blutspender, Hämodialysepatienten, Kleinkinder)
- Diagnose einer Eisenüberladung

Referenz-/Normalwerte

• Säuglinge:	0,5 Monate	90–628 µg/l
	1 Monat	144–399 µg/l
	2 Monate	87–430 µg/l
	4 Monate	37–223 µg/l
	6 Monate	14–103 µg/l
	12 Monate	1–99 µg/l
• Kinder:	bis 15 Jahre	7–142 µg/l
• Frauen:	16–64 Jahre	22–112 µg/l
	65–90 Jahre	13–651 µg/l
• Männer:	16–64 Jahre	34–310 µg/l
	65–87 Jahre	4–665 µg/l

Was kann ein erhöhter Wert bedeuten?

- Anämie ohne Eisenmangel
- Genetisch bedingte Eisenspeicherkrankheit (Hämachromatose)
- Eisenüberladung infolge häufiger Bluttransfusionen
- Leberzirrhose, Bauchspeicheldrüsen- oder Bronchialkarzinom

Was kann ein niedriger Wert bedeuten?

- Eisenmangel mit oder ohne Anämie; deutlich verminderte Ferritinwerte beweisen einen Eisenmangel, auch wenn die Eisen- und Transferrinkonzentration im Blut im Normalbereich liegt (→ Transferrin).

Das beeinflusst die Werte

Verminderte Werte treten bei vegetarischer Ernährung auf, bei der wenig Eisen über die Nahrung aufgenommen wird.

Fibrinogen

- → Gerinnung (Seite 33), → Blutgerinnungsstörungen (Seite 193)
- Ist als Gerinnungsfaktor (Faktor 1) an der Bildung des Blutpfropfes beteiligt und damit ein wesentlicher Bestandteil der Blutstillung.
- Wird in der Leber gebildet.

Wo messbar?

Im Blutplasma

Anlass der Untersuchung

- Diagnose eines Mangel oder eines Defektes von Fibrinogen
- Abklärung einer verlängerten Plasmathrombinzeit (→ PTZ)
- Diagnose und Überwachung einer krankhaften Aktivierung der Blutgerinnung (Verbrauchskoagulopathie)
- Überwachung einer Therapie mit Medikamenten, die Gerinnsel auflösen (Fibrinolytika)
- Nachweis einer erhöhten Fibrinogenkonzentration als Risikofaktor für Arteriosklerose

Referenz-/Normalwerte

- 1,8–3,5 g/l

Was kann ein erhöhter Wert bedeuten?

- Akute Entzündungen, nach einem Herzinfarkt, Fettsucht, Diabetes mellitus
- Durch einen genetisch bedingten erhöhten Fibrinogenspiegel steigt das Risiko für Herzinfarkt, Schlaganfall und andere arteriosklerotisch bedingte Krankheiten.
- Als so genanntes Akute-Phase-Protein kann die Fibrinogenkonzentration bei Entzündungen, Herzinfarkt, Tumoren, schweren Verletzungen, Verbrennungen, nach Bestrahlungen und nach Operationen vorübergehend deutlich erhöht sein. Die Gefahr, dass sich dadurch eine Thrombose bildet, besteht hierbei in der Regel nicht.

Was kann ein niedriger Wert bedeuten?

- Angeborene Fibrinogenbildungsstörung (Hypofibrinogenämie), angeborener Fibrinogendefekt (Dysfibrinogenämie)
- Schwerer Leberschaden, z. B. Leberzirrhose, Knollenblätterpilzvergiftung
- Krankhafte Aktivierung der Blutgerinnung (Verbrauchskoagulopathie)

- Unter einer Therapie mit Medikamenten, die Blutgerinnsel auflösen (Fibrinolytika)

Das beeinflusst die Werte
Erhöhte Werte treten bei Einnahme der Anti-Baby-Pille, Schwangerschaft und Rauchen auf.

Folsäure

- Lebenswichtiges (essenzielles) Vitamin, das vom Körper nicht selbst hergestellt werden kann und deshalb mit der Nahrung aufgenommen werden muss.
- Reichlich in der Nahrung, v. a. in Leber, Salaten sowie in Gemüse vorhanden.
- Ist u. a. wesentlich am Eiweißstoffwechsel sowie an der Synthese von DNA beteiligt.

Wo messbar?
Im Vollblut

Anlass der Untersuchung
- Nachweis bzw. Ausschluss eines Folsäuremangels, z. B. bei makrozytärer Anämie, Alkoholismus, chronischen Lebererkrankungen, vor geplanter Schwangerschaft, bei Verdauungsstörungen, unregelmäßiger bzw. ungenügender Ernährung sowie unter einer Behandlung mit Medikamenten, die in den Folsäurestoffwechsel eingreifen
- Ursachensuche bei erhöhtem Homocysteinspiegel, der u. a. durch einen Folsäuremangel bedingt sein kann und als Risikofaktor für die koronare Herzkrankheit gilt

Referenz-/Normalwerte
- Erwachsene (nüchtern): 150–450 ng/ml (möglichst zwei Messungen an verschiedenen Tagen)

Was kann ein erhöhter Wert bedeuten?
- Zu hohe Dosierung von Folsäure- bzw. Multivitaminpräparaten
- Kann zu psychischen, Magen-Darm-Problemen und Schlafstörungen führen.

Was kann ein niedriger Wert bedeuten?
- Makrozytäre Anämie
- Mangelernährung (insbesondere bei alten Menschen), erhöhter Bedarf in der Wachstumsphase, während der Schwangerschaft
- Einnahme der Anti-Baby-Pille

- Behandlung mit Folsäureantagonisten oder Antiepileptika
- Magen-Darm-Erkrankungen mit verminderter Stoffaufnahme, v. a. Colitis ulcerosa, Crohn-Krankheit
- Alkoholismus, chronische Lebererkrankungen
- Kann zu einem Überschuss an Homocystein führen, das als eigenständiger Risikofaktor für die koronare Herzkrankheit gilt

Das beeinflusst die Werte

Die Folsäurekonzentration im Blut ist abhängig von der Ernährung.

FSH (Follikel stimulierendes Hormon)

- Hormon, das im Vorderlappen der Hypophyse gebildet und von Hormonen aus dem Hypothalamus gesteuert wird
- Bewirkt bei der Frau die Heranreifung des Eifollikels im Eierstock und regt die Bildung von Östrogen an.
- Ist beim Mann mitverantwortlich für die Produktion von Spermien.
- Zur Beurteilung von weiblichen Hormonstörungen bzw. einer Funktionsstörung des Eierstocks werden in der Regel weitere Hormonuntersuchungen durchgeführt (z. B. die Bestimmung des → LH-Wertes und des Prolaktins). Auch die Abklärung von Störungen in der Spermienbildung oder einer Funktionsstörung der Geschlechtsdrüsen bei Männern erfordert gelegentlich weitere Untersuchungen.

Wo messbar?

Im Blutserum oder -plasma

Anlass der Untersuchung

- Frauen: Ursachensuche für eine verzögerte Pubertät, Zyklusstörungen, ungewollte Kinderlosigkeit, Abklärung, ob eine Hormontherapie während des Klimakteriums notwendig ist
- Männer: Ursachensuche für eine gestörte Samenbildung (z. B. bei ungewolltem Kinderwunsch), Ursachensuche für eine fehlende Ausbildung bzw. Rückbildung der primären Geschlechtsmerkmale (Hypogonadismus)

Referenz-/Normalwerte

Frauen vor den Wechseljahren:	2–20 IU/l
Frauen nach den Wechseljahren:	› 20 IU/l
Männer:	1,0–7,0 IU/l

Was kann ein erhöhter Wert bedeuten?

- Frauen: bei dauerhaft erhöhten FSH-Werten (in Verbindung mit dauerhaft erhöhten LH-Werten) primäre Funktionseinschränkung des Eierstocks, z. B. infolge eines vorzeitigen Einsetzens der Wechseljahre; Menopause oder bestimmte Erbkrankheiten (z. B. Turner-Syndrom)
- Männer: primäre Störung der Spermienbildung, Klinefelter-Syndrom, Hypogonadismus

Was kann ein niedriger Wert bedeuten?

- Frauen: Tumorerkrankungen, erhöhte Prolaktinwerte (gehen oft mit Ausbleiben der Menstruation und/oder des Eisprungs einher)
- Männer: evtl. Hinweis auf eine Störung der Hypophysenfunktion (zur Diagnosesicherung sind weitere Untersuchungen notwendig)

Das beeinflusst die Werte

Magersucht, die Einnahme der Anti-Baby-Pille oder Anabolika

GAMMA-GT (GAMMA-GLUTAMYLTRANSPEPTIDASE, GGT)

- Enzym, das sich auf der Zellhülle vieler Körperzellen befindet und das u. a. die Zellhüllen vor oxidativer Zerstörung schützen soll.
- Die im Blutserum gemessene gamma-GT stammt aus der Leber bzw. den Gallengängen.

Wo messbar?

Im Blutserum oder -plasma

Anlass der Untersuchung

- Diagnose und Verlaufskontrolle von Erkrankungen der Leber und der Gallenwege, meist zusammen mit anderen Leberenzymen (→ GOT, → GPT)

Referenz-/Normalwerte

- Frauen: 9–36 U/l
- Männer: 12–64 U/l

Was kann ein erhöhter Wert bedeuten?

- Akute und chronische Virushepatitis (→ Hepatitis, Seite 210), akute Alkoholhepatitis
- Fettleber, Leberzirrhose, Leberstauung bei Herzschwäche
- Lebertumoren und Lebermetastasen

- Chronischer Alkoholmissbrauch
- Gallenstauung, entweder in der Leber oder durch Abflussstörungen der Galle, z. B. bei Steinen in den Gallengängen, Tumor der Bauchspeicheldrüse, Gallengangsentzündung

Was kann ein niedriger Wert bedeuten?

- Ohne Krankheitswert

Das beeinflusst die Werte

In der Schwangerschaft sowie während der Einnahme der Anti-Baby-Pille und anderer Medikamente (z. B. Mittel gegen Krampfanfälle, rheumatische Erkrankungen, Schilddrüsenüberfunktion und Entwässerungsmittel) kann die GGT erhöht sein.

Gesamtcholesterin

- → Fettstoffwechselstörungen (Seite 204)
- Cholesterin wird im gesamten Körper gebildet und außerdem über die Nahrung zugeführt.
- Wichtiger Bestandteil von Zellhüllen, Lipoproteinen (aus Fetten und Eiweißen zusammengesetzten Molekülen), Ausgangsstoff für Hormone, Gallensäuren und Vitamin D.
- Wird aufgrund seiner geringen Wasserlöslichkeit im Blut an Lipoproteine gebunden transportiert, v. a. als → LDL-Cholesterin, in geringeren Mengen als → HDL- oder VLDL-Cholesterin.
- Ein erhöhter Cholesterinspiegel gilt als wesentlicher Risikofaktor für die koronare → Herzkrankheit (Seite 215).

Wo messbar?

Im Blutserum oder -plasma

Anlass der Untersuchung

- Basisuntersuchung zur Früherkennung eines erhöhten Risikos für Arteriosklerose und koronare Herzkrankheit
- Kontrolle bei diätetischer oder medikamentöser Behandlung einer Hypercholesterinämie

Referenz-/Normalwerte

- ≤ 200 mg/dl (≤ 5,2 mmol/l)

Eine Messung genügt nicht

Grundsätzlich sollten, bevor die Diagnose einer Cholesterinerhöhung (Hypercholesterinämie) gestellt wird, eine oder mehrmalige Kontrolluntersuchungen durchgeführt werden.

Was kann ein erhöhter Wert bedeuten?

- Fett- und cholesterinreiche Ernährung
- Angeborene Hypercholesterinämien
- Schilddrüsenunterfunktion, nephrotisches Syndrom, Gallenstauung, Zuckerkrankheit

Was kann ein niedriger Wert bedeuten?

- Reaktive Veränderungen ohne eigenen Krankheitswert bei Schilddrüsenüberfunktion, Hyperparathyreoidismus, nach schweren Verletzungen, Operationen, bei bösartigen Tumoren
- Erkrankungen durch defekte Lipoproteine, wie z. B. Abetalipoproteinämie, Tangier-Krankheit

Das beeinflusst die Werte

Cholesterinerhöhung in der Schwangerschaft, zu lange Stauung bei Blutabnahme und Abnahme im Stehen, jedoch nicht Mahlzeiten vor der Blutabnahme

Gesamteiweiss

- Im Blutplasma können mehr als 100 verschiedene Eiweiße nachgewiesen werden, wobei nur etwa von der Hälfte die biologische Funktion bekannt ist.
- Das Gesamteiweiß kann mithilfe der → Eiweißelektrophorese in → Albumin, alpha-1-, alpha-2-, beta- und gamma-Globuline (→ Globuline) aufgetrennt werden.
- Albumine, alpha-1-, alpha-2- und beta-Globuline werden in der Leber hergestellt, während gamma-Globuline von bestimmten Lymphozyten, den Plasmazellen, gebildet werden.

Wo messbar?

In Blutserum oder -plasma, Urin, Liquor, Punktionsflüssigkeiten

Anlass der Untersuchung

- Blutserum: Verdacht auf eine erhöhte oder verminderte Konzentration von Gesamteiweiß im Blut, Störungen des Wasserhaushaltes
- Urin: Verdacht auf eine vermehrte Eiweißausscheidung im Urin
- Liquor: Diagnose und Verlaufskontrolle v. a. von entzündlichen Erkrankungen des zentralen Nervensystems

Referenz-/Normalwerte

- Serum/Plasma: 66–83 g/l
- Urin: bis 0,15 g/l
- Liquor: 0,2–0,4 g/l

G

Was kann ein erhöhter Wert bedeuten?

- Blutserum: Flüssigkeitsverlust, z. B. bei Durst, schwerem Durchfall, Diabetes insipidus, Fieber; fast immer durch Erhöhung der Immunglobuline bedingt, z. B. bei Erkrankungen mit Produktion großer Mengen eines gleichförmigen Immunglobulins, chronisch-entzündlichen Erkrankungen, Leberzirrhose
- Urin: Eiweißverlust über die Niere, z. B. bei nephrotischem Syndrom, Glomerulonephritis, Kollagenosen, Nierenstauung, diabetische Nierenerkrankungen, Bluthochdruck, Zystennieren, Nieren- und Harnwegsinfektionen, Hämolyse, Tumoren der Niere und Harnwege
- Liquor: v. a. bei Hirnhautentzündung, Multiple Sklerose, Infektionen des zentralen Nervensystems, Zirkulationsstörungen des Liquors, krankhafte Eiweißproduktion im ZNS

Was kann ein niedriger Wert bedeuten?

- Blutserum: Überwässerung, z. B. durch Infusionstherapie, nach starkem Blutverlust; fast immer durch Verminderung des → Albumins bedingt, z. B. bei schweren Leberschäden, Eiweiß-Mangelernährung, verminderter Nährstoffaufnahme aus dem Darm, Eiweißverluste über die Niere oder den Magen-Darm-Trakt und akuten Blutungen; Antikörpermangelsyndrom
- Urin: ohne Krankheitswert
- Liquor: ohne Krankheitswert

Das beeinflusst die Werte

- In der Schwangerschaft ist die Eiweißkonzentration im Blutserum erniedrigt, nach Gabe von Kontrastmitteln und erhöhtem Bilirubinspiegel erhöht.
- Eine vermehrte Eiweißausscheidung im Urin kommt auch bei Stress, Fieber, Hohlkreuz und in großer Kälte vor.

GLDH (Glutamat-Dehydrogenase)

- Leberspezifisches Enzym, das v. a. in der Leber, in geringeren Konzentrationen aber auch in vielen anderen Organen vorkommt.
- Die GLDH wird praktisch immer gemeinsam mit anderen Leberenzymen (v. a. → GOT, → GPT) bestimmt. Weil die GLDH nur in den Zellorganellen (Mitochondrien) der Zellen vorhanden ist,

steigt die GLDH-Konzentration im Blutserum erst an, wenn Leberzellen zugrunde gehen. Im Gegensatz dazu sind die Leberenzyme GOT und GPT schon bei leichteren Leberschäden erhöht. Deshalb eignet sich die Bestimmung des GLDH-Wertes nicht als alleiniger Parameter für Leber- und Gallenwegserkrankungen.

- Der GLDH-Wert ist ein wichtiges Beurteilungskriterium einer schweren Leberschädigung. So treten sehr hohe GLDH-Werte fast immer bei einer schweren Vergiftung oder einem akuten Rechtsherzversagen, nicht aber bei einer akuten Hepatitis auf. Generell gilt: Ist der GLDH-Wert nur mäßig erhöht (etwa 10- oder 20-fach, z. B. bei einer akuten Virushepatitis), liegt keine schwere Leberschädigung vor.

Wo messbar?

Im Blutserum

Anlass der Untersuchung

- Zur Differenzialdiagnostik von schweren Leber(zell)schäden

Referenz-/Normalwerte

- Frauen: bis 3 U/l
- Männer: bis 4 U/l

Was kann ein erhöhter Wert bedeuten?

- Leicht erhöhte Werte: akute Virushepatitis, Leberzirrhose, Fettleber, Leber, in der sich Metastasen abgesiedelt haben (Metastasenleber)
- Stark erhöhte Werte (bis auf das Zweihundertfache und mehr): schwere Vergiftung z. B. durch Pilzgifte, Lösungsmittel (v. a. Tetrachlorkohlenstoff) oder Narkosegas (Halothan)
- Plötzliche Blutunterversorgung mit Sauerstoffmangel der Leber, oft z. B. infolge eines Versagens der rechten Herzregion (Rechtsherzversagen) oder einer Lungenembolie; sie kann aber auch durch eine Verstopfung der Lebervenen (z. B. durch eine Thrombose) oder der Leberarterie bedingt sein.

Was kann ein niedriger Wert bedeuten?

Ohne Krankheitswert

Das beeinflusst die Werte

Keine Faktoren bekannt

G

Globuline (alpha-, beta-, gamma-)

- Die Bluteiweiße werden mithilfe der Eiweißelektrophorese in → Albumin, alpha-1-, alpha-2-, beta- und gamma-Globuline (→ Immunglobuline) aufgetrennt.
- Neben Erniedrigungen oder Erhöhungen des Gesamteiweißes bzw. einzelner Eiweißfraktionen kommt es bei verschiedenen Erkrankungen zu typischen Verschiebungen der einzelnen Eiweißfraktionen.

Wo messbar?
Im Blutserum

Anlass der Untersuchung
- Zur Diagnose von Krankheiten, die mit typischen Veränderungen der einzelnen Eiweißfraktionen einhergehen

Referenz-/Normalwerte
→ Eiweißelektrophorese

Veränderungen von Albumin und Globulinen

	Albumin	alpha-1	alpha-2	beta	gamma
Akute Entzündung	(↓)	↑	↑	(↑)	–
Chronische Entzündung	↓	–	–	–	↑
Leberzirrhose	↓	↑	–	–	↑*
Monoklonale Gammopathie	↓	–	–	–	↑↑
Nephrotisches Syndrom	↓↓	–	↑↑	↑↑	↓
Bösartiger Tumor	↓	↑	↑	↑	↑
Antikörper-mangel-syndrom	–	–	–	–	↓

↓ erniedrigt; ↓↓ stark erniedrigt; ↑ erhöht; ↑↑ stark erhöht; (↑) kann erhöht sein; (↓) kann erniedrigt sein; – keine wesentlichen Änderungen
* oft beta- mit gamma-Globulinen verschmolzen

GOT (Glutamat-Oxalacetat-Transferase)

- In größeren Mengen in Leber, Herz und Muskulatur vorkommendes Enzym, das am Eiweißabbau beteiligt ist (Transaminase). Wird in einigen Labors auch als AST (Aspartat-Aminotransferase) bezeichnet.
- Tritt bei Schädigung dieser Organe vermehrt ins Blut über.

Wo messbar?

Im Blutserum oder -plasma

Anlass der Untersuchung

- Diagnose, Verlaufs- und Therapiekontrolle von Erkrankungen der Leber und Gallenwege, einem akuten Herzinfarkt und Krankheiten der Muskulatur

Referenz-/Normalwerte

- Frauen: 10–35 U/l
- Männer: 10–50 U/l

(Messung bei 37 °C)

Was kann ein erhöhter Wert bedeuten?

- Akute und chronische Lebererkrankungen, z. B. infektiöse Leberentzündungen, Leberschaden durch Alkohol oder Medikamente, Leberzirrhose, Lebertumoren und -metastasen, Gallenstauung, v. a. durch akuten Gallengangsverschluss, Mitreaktion der Leber bei Rheuma, Erkrankungen der Lunge, Niere oder Bauchorgane, bei Blutvergiftung und nach Narkosen
- Akuter Herzinfarkt, Herzmuskelentzündung (gleichzeitig werden immer auch die anderen Herzenzyme bestimmt)
- Muskelkrankheiten, wie z. B. progressive Muskeldystrophie, Polymyositis, Muskelschädigung bei Schilddrüsenunterfunktion, nach epileptischem Anfall

Was kann ein niedriger Wert bedeuten?

- Ohne Krankheitswert

Das beeinflusst die Werte

Die GOT kann auch nach schwerer körperlicher Belastung erhöht sein, die Bildung von Komplexen zwischen GOT und Immunglobulinen kann eine GOT-Erhöhung (Makro-GOT) vortäuschen (Nachweis durch Elektrophorese).

GPT (Glutamat-Pyruvat-Transaminase)

- Enzym, das in größeren Mengen v. a. in der Leber vorkommt, ist am Eiweißabbau beteiligt (Transaminase). Wird in einigen Labors auch als ALAT (Alanin-Aminotransferase) bezeichnet.
- Tritt bei Schädigung der Leber vermehrt ins Blut über.

Wo messbar?

Im Blutserum und -plasma

Anlass der Untersuchung

- Diagnose, Verlaufs- und Therapiekontrolle von Erkrankungen der Leber und der Gallenwege

Referenz-/Normalwerte

- Frauen: 10–35 U/l
- Männer: 10–50 U/l

(Messung bei 37 °C)

Was kann ein erhöhter Wert bedeuten?

- Akute und chronische Lebererkrankungen, z. B. infektiöse Leberentzündungen, Leberschaden durch Alkohol oder Medikamente, Leberzirrhose, Lebertumoren und -metastasen, Gallenstauung, v. a. durch akuten Gallengangsverschluss, Mitreaktion der Leber bei Rheuma, Erkrankungen der Lunge, Niere oder Bauchorgane, bei Blutvergiftung und nach Narkosen

Was kann ein niedriger Wert bedeuten?

- Ohne Krankheitswert

Das beeinflusst die Werte

Schwere körperliche Arbeit kann zu einem GPT-Anstieg führen.

Granulozyten

- Blutkörperchen aus der Gruppe der weißen → Blutkörperchen, die bei der Immunabwehr eine wichtige Rolle spielen.
- Es wird unterschieden zwischen neutrophilen, eosinophilen und basophilen Granulozyten. Die neutrophilen Granulozyten (»Fresszellen«) können Krankheitserreger abtöten und Zelltrümmer in sich aufnehmen, die eosinophilen Granulozyten können u. a. Histamin inaktivieren und Antigen-Antikörper-Komplexe aufnehmen; die basophilen Granulozyten sind u. a. an allergischen Sofortreaktionen sowie an der Blutgerinnung beteiligt. Weitere Einzelheiten → Differenzialblutbild.

Hämatokrit (HCT/Hk/HkT)

- Gibt an, welchen prozentualen Anteil die roten Blutkörperchen in einem Liter Gesamtblut haben.
- Der Hämatokritwert ist von der Masse der roten Blutkörperchen, deren mittlerem Zellvolumen und vom Plasmavolumen abhängig.
- Wird meist zusammen mit dem kleinen → Blutbild bestimmt.

Wo messbar?

Im Vollblut

Anlass der Untersuchung

- Diagnose und Verlaufskontrolle von Anämien, Flüssigkeitsverschiebungen und einer abnormen Vermehrung der roten Blutkörperchen im Blut (Polyglobulie)
- Verlaufsbeurteilung der Blutzusammensetzung in Notfallsituationen, in der Transfusionsmedizin und bei der therapeutischen Blutverdünnung (Hämodilution)

Referenz-/Normalwerte

- Frauen: 34,7–44,7 Vol %
- Männer: 36,0–48,2 Vol %

Was kann ein erhöhter Wert bedeuten?

- Krankhafte Vermehrung der roten → Blutkörperchen, z. B. bei schweren chronischen Herz- und Lungenkrankheiten, einigen Nierenerkrankungen und bei autonomer Bildung von roten Blutkörperchen im Knochenmark (Polycythaemia vera)
- Starker Flüssigkeitsverlust bzw. Austrocknung

Was kann ein niedriger Wert bedeuten?

- Akuter Blutverlust (nach 12–36 Stunden)
- Verschiedene Formen der Anämie
- Überwässerung

Vorsicht vor zu zähem Blut

Bei ansteigenden Hämatokritwerten nimmt die Zähigkeit des Blutes zu, so dass die Fließeigenschaften beeinträchtigt werden; der Strömungswiderstand in den Blutgefäßen erhöht sich, wodurch es zu einer Mehrfachbelastung des Herzens und einer eingeschränkten Durchblutung kommt.

Das beeinflusst die Werte

- Erhöhte Werte: Flüssigkeitsverlust durch starkes Schwitzen oder Durchfall; geringe Flüssigkeitszufuhr
- Erniedrigte Werte: in der Schwangerschaft, bei Leistungssportlern

HÄMOGLOBIN (HB)

- Roter Blutfarbstoff und Hauptbestandteil der roten → Blutkörperchen.
- Eisenhaltiges Eiweiß, das Sauerstoff von der Lunge zu den Geweben transportiert; ist u. a. auch am Säure-Basen-Haushalt beteiligt.
- Der Hämoglobinwert ist neben der Anzahl der roten Blutkörperchen und der Bestimmung des → Hämatokrits das dritte Kriterium zur Diagnose und Klassifizierung einer Anämie bzw. einer abnormen Vermehrung der roten Blutkörperchen im Blut.
- Bei der Bestimmung des Hämoglobins kann einerseits das gesamte im Blut vorhandene Hämoglobin (HbE) und andererseits nur das in den einzelnen roten Blutkörperchen befindliche Hämoglobin bestimmt werden. Über Letzteres gibt der → MCH-Wert Auskunft. Generell werden zur Klassifizierung einer Anämie, aber auch zur Differenzierung einer vermehrten Erythrozytenzahl zusätzlich die Erythrozytenindizes → MCV, MCH, MCHC und RDW bestimmt, die Struktur der roten Blutkörperchen im → Differenzialblutbild beurteilt und gegebenenfalls weitere Untersuchungen durchgeführt.

Wo messbar?

Im Vollblut

Anlass der Untersuchung

- Diagnostik und Verlaufskontrolle von → Anämien (Seite 183) und abnormen Vermehrungen von roten Blutkörperchen (Polyglobulien/Polyzythämien).

Referenz-/Normalwerte

- Frauen: 12,3–15,3 g/dl
- Männer: 14,0–17,5 g/dl

Was kann ein erhöhter Wert bedeuten?

- Vermehrung der roten Blutkörperchen bei schweren Lungen-, Herz- und einigen Nierenerkrankungen (Polyglobulie), autonome Produktion von roten Blutzellen im Knochenmark (Polyzythämie)

Was kann ein niedriger Wert bedeuten?

- Blutverlust und andere Formen einer Anämie

Das beeinflusst die Werte

Bei starken Rauchern und nach längerem Aufenthalt in höheren Lagen steigt das Hämoglobin an, in der Schwangerschaft sinkt der HB-Wert durch Zunahme des Plasmavolumens.

Haptoglobin (Hp)

- In der Leber gebildetes Transporteiweiß, das ins Blut übertretendes → Hämoglobin aus abgestorbenen roten Blutkörperchen bei krankhaft erhöhtem Zellabbau aufnimmt und zu Milz, Leber und Knochenmark transportiert, wo es weiter zu → Bilirubin abgebaut wird.
- Die Bindung von freiem Hämoglobin im Blutplasma an einen großen Eiweißstoff verhindert den Verlust von Eisen über die Niere.
- Gehört zu den Akute-Phase-Proteinen, die bei Entzündungen, Infektionen und Tumoren in größeren Mengen gebildet werden.

Wo messbar?

Im Blutserum

Anlass der Untersuchung

- Diagnose und Verlaufskontrolle von hämolytischen Anämien, d. h. von Erkrankungen, die mit einem vermehrten Abbau von roten Blutkörperchen einher gehen.

Referenz-/Normalwerte

- 25 Jahre: Frauen 49–218 mg/dl, Männer 34–227 mg/dl
- 50 Jahre: Frauen 59–237 mg/dl, Männer 47–246 mg/dl
- 70 Jahre: Frauen 65–260 mg/dl, Männer 46–266 mg/dl

Was kann ein erhöhter Wert bedeuten?

- Akute und chronische Entzündungen und Infektionen, Gewebszerfall, bösartige Tumoren
- Gallenstauung, Hodgkin-Lymphom, nephrotisches Syndrom, Eisenmangelanämie, Plasmozytom, Amyloidose

Was kann ein niedriger Wert bedeuten?

- Vermehrter Abbau von roten Blutkörperchen (Hämolyse), z. B. bei immunhämolytischer Anämie, Zerstörung der roten Blutkörperchen durch künstliche Herzklappen, Malaria und vieles mehr

- Lebererkrankungen mit verminderter Eiweißproduktion, Krankheiten mit verringerter Eiweißaufnahme aus dem Darm
- Angeborener Haptoglobinmangel

Das beeinflusst die Werte

Bei Hämolyse und gleichzeitiger entzündlicher Erkrankung kann Haptoglobin im Serum normal sein. Ein Hinweis darauf sind andere Zeichen der Hämolyse und ein erhöhtes → CRP.

Harnsäure

- Abbauprodukt der Purine (Bestandteile von Nukleinsäuren), das vorwiegend über die Nieren ausgeschieden wird.
- Der Harnsäuregehalt im Körper setzt sich aus der Purinzufuhr über die Nahrung und der körpereigenen Harnsäuresynthese zusammen.
- Eine erhöhte Harnsäurekonzentration im Blut (Hyperurikämie) kann zur Ausfällung von Harnsäurekristallen und damit zu → Gicht (Seite 207) sowie zur Bildung von Harnsteinen führen.

Wo messbar?

Im Blutserum oder -plasma, 24-h-Sammelurin

Anlass der Untersuchung

Blutserum:

- Abklärung von akuten Gelenkschmerzen (v. a. in einem Großzehengrundgelenk) oder der Neigung zu Harnsteinen
- Bei Erkrankungen und Situationen, die mit einem vermehrten Harnsäureanfall einhergehen, wie z. B. Fasten, Alkoholismus, Polyzythämie
- Kontrolle einer medikamentösen Tumortherapie oder einer Bestrahlung

Urin:

- Weitere Abklärung einer unklaren Erhöhung oder Erniedrigung der Harnsäure im Blut

Referenz-/Normalwerte

Blut:

- Frauen: 2,3–6,1 mg/dl (137–363 µmol/l)
- Männer: 3,6–8,2 mg/dl (214–488 µmol/l)

Eine Hyperurikämie besteht bei Werten über 6,5 mg/dl, bei darüber liegenden Harnsäurekonzentrationen können Harnsäurekristalle ausfallen.
Urin (normale Kost):

- Bis 800 mg (4,76 mmol)

Was kann ein erhöhter Wert bedeuten?

- Erhöhte Harnsäurekonzentration im Blut (und im Urin) bei primärer Hyperurikämie und Gicht, vererbter Stoffwechselkrankheit, die jedoch nur bei purinreicher Ernährung und Übergewicht in Erscheinung tritt
- Überproduktion von Harnsäure, z. B. beim seltenen Lesch-Nyhan-Syndrom
- Vermehrter Anfall von Harnsäure bei Knochenmarkerkrankungen, Leukämien, Tumoren, insbesondere während einer Strahlen- oder Chemotherapie
- Erhöhter Harnsäurespiegel im Blut bei gleichzeitig verminderter Harnsäureausscheidung über die Nieren bei Schwangerschaftsgestose, Schilddrüsen- und Nebenschilddrüsenüberfunktion, Glykogenspeicherkrankheiten, Akromegalie, Vergiftungen mit Blei, Cadmium und Beryllium

Bei der Harnsäurebestimmung zu beachten

Drei Tage vor der Blutuntersuchung sollte die Ernährung purinarm sein; wenn möglich sollten in dieser Zeit auch alle Medikamente abgesetzt werden.

Was kann ein niedriger Wert bedeuten?

- Erniedrigte Werte im Blut (und im Urin): am häufigsten durch Überdosierung von Allopurinol, einem Medikament zur Behandlung einer Hyperurikämie; schwere Lebererkrankungen; seltene vererbte Stoffwechselstörungen (v. a. Xanthinoxidasemangel)
- Erniedrigte Werte im Blut, erhöhte Werte im Urin: Fanconi-Syndrom, Wilson-Krankheit, Schwermetallvergiftungen

Das beeinflusst die Werte

- Alter und Geschlecht beeinflussen den Harnsäurespiegel. Purinreiche Kost wie Innereien, Sardinen, Fleischextrakte, aber auch Alkoholgenuss und Fasten lassen den Harnsäurespiegel ansteigen.

- Medikamente: harntreibende Mittel, Zytostatika, L-Dopa und Schmerzmittel in niedriger Dosierung erhöhen den Harnsäurespiegel, Kortisonpräparate, gerinnungshemmende Mittel und Schmerzmittel in hoher Dosierung erniedrigen ihn.

Harnstoff

- Harnstoff ist das Endprodukt des Eiweißstoffwechsels und wird in der Leber aus → Ammoniak gebildet, ins Blut abgegeben und über die Nieren ausgeschieden.
- Die Bestimmung des Harnstoffes im Blut gibt nur bedingt Aufschluss über die Filterfunktion der Nieren; zur Beurteilung der Nierenfunktion ist die Ermittlung der → Kreatininkonzentration besser geeignet.
- Die Harnstoffkonzentration hängt im Wesentlichen von drei Faktoren ab: von der täglichen Eiweißzufuhr über die Nahrung, dem Eiweißabbau im Körper und von der Harnstoff-Ausscheidung im Urin.

Wo messbar?

Im Blutserum, Blutplasma, 24-h-Sammelurin

Anlass der Untersuchung

- Verlaufskontrolle einer stark eingeschränkten Nierenfunktion, insbesondere bei drohendem Nierenversagen sowie bei Dialysepatienten

Referenz-/Normalwerte

- Blut: 17–43 mg/dl (2,8–7,2 mmol/l)
- Urin: 20–35 g/Tag

Was kann ein erhöhter Wert bedeuten?

- Schwere chronische Niereninsuffizienz (mindestens 50 % eingeschränkte Nierenfunktion), akutes Nierenversagen
- Verminderte Nierendurchblutung als Folge eines Schocks, Austrocknung (z. B. durch Erbrechen, Durchfall), Fieber, schwere Verletzungen oder Verbrennungen, aber auch Herzinsuffizienz oder ausgeprägter niedriger Blutdruck
- Blockierung des Harnabflusses in den Harnwegen bei Harnsteinen, Tumoren oder einer Prostataentzündung.

Was kann ein niedriger Wert bedeuten?

- Seltene angeborene Enzymdefekte, die schon bei Neugeborenen zu bedrohlichen Symptomen führen
- Schwere Lebererkrankungen

Das beeinflusst die Werte

- Erhöhte Werte: bei ausgeprägtem Flüssigkeitsmangel, Durst und Fieber, unter sehr eiweißreicher Kost.
- Die Einnahme von Vitamin C, bestimmten blutzuckersenkenden oder harntreibenden Medikamenten, Sulfonamiden und anderen Mitteln kann erhöhte Werte vortäuschen.
- Erniedrigte Werte sind normal bei Kindern und Schwangeren sowie unter eiweißarmer Ernährung.

HbA1, HbA1c

- Zuckerhämoglobine, die zur Langzeitkontrolle des Kohlenhydratstoffwechsels bei → Diabetes mellitus (Seite 198) bestimmt werden. Gemessen wird, wie viel Prozent des roten Blutfarbstoffes (→ Hämoglobin) sich mit Glukose verbunden haben. Die Messergebnisse des Zuckerhämoglobins werden in Prozent des Gesamthämoglobins angegeben.
- Eine gewisse Menge Zucker lagert sich auch bei normalen Blutzuckerspiegeln an das Hämoglobin an. Dabei nimmt mit jedem Anstieg der Blutzuckerwerte die »Verzuckerung« des Hämoglobins zu. Für die Verlaufskontrolle eines Diabetes kann anhand der Bestimmung des HbA1- und HbA1c-Wertes der Grad der »Verzuckerung« des Hämoglobins in den letzten 6–8 Wochen dokumentiert werden (»Blutzuckergedächtnis«).

Wo messbar?

Im Vollblut

Anlass der Untersuchung

- Langzeitkontrolle der Blutzuckereinstellung bei Diabetes mellitus

Referenz-/Normalwerte

- HbA1: 5,4–7,5 %
- HbA1c: 4–6 %

(ungefähre Richtwerte, da der Referenzbereich von der verwendeten Analysemethode abhängig ist)

Bewertung der Blutzuckereinstellung anhand des HbA1c-Wertes:

- ‹ 6,5 %: gut
- 6,5–7,5 %: grenzwertig
- › 7,5 %: schlecht

Was kann ein erhöhter Wert bedeuten?

- Schlecht eingestellte Blutzuckerstoffwechsellage in den letzten 6–8 Wochen

Was kann ein niedriger Wert bedeuten?

- Möglicher Hinweis auf häufige Unterzuckerungen (Hypoglykämien)
- Anämie mit verkürzter Lebensdauer der Erythrozyten

Das beeinflusst die Werte

- Falsch niedrige Werte bei verkürzter Lebenszeit der roten Blutkörperchen, insbesondere bei hämolytischer Anämie, sowie in der ersten Schwangerschaftshälfte
- Falsch hohe Werte bei Niereninsuffizienz, erhöhten Blutfetten, Alkoholmissbrauch, Anämien mit verlängerter Lebensdauer der Erythrozyten, in der zweiten Schwangerschaftshälfte und in der Stillzeit sowie unter hochdosierter Behandlung mit Salicylaten

HBDH → LDH

HCG (Humanes Choriongonadotropin) → Tumormarker, → Schwangerschaftstest)

HDL-Cholesterin

- HDL (high density lipoprotein) ist ein Transporteiweiß mit hoher Dichte, das wasserunlösliches Cholesterin aus Körperzellen zur Leber transportiert. Dabei nimmt es auch in Arterienwänden abgelagertes Cholesterin auf.
- Ein hoher HDL-Spiegel im Blut gilt als Schutzfaktor vor der Entwicklung einer koronaren Herzkrankheit.

Wo messbar?

Im Blutserum

Anlass der Untersuchung

- Früherkennung des Arteriosklerose-Risikos bzw. des Risikos für koronare Herzkrankheit
- Therapiekontrolle bei Behandlung einer → Fettstoffwechselstörung (Seite 204) mit lipidsenkenden Medikamenten

Referenz-/Normalwerte

- Frauen: ≥ 35 mg/dl (0,9 mmol/l)
- Männer: ≥ 40 mg/dl (1,0 mmol/l)

Was kann ein erhöhter Wert bedeuten?

- Schutz vor Arteriosklerose und damit auch vor koronarer Herzkrankheit und anderen arteriellen Verschlusskrankheiten

Was kann ein niedriger Wert bedeuten?

- Werte unterhalb des Referenzwertes gelten als Risikofaktor für koronare Herzkrankheit.

Das beeinflusst die Werte

Regelmäßige körperliche Aktivität erhöht den HDL-Spiegel.

Helicobacter-pylori-Antigen

- Der Befall der Magenschleimhaut mit Helicobacter-pylori(HP)-Bakterien kann eine Magenschleimhautentzündung (HP-Gastritis), Magen- und Zwölffingerdarmgeschwüre verursachen und ist vermutlich an der Entwicklung von Magenkrebs beteiligt.
- Die Bakterien werden über den Mund aufgenommen, siedeln sich in der Magenschleimhaut an und werden mit dem Stuhl ausgeschieden. Dort lassen sie sich mithilfe eines Antigen-Tests nachweisen. Die Ergebnisse dieses Tests sind weitaus aussagekräftiger als die Bestimmung von Antikörpern gegen Helicobacter pylori im Blutserum.

Wo messbar?

Im Stuhl

Anlass der Untersuchung

- Diagnose von durch Helicobacter pylori ausgelösten Magenschleimhautentzündungen oder → Magen-Darm-Geschwüren (Seite 224)
- Therapiekontrolle einer HP-Gastritis oder eines Magen-Darm-Geschwürs bei HP-Befall (Hp-positive Ulkuskrankheit)

Referenz-/Normalwerte

- Negativer Befund (Nachweis von Antikörpern)

Was kann ein positiver Wert bedeuten?

- Magenschleimhautentzündung, ein Magen- und/oder ein Zwölffingerdarmgeschwür als Folge einer Infektion mit Helicobacter pylori

Was kann ein negativer Wert bedeuten?

- Ohne klinische Bedeutung

Hepatitisantikörper

- → Hepatitis (Seite 210)
- Bestimmung von Antikörpern zum Nachweis einer Hepatitisinfektion.

Wo messbar?

Im Blutserum

Anlass der Untersuchung

- Nachweis einer Virushepatitis und Verlaufskontrolle
- Prüfung einer Immunität gegen Hepatitis nach einer Infektion oder Impfung

Referenz-/Normalwerte

- Abhängig von der Bestimmungsmethode und der Art der diagnostischen Fragestellung

Hepatitisviren und Hepatitisvirenantigene
→ Hepatitis (Seite 210)

Herzenzyme
→ CK, CK-MB, LDH, GOT, Troponin T und Troponin I (→ Herzinfarkt, Seite 213)

HIV-Antikörper

- Bestimmung von Antikörpern zum Nachweis einer HIV-Infektion (human immune deficiency virus). Diese Infektion löst die erworbene Immunschwächekrankheit AIDS (acquired immune deficiency syndrome) aus.

Wo messbar?

Im Blutserum

Anlass der Untersuchung

- Verdacht auf eine HIV-Infektion

Keine leichtfertige Diagnose »HIV-Infektion«

Jeder positive Befund muss durch einen weiteren Test aus der gleichen Blutprobe bestätigt werden. Um Verwechslungen auszuschließen, muss bei positivem Ergebnis eine zweite Blutprobe auf Antikörper gegen HIV untersucht werden.

Referenz-/Normalwerte

- Negativer Befund (keine Antikörper nachweisbar)

Was kann ein positiver Wert bedeuten?

- Der Nachweis von Antikörpern gegen HIV bei Erwachsenen bedeutet, dass eine Infektion stattgefunden hat. Dagegen kann ein Neugeborenes von der infizierten Mutter Antikörper mitbekommen haben, ohne dass bei ihm eine Infektion vorliegt. In diesem Fall nimmt die Zahl der Antikörper allmählich ab und wird dann nach den ersten Lebensjahren negativ.

Was kann ein negativer Wert bedeuten?

- Ohne Krankheitswert; ein negativer HIV-Test schließt eine Infektion jedoch nicht vollkommen sicher aus.

Das beeinflusst die Werte

Falsch positive Werte können bei Autoimmunkrankheiten, bei anderen Infektionen, in der Schwangerschaft, nach Transfusionen und Transplantationen auftreten.

HLA

- → Antigene/Antikörper (Seite 30)
- HLA (Humane Leukozyten-Antigene) sind genetisch festgelegte Merkmale, die sich ähnlich den AB0-Blutgruppenantigenen auf den roten → Blutkörperchen auf der Oberfläche von weißen Blutkörperchen und anderen kernhaltigen Zellen befinden und sie unverwechselbar machen.
- Antikörper gegen HLA-Antigene können sich bilden nach Bluttransfusionen, während der Schwangerschaft (im Körper der Mutter gegen evtl. anders geartete HLA-Antigene des Vaters) sowie bei Transplantatempfängern.

Wo messbar?

Im Vollblut und Knochenmark

Anlass der Untersuchung

- Bei Verdacht auf HLA-assoziierte Erkrankungen werden spezifische HLA-Antigene bestimmt, z. B. HLA-B27 bei Verdacht auf die Bechterew-Krankheit, HLA-DR3 und -DR4 bei jugendlichem Diabetes mellitus, HLA-B8 bei Sjögren-Syndrom etc.
- Überprüfung der HLA-Ähnlichkeit von Spender und Empfänger vor einer Knochenmarksübertragung oder einer Organtransplantation

Was kann der Nachweis bedeuten?

- Gibt Auskunft, ob das HLA-System von Spender und Empfänger soweit übereinstimmt, dass die Abstoßung eines Transplantats unwahrscheinlich ist.
- Der Nachweis spezifischer HLA-Antigene ist in einem bestimmten Prozentsatz mit dem Auftreten von Krankheiten assoziiert, wodurch sich deren evtl. noch unsichere Diagnose weiter sichern lässt. in einigen Fällen kann der Nachweis bestimmter HLA-Antigene auch ein vermindertes Risiko für bestimmte Krankheiten bedeuten.

Homocystein

- Schwefelhaltige Aminosäure, die im Körper unter Beteiligung von verschiedenen Enzymen aus der essenziellen, mit der Nahrung zugeführten Aminosäure Methionin gebildet wird.
- Hauptaufgabe des Homocysteins ist die Herstellung anderer Aminosäuren, die für den Aufbau von Eiweißen nötig sind.
- Homocystein gilt inzwischen als eigenständiger Risikofaktor für Arteriosklerose, Schlaganfall und koronare Herzkrankheit.
- Ebenso wurde bei anderen Erkrankungen, wie etwa der Entwicklung von Neuralrohrdefekten (Spina bifida) des Kindes im Mutterleib, aber auch Blutarmut (Anämie) ein Zusa mmenhang mit erhöhten Homocysteinspiegeln festgestellt. Ob diese Erhöhung Ursache oder Folge dieser Erkrankungen ist, konnte bislang nicht geklärt werden.

Wo messbar?

Im Blutserum und -plasma

Anlass der Untersuchung

- Früherkennung des Arterioskleroserisikos bzw. des Risikos für eine koronare Herzkrankheit
- Therapiekontrolle bei Behandlung eines Folsäure-, Vitamin-B_6- oder Vitamin-B_{12}-Mangels
- Verdacht auf Hyperhomocysteinämie infolge eines genetisch bedingten Enzymdefekts
- Im Rahmen der Pränataldiagnostik (erhöhter Homocysteinspiegel gilt als förderlicher Faktor für einen Neuralrohrdefekt des ungeborenen Kindes)

Referenz-/Normalwerte

Nach 10–14 Stunden Fasten:

- Erwachsene › 60 Jahre: 5–15 µmol/l
- Erwachsene ‹ 60 Jahre: 5–12 µmol/l

Was kann ein erhöhter Wert bedeuten?

- Stark erhöhte Werte (› 100 µmol/l und mehr): Hinweis auf eine genetisch bedingte Hyperhomocysteinämie
- Mäßig erhöhte Werte (15–30 µmol/l) durch Folsäure-, Vitamin-B_6- und/oder Vitamin-B_{12}-Mangel, wahrscheinlich auch durch Vitamin-B_2-Mangel bedingt
- Erhöhte Werte gelten generell als Risiko für Arteriosklerose, koronare Herzkrankheit, Herzinfarkt bzw. geben Hinweis auf bereits bestehende arteriosklerotische Erkrankungen
- Verschiedene Nierenkrankheiten, Schilddrüsenunterfunktion

Was kann ein niedriger Wert bedeuten?

- Ohne Krankheitswert

Das beeinflusst die Werte

Übermäßiger Alkoholkonsum, eine protein- und methioninreiche Ernährung sowie bestimmte Medikamente (z. B. einige Epilepsiemittel) führen zu einer erhöhten Homocysteinkonzentration. Generell haben ältere Menschen einen höheren Homocysteinspiegel.

Immunglobuline (Ig) A, D, E, G, M

- Im Blut sowie in anderen Körperflüssigkeiten und -sekreten gelöste Antikörper, die von B-Lymphozyten (Plasmazellen) nach Kontakt mit einem Antigen (z. B. Viren, Bakterien, Pilze, Pollen) gebildet werden (→ Antigene/Antikörper, Seite 30).
- Immunglobuline bilden mit dem jeweiligen Antigen Immunkomplexe, die von Fresszellen aufgenommen werden, und sie aktivieren das → Komplementsystem. Sie werden in fünf Gruppen eingeteilt:
- IgA finden sich v. a. in Körpersekreten wie Speichel, Tränen, Darmsekret oder Bronchialschleim als sekretorische IgA und spielen eine wichtige Rolle im Abwehrkampf des Organismus gegen Mikroorganismen, die durch Schleimhäute (v. a. Nase, Auge, Lunge und Verdauungsorgane) eindringen. Sie zirkulie-

ren im Blut und werden in der subakuten Phase von Infektionen sowie bei bestimmten Leber- und Autoimmunerkrankungen gebildet.

- IgD befinden sich zusammen mit IgM auf den B-Lymphozyten und sind vermutlich an deren Aktivierung zur Bildung von Antikörpern beteiligt.
- IgE lagern auf der Oberfläche von Mastzellen und basophilen Leukozyten, die nach Kontakt mit einem Antigen Histamin ausschütten und so allergische Reaktionen hervorrufen. Zudem sind sie an der Bekämpfung von Parasiten beteiligt.
- IgG kommen v. a. im Blut und in den Körperflüssigkeiten vor und sind die am meisten verbreitete Antikörperart. Sie werden beim ersten Kontakt mit einem Antigen als Zweitantikörper erst nach IgM, bei erneutem Kontakt mit dem gleichen Antigen aber zuerst gebildet. IgG vermittelt z. B. die Aufnahme von mit IgG beladenen Bakterien sowie von IgG-haltigen Immunkomplexen in Fresszellen.
- IgM werden beim ersten Kontakt mit einem Antigen gebildet (Frühantikörper) und kommen v. a. im Blutserum vor. Auch Blutgruppenantikörper und Rheumafaktoren sind IgM-Antikörper.

Wo messbar?

Im Blutserum

Anlass der Untersuchung

- Ursachensuche für eine erhöhte Infektanfälligkeit, Anämie und Knochenschmerzen, Verdacht auf einen Immundefekt oder eine Allergie, Nachweis von chronischen Infektionen bzw. chronisch-entzündlichen Erkrankungen, Autoimmunerkrankungen
- Abklärung einer unklaren Erhöhung oder Erniedrigung der beta- oder gamma-Globuline in der Elektrophorese

Referenz-/Normalwerte

• IgA:	70–500 mg/dl
• IgA sekretorisch:	80–200 mg/l
• IgE:	bis 20 U/ml
• IgG:	700–1600 mg/dl
• IgM:	40–230 mg/dl (Frauen)
	40–280 mg/dl (Männer)

Was kann ein erhöhter Wert bedeuten?

- Infektionen, chronische Lebererkrankungen, Kollagenosen
- Exzessive Vermehrung eines B-Lymphozyten-Klons mit Bildung von großen Mengen eines gleichförmigen Immunglobulins (monoklonale Gammopathie), z. B. bei Plasmozytom, Waldenström-Krankheit, Kryoglobulinämie, Schwerkettenkrankheit

Was kann ein niedriger Wert bedeuten?

- Angeborener (primärer) Immunmangel, z. B. Agammaglobulinämie, variables Antikörpermangelsyndrom, Hyper-IgM-Syndrom und vieles mehr
- Sekundärer Immunmangel: bösartige Tumoren, lymphatische Leukämie; Behandlung mit Zytostatika, Immunsupressiva oder Kortisonpräparaten, Bestrahlungstherapie; bestimmte Infektionen wie z. B. Masern, Röteln, Ebstein-Barr-Viren, Zytomegalie, HIV, Tuberkulose; entzündliche Erkrankungen wie systemischer Lupus erythematodes, rheumatoide Arthritis oder Sarkoidose; Eiweißverlust bei Nierenkrankheiten, Verdauungsstörungen und Verbrennungen; Mangelernährung

Das beeinflusst die Werte

Falsch niedrige Immunglobulinwerte durch Kälteantikörper sind möglich.

Impftiter/Antikörpertiter

- Nach einer Impfung mit abgetöteten oder abgeschwächten Krankheitserregern bzw. Teilen davon produziert der Körper spezifische Antikörper gegen diese Krankheitserreger (→ Antigene/Antikörper, Seite 30).
- Anhand des Impftiters bestimmt man die Menge an Antikörpern gegen einen bestimmten Krankheitserreger nach einer Impfung, um zu beurteilen, ob ein ausreichender Impfschutz besteht.
- Auch unbemerkt gebliebene Infektionskrankheiten oder Impfungen, an die sich der Patient nicht mehr erinnert, können durch die Impftiterbestimmung abgeklärt werden.

Wo messbar?

Im Blutserum

Anlass der Untersuchung

- Überprüfung der Notwendigkeit einer geplanten Erst- oder Auffrischimpfung (bei ausreichend hohem Antikörpertiter, z. B. nach durchgemachter Infektion, erübrigt sich eine Impfung)
- Beurteilung des Impferfolges
- Überprüfung der Immunität – insbesondere gegen Röteln – vor einer Schwangerschaft

Referenz-/Normalwerte

- Je nach Antikörper verschieden

Was kann ein erhöhter Wert bedeuten?

- Ausreichende Immunität gegen die jeweilige Infektion, und zwar entweder, weil die Infektionskrankheit bereits durchgemacht wurde oder weil ausreichender Impfschutz besteht.

Was kann ein niedriger Wert bedeuten?

- Impfschutz ist nicht mehr vollständig gewährleistet. Können keine Antikörper nachgewiesen werden, besteht kein Immunschutz gegen die betreffende Infektion.

Das beeinflusst die Werte

Bestimmte Medikamente

INR → Quick

Insulin, C-Peptid

- In speziellen Zellen der Bauchspeicheldrüse (B-Zellen) gebildetes Hormon, das den Transport von Blutzucker (Glukose) in die Zellen von Muskeln und Fettgewebe fördert und außerdem die Bildung von Speicherzucker, Fetten und Eiweißen begünstigt.
- Bei der Bildung von Insulin aus seinen Vorstufen wird das so genannte C-Peptid freigesetzt und zusammen mit Insulin ins Blut abgegeben.
- Eine Zerstörung der B-Zellen in der Bauchspeicheldrüse durch Autoantikörper führt zum → Diabetes mellitus Typ I (Seite 198) mit absolutem Insulinmangel; ein vermindertes Ansprechen auf Insulin (Insulinresistenz) bei entsprechender genetischer Disposition und gleichzeitigem Übergewicht ist die wesentliche Ursache des häufigeren Typ-2-Diabetes melli-

tus, der anfangs mit erhöhten Insulinkonzentrationen im Blut einher geht und erst nach einiger Zeit in einen relativen Insulinmangel mündet.

Wo messbar?

Im Blutplasma (mit Heparin) und -serum

Anlass der Untersuchung

- Diagnose einer Vorstufe der Zuckerkrankheit (Prädiabetes): hier ist die Insulinfreisetzung nach Glukosegabe vermindert
- Beurteilung der restlichen Insulinfreisetzung bei Patienten mit bereits (länger) bestehender Zuckerkrankheit
- Bei Verdacht auf einen Insulin produzierenden Tumor oder andere Ursachen von Unterzuckerung

Referenz-/Normalwerte

- Insulin: 6–25 mU/l (36–150 pmol/l)
- Funktionstests, z. B. frühe Insulinfreisetzung nach intravenöser Gabe von Glukose: über 100 mU/l (> 600 pmol/l)
- C-Peptid: 0,7–2,0 µg/l (0,2–0,6 nmol/l)
  C-Peptid wird v. a. dann gemessen, wenn eine Insulinbehandlung oder auch Antikörper gegen Insulin die Insulinkonzentration im Blut verfälschen könnte.

Was kann ein erhöhter Wert bedeuten?

- Erhöhtes Insulin und C-Peptid: gestörte Glukosetoleranz, metabolisches Syndrom (Syndrom X), Prädiabetes, Altersdiabetes (Anfangsphase); selten bei Insulinom (Insulin produzierender Tumor); bei übergewichtigen Kindern
- Erhöhtes Insulin, erniedrigtes C-Peptid: Spritzen von Insulin bei Nichtdiabetikern, Bildung von Autoantikörpern gegen Insulin

Was kann ein niedriger Wert bedeuten?

- Typ-1-Diabetes mellitus und fortgeschrittenes Stadium des Typ-2-Diabetes mellitus
- Bereits vor dem echten Krankheitsbeginn kann man anhand einer erniedrigten Insulinfreisetzung nach Stimulation in einem Funktionstest einen Typ-1-Prädiabetes erkennen.

Das beeinflusst die Werte

Hungern: Durch Zerstörung von roten Blutkörperchen in der Blutprobe werden Enzyme frei, die zu falsch niedrigen Werten von Insulin und C-Peptid führen können.

I

Kalium

- → Elektrolyte (Seite 32), → Mineralstoffe (Seite 35)
- Mineralstoff, der als Gegenspieler von → Natrium u. a. den Wasserhaushalt, das Säure-Basen-Gleichgewicht, die Muskelarbeit und die Nervenreizleitung steuert, befindet sich zu 98 % im Zellinneren und nur zu 2 % im Extrazellulärraum.
- Zur weiteren Abklärung eines veränderten Kaliumwertes werden gleichzeitig meist die Spiegel anderer Elektrolyte (→ Chlorid, Natrium, Magnesium, Kalzium und Phosphat) bestimmt.

Wo messbar?

Im Blutserum oder -plasma, 24-h-Sammelurin

Anlass der Untersuchung

- Verlaufskontrolle bei akuter und chronischer Niereninsuffizienz
- Kontrolle des Elektrolytverlustes bei Durchfall und Erbrechen
- Abklärung von Herzrhythmusstörungen
- Diagnose und Verlaufskontrolle von Störungen des Säure-Basen-Haushalts sowie einer Funktionsstörung der Nebennierenrinde
- Kontrolluntersuchung in der Intensivmedizin sowie bei Infusionstherapie
- Kontrolle einer Behandlung mit entwässernden Medikamenten und bei Verdacht auf Abführmittelmissbrauch

Referenz-/Normalwerte

- Blutserum: 3,6–4,8 mmol/l
- Urin: 50–100 mmol/Tag

Was kann ein erhöhter Wert bedeuten?

- Akutes oder chronisches Nierenversagen
- Addison-Krankheit (Funktionseinschränkung der Nebenniere)
- Kaliumfreisetzung durch massiven Zerfall von Zellen bei großflächigen Verletzungen, Verbrennungen, Hämolyse, Krebstherapie mit Zytostatika, nach Operationen, nach Transfusion kalten Blutes
- Azidose, z. B. bei diabetischer Ketoazidose
- Hyperkaliämische periodische Lähmung

Was kann ein niedriger Wert bedeuten?

- Durchfälle und Erbrechen, Missbrauch von Abführmitteln und harntreibenden Mitteln, schleimbildende Adenome des Dickdarms

- Kaliumverlust bei bestimmten Nierenerkrankungen; renale tubuläre Azidose
- Hyperaldosteronismus
- Magnesiummangel
- Hypokaliämische periodische Lähmung (seltene Erbkrankheit)

Das beeinflusst die Werte

- Erhöhte Kaliumkonzentrationen: häufig durch Freisetzung von Kalium aus roten Blutkörperchen in der Blutprobe durch zu lange Stauung oder zu späte Verarbeitung; durch Einnahme bestimmter Medikamente (v. a. Entwässerungsmittel, Abführmittel oder ACE-Hemmer)
- Erniedrigte Kaliumkonzentrationen: durch exzessiven Verzehr von Lakritze; unter Behandlung mit Kortisonpräparaten, Amphotericin B

Kalzium

- → Elektrolyte (Seite 32), → Mineralstoffe (Seite 35)
- Der Mineralstoff Kalzium befindet sich zu 99 % im Knochen und in den Zähnen, die restlichen 1 % sind an der Aktivierung der Blutgerinnung, der normalen Erregbarkeit von Muskel- und Nervengewebe, der Muskelkontraktion, der Aktivierung verschiedener Enzyme und Hormone beteiligt.
- Zur weiteren Abklärung eines veränderten Kalziumwertes werden gleichzeitig meist die Spiegel anderer → Elektrolyte, insbesondere von → Phosphat, bestimmt.

Wo messbar?

Im Blutserum und -plasma, 24-h-Urin

Anlass der Untersuchung

- Abklärung einer Tetanie (Starrkrampf), bei Müdigkeit, Muskelschwäche, zur Ursachensuche bei Harnsteinen, bei Magen-Darm-Erkrankungen, Nieren-, Lungen- und Knochenkrankheiten
- Bei Verdacht auf eine Funktionsstörung der Nebenschilddrüse, nach Schilddrüsenoperationen
- Bei bösartigen Tumoren, insbesondere unter Zytostatikatherapie

Referenz-/Normalwerte

- Gesamtkalzium im Serum: 2,2–2,65 mmol/l (8,8–10,6 mg/dl)
- Im 24-h-Urin: Frauen ‹ 7,5 mmol (‹ 300 mg), Männer ‹ 6,2 mmol (‹ 250 mg)

Was kann ein erhöhter Wert bedeuten?

Blutserum:

- Sarkoidose, bösartige Tumoren und Metastasen
- Hyperparathyreoidismus (vermehrte Bildung von Parathormon), Schilddrüsenüberfunkton, Funktionseinschränkung der Nebennierenrinde
- Überdosierung von Vitamin D oder A

Urin:

- Harnsteine, bösartige Tumoren, Hyperparathyreoidismus, renal tubuläre Azidose, Sarkoidose

Was kann ein niedriger Wert bedeuten?

Blutserum:

- Vitamin-D-Mangel, verminderte Kalziumaufnahme über den Darm bei Verdauungsstörungen, kalziumarme Ernährung
- Hypoparathyreoidismus, autoimmun bedingt bzw. durch versehentliche Entfernung oder Schädigung der Nebenschilddrüsen bei Schilddrüsenoperation
- Chronisches Nierenversagen
- Alkoholmissbrauch, Bauchspeicheldrüsenentzündung
- Urin: Vitamin-D-Mangel, familiäre hypokalziurische Hyperkalzämie

Das beeinflusst die Werte

Lange Bettlägrigkeit und die Behandlung mit bestimmten harntreibenden Medikamenten, Tamoxifen und anderen Mitteln führt zu einem Kalziumanstieg, hohe Eiweißkonzentrationen im Blut führen zu einem niedrigen, niedrige zu einem hohen Gesamtkalzium.

Ketone

- Trotz hoher Zuckerspiegel im Blut besteht bei Diabetes mellitus in den Zellen ein Glukosemangel, was u. a. dazu führt, dass freie Fettsäuren ins Blut gelangen und in der Leber zu Ketonen, wie z. B. Acetessigsäure und beta-Hydroxybuttersäure, abgebaut werden.
- Die Überflutung des Körpers mit Ketonen führt zur Übersäuerung (metabolische Azidose) mit Bauchschmerzen, Atemstörung und Bewusstseinstrübung bis zum Koma.

Wo messbar?

Im Blutserum und -plasma, im Urin

Anlass der Untersuchung

- Differenzierung zwischen verschiedenen Formen von metabolischer Azidose (Übersäuerung)

Referenz-/Normalwerte

- beta-Hydroxybuttersäure im Blut nach nächtlichem Fasten 0,21–2,81 mg/dl (0,02–0,27 mmol/l)
- Ketonkörper im Urin nach nächtlichem Fasten: < 50 mg/l
- Ketonkörperschnelltest beim bewusstlosen Patienten (Streifentest): positiver Nachweis

Was kann ein erhöhter Wert bedeuten?

- Diabetische Ketoazidose, v. a. beim Typ-1-Diabetes
- Alkoholische Ketoazidose bei langjährigem Alkoholmissbrauch und Nahrungskarenz bzw. Erbrechen
- Laktatazidose bei Blutvergiftung, Schock, Vergiftungen, hochgradigem Sauerstoffmangel etc.
- Harnvergiftung (Urämie) bei Nierenversagen

Was kann ein niedriger Wert bedeuten?

- Ohne Krankheitswert

Das beeinflusst die Werte

Bei starker körperlicher Belastung sowie bei Hungerzuständen werden vermehrt Ketone gebildet.

Komplementsystem

- Das Komplementsystem ist Bestandteil des Abwehrsystems in den Körperflüssigkeiten und besteht aus etwa 20 Bluteiweißen, v. a. der Komplementfaktoren C1–C9.
- Es wird durch Immunkomplexe oder direkt durch bakterielle Antigene aktiviert, führt zur Zerstörung von mit Antikörpern beladenen Zellen und ist an der Vermittlung von Entzündungsreaktionen beteiligt.
- Hauptaufgaben des Komplementsystems sind die Abwehr von Krankheitserregern und die Verhütung von Autoimmunkrankheiten.

Wo messbar?

Im Blutplasma

Anlass der Untersuchung

- Verdacht auf einen Komplementmangel oder -defekte
- Diagnose und Verlaufskontrolle von Krankheiten, die durch Immunkomplexe ausgelöst werden, wie z. B. systemischer

Lupus erythematodes, Glomerulonephritis und generalisierte Vaskulitis

Referenz-/Normalwerte

- C3-Komplement: 0,9–1,8 g/l
- C4-Komplement: 0,1–0,4 g/l

Was kann ein erhöhter Wert bedeuten?

- Infektionskrankheiten
- Chronische Entzündungen, z. B. rheumatoide Arthritis

Was kann ein niedriger Wert bedeuten?

- Durch Immunkomplexe ausgelöste Erkrankungen: systemischer Lupus erythematodes, Glomerulonephritis, Kryoglobulinämie, Basedow-Krankheit, immunologisch bedingte Schilddrüsenunterfunktion, HIV-Infektion
- Angeborener Komplementmangel, schwere Lebererkrankungen, Mangelernährung, nephrotisches Syndrom, akute Bauchspeicheldrüsenentzündung, ausgedehnte Verbrennungen und vieles mehr

Das beeinflusst die Werte

In der Schwangerschaft sind die Komplement-Eiweiße erhöht.

Kreatinin/Kreatininclearance

- Abbauprodukt des Muskelstoffwechsels, z. T. auch mit der Nahrung aufgenommen.
- Fast vollständig über die Niere ausgeschieden, daher guter Parameter zu Überprüfung der Nierenfunktion.
- Mithilfe der Kreatininclearance wird das Plasmavolumen gemessen, das innerhalb einer Zeiteinheit durch Harnbildung von dem harnpflichtigen Stoff Kreatinin gereinigt wird. Dazu werden die Konzentrationen von Kreatinin im Blutserum und im Sammelurin bestimmt und die Ausscheidung von Kreatinin pro Minute berechnet. Durch diese Untersuchung kann eine Funktionseinschränkung der Niere sehr früh erkannt werden.

Wo messbar?

Im Blutserum oder -plasma, 24-h-Urin

Anlass der Untersuchung

- Überprüfung der Nierenfunktion
- Diagnose und Verlaufskontrolle einer eingeschränkten Nierenfunktion

- Kontrolle der Nierenfunktion unter längerer Behandlung mit nierenschädigenden Medikamenten

Referenz-/Normalwerte

Kreatinin im Blutserum (abhängig von der Methode):

- Frauen: 0,5–0,9 mg/dl
- Männer: 0,5–1,1 mg/dl

Kreatininclearance bis zum 30. Lebensjahr:

- Frauen: 95 ml/min
- Männer: 110 ml/min

Danach fällt die Kreatininclearance mit jedem Lebensjahrzehnt um ca. 10 ml/min.

Was kann ein erhöhter Wert bedeuten?

- Kreatininkonzentration im Serum: akutes Nierenversagen, chronische Niereninsuffizienz (z. B. bei Glomerulonephritis, Zystennieren, diabetischer Nierenerkrankung und vieles anderes)
- Kreatininclearance: Anfangsstadium einer Zuckerkrankheit, Schwangerschaft

Was kann ein niedriger Wert bedeuten?

- Niedrige Kreatininkonzentration im Serum: Beginn der Schwangerschaft, jugendliche Diabetiker
- Erniedrigte Kreatininclearance: akutes Nierenversagen, chronische Niereninsuffizienz (siehe oben), langfristige Behandlung mit nierenschädigenden Medikamenten (z. B. Indometacin, Gentamicin, Cimetidin, verschiedene Entwässerungsmittel)

Das beeinflusst die Werte

- Die Kreatininkonzentration im Serum ist abhängig von der Muskelmasse, dem Verzehr von Fleisch und dem Alter. Exzessiver Verzehr von Fleisch und ausgedehnte Muskelverletzungen können zu einem Anstieg der Kreatininkonzentration im Serum führen.
- In der Frühschwangerschaft ist die Kreatininclearance meist erhöht, der Kreatininwert im Serum erniedrigt.

Kreatinkinase → CK

Kupfer

- → Spurenelement (Seite 36), das mit der Nahrung aufgenommen wird und im Blut zu 90 % an → Coeruloplasmin gebunden ist.
- Bestandteil verschiedener metallhaltiger Eiweiße, die an der Bildung von Bindegewebe, der Blutbildung und der Funktion des zentralen Nervensystems beteiligt sind.

Wo messbar?

Im Blutserum, 24-h-Sammelurin

Anlass der Untersuchung

- Verdacht auf Wilson-Krankheit, Menkes-Krankheit
- Abklärung einer Anämie, die sich durch Eisengabe nicht bessert
- Kontrolle des Kupferspiegels nach längerer künstlicher Ernährung

Referenz-/Normalwerte

Lebensalter	Kupfer in Serum/Plasma (in µg/dl)	(in µmol/l)
Frühgeborene	17–44	2,7–7,7
0–4 Monate	9–46	1,4–7,2
4–6 Monate	25–110	3,9–17,3
6–12 Monate	50–130	7,9–20,5
1–5 Jahre	80–150	12,6–23,6
6–9 Jahre	84–136	13,2–21,4
10–13 Jahre	80–121	12,6–19,0
14–19 Jahre	64–117	10,1–18,4
Erwachsene Frauen	74–122	11,6–19,2
Erwachsene Männer	79–131	12,4–20,6

- Kupfer im Urin (Erwachsene): 10–60 µg/24 h (0,16–0,94 µmol/24 h)

Was kann ein erhöhter Wert bedeuten?

- Serum (und Urin): akute und chronische Infektionen, entzündliche Darmerkrankungen, bösartige Tumoren, Leberschäden, Leberkrebs und Pankreasinsuffizienz

- Urin: Wilson-Krankheit (vermehrte Kupferausscheidung im Urin noch steigerbar durch Gabe von Penicillamin)

Was kann ein niedriger Wert bedeuten?

Serum:

- Wilson-Krankheit, Menkes-Krankheit (sehr seltene, infolge eines Gendefekts auftretende Kupfermangelerkrankung) bei männlichen Säuglingen

Serum und Urin:

- Eiweißverluste über die Niere, ernährungsbedingter Kupfermangel (v. a. bei Neu- und Frühgeborenen, künstlicher Ernährung)
- Bei Selbstmedikation mit Zink, unter Behandlung mit Eisen
- Familiäre Hypokuprämie

Das beeinflusst die Werte

Im letzten Schwangerschaftsdrittel und unter Östrogentherapie ist der Kupferspiegel im Serum leicht erhöht.

Laktat

- Salz der Milchsäure, das v. a. als Endprodukt des sauerstofffreien (anaeroben) Abbaus von Glukose entsteht.
- Fällt insbesondere bei vermehrter Muskelarbeit bei gleichzeitigem Sauerstoffmangel an. Wird vom Muskel über den Blutweg zur Leber weitertransportiert, wo es teilweise wieder zu Glukose aufgebaut wird.
- Ein hoher Laktatspiegel im Blut kann in eine Laktatazidose übergehen, wenn eine eingeschränkte Nieren- oder Leberfunktion besteht.

Wo messbar?

Im Vollblut, Kapillarblut, Blutplasma, Liquor

Anlass der Untersuchung

Blut:

- Prognose und Verlaufsbeurteilung bei einem Kreislaufschock und Vergiftungen
- Abklärung unklarer metabolischer Azidosen
- Beurteilung einer schweren, akuten Sauerstoffunterversorgung des Gewebes, z. B. bei chronischen Lungenerkrankungen oder Herzinsuffizienz
- Ermittlung der optimalen Trainingsintensität von Leistungssportlern

Liquor:
- Diagnose und Differenzierung einer Hirnhautentzündung (Meningitis)

Referenz-/Normalwerte
- Arterielles Vollblut oder Plasma: < 16 mg/dl (< 1,8 mmol/l)
- Venöses Vollblut oder Plasma: 4,5–20 mg/dl (0,5–2,2 mmol/l)
- Liquor: 11–19 mg/dl (1,2–2,1 mmol/l)

Was kann ein erhöhter Wert bedeuten?
Vollblut oder Blutplasma:
- Schwere Herzinsuffizienz, Herz-Kreislauf-Versagen
- Blutvergiftung, schwere Infektionen (z. B. Malaria)
- Nierenversagen, schwere Leberfunktionsstörungen
- Krebserkrankungen, Darmverschluss
- Schwere Anämie, Vergiftungen
- Diabetische Ketoazidose, Behandlung des Diabetes mit Biguaniden
- Glykogenspeicherkrankheiten, angeborene Enzymdefekte

Liquor:
- Hirnhautentzündung, Schlaganfall, epileptischer Krampfanfall

Was kann ein niedriger Wert bedeuten?
- Ohne Bedeutung

Das beeinflusst die Werte
Intensive Skelettmuskelarbeit (z. B. Leistungssport), Hyperventilation, die Infusion von basischen Lösungen und von Kohlenhydraten führen zu leicht erhöhten Laktatwerten.

LAP (Leucinaminopeptidase)

- Enzym, das im Eiweißstoffwechsel eine Rolle spielt und bestimmte Aminosäuren (v. a. Leucin) von einem Peptid (Eiweißstoff) abspaltet.
- Kommt u. a. in der Dünndarmschleimhaut, Niere, Leber und in hohen Konzentrationen in den Gallengängen vor.
- Die LAP-Konzentration im Blut steigt bei einer Gallenstauung an, aber nicht (wie die Alkalische Phosphatase, → AP) bei einer Knochenerkrankung.

Wo messbar?
Im Blutserum

Anlass der Untersuchung

- Nachweis einer Gallenstauung
- Abgrenzung einer Knochenerkrankung bei Erhöhung der AP

Referenz-/Normalwerte

- Frauen: 16–32 U/l
- Männer: 20–35 U/l

Was kann ein erhöhter Wert bedeuten?

- Stauung der Gallenflüssigkeit infolge eines Abflusshindernisses (z. B. Gallenstein, Tumor)
- Schwere Lebererkrankung

Was kann ein niedriger Wert bedeuten?

- Ohne Krankheitswert

Das beeinflusst die Werte

Leicht erhöhte Werte finden sich bei einer Schwangerschaft, einer Östrogentherapie oder bei Hämolyse der Blutprobe.

LDH (Laktatdehydrogenase)

- LDH ist ein Enzym, das in unterschiedlicher Menge in allen Körperzellen vorkommt.
- Die LDH-Werte im Blut steigen bei verschiedenen Gewebsschäden an, weshalb eine LDH-Erhöhung nur wenig über den Ort der Schädigung aussagt.
- Die im Blut gemessene Gesamt-LDH setzt sich aus fünf Isoenzymen (LDH 1–5) zusammen, die getrennt bestimmt werden können. Eine besondere Rolle spielt das Isoenzym LDH 1 oder Hydroxybutyrat-Dehydrogenase (HBDH), das v. a. in Herzmuskel, roten Blutkörperchen und Niere vorkommt. Ein erhöhter HBDH-Anteil an der Gesamt-LDH wird durch den Quotienten LDH/HBDH dargestellt.

Wo messbar?

Im Blutserum und -plasma

Anlass der Untersuchung

- Spätdiagnose und Verlaufskontrolle eines → Herzinfarktes (Seite 213)
- Diagnose von hämolytischen und megaloblastären Anämien
- Beurteilung des Ausmaßes von Gewebsschäden durch Bestimmung der Isoenzyme
- Verlaufsbeurteilung von bösartigen Tumoren

Referenz-/Normalwerte

- LDH: 120–240 U/l (Bestimmung gemäß der Deutschen Gesellschaft für Klinische Chemie, bei 25 °C)
- HBDH: 70–135 U/l

Was kann ein erhöhter Wert bedeuten?

- Akuter Herzinfarkt, dabei hoher HBDH-Anteil (Anstieg nach 6–12 Stunden, maximaler Wert nach 2–3 Tagen, Normalisierung nach 7–15 Tagen), Herzmuskelentzündung
- Hämolytische oder megaloblastäre Anämie
- Virushepatitis und andere Lebererkrankungen
- Pfeiffersches Drüsenfieber
- Muskelerkrankungen
- Chronische Nierenerkrankungen, insbesondere Niereninfarkt
- Bösartige Tumoren

Was kann ein niedriger Wert bedeuten?

- Ohne Krankheitswert

Das beeinflusst die Werte

Patienten mit künstlichen Herzklappen weisen oft erhöhte LDH-Werte auf. Eine Hämolyse der Blutprobe sowie die Bildung von Makro-LDH (Komplexe aus Immunglobulinen und LDH) täuscht erhöhte LDH-Werte vor.

LDL-Cholesterin

- LDL (low density lipoprotein) ist ein Transporteiweiß mit geringer Dichte, das v. a. Cholesterin zu den peripheren Körperzellen transportiert.
- Bei erhöhter Konzentration im Blut lagert sich LDL-Cholesterin an Blutgefäßwänden ab und verursacht bzw. beschleunigt – zusammen mit anderen Faktoren – die Ausbildung einer Arteriosklerose.
- Gegenspieler des LDL-Cholesterins ist → HDL-Cholesterin, das u. a. in Gefäßwänden abgelagertes Cholesterin aufnehmen und zur Leber transportieren kann.

Wo messbar?

Im Blutserum

Anlass der Untersuchung

- Früherkennung des Arterioskleroserisikos bzw. des Risikos für eine koronare Herzkrankheit

- Therapiekontrolle bei Behandlung einer → Fettstoffwechselstörung (Seite 204) mit lipidsenkenden Medikamenten

Referenz-/Normalwerte

- ‹ 160 mg/dl (‹ 4,0 mmol/l) ohne weitere Risikofaktoren
- ‹ 130 mg/dl (‹ 3,5 mmol/l) mit Risikofaktoren für Arteriosklerose
- ‹ 100 mg/dl (‹ 2,5 mmol/l) bei Arteriosklerose, koronarer Herzkrankheit

Was kann ein erhöhter Wert bedeuten?

- Hohes Risiko für Arteriosklerose, koronare Herzkrankheit, Herzinfarkt bzw. bereits bestehende arteriosklerotische Erkrankungen
- Nephrotisches Syndrom, Schilddrüsenunterfunktion

Was kann ein niedriger Wert bedeuten?

- Angeborener Mangel an Lipoproteinen
- Lebererkrankungen
- Hungerzustände, Magersucht, Verdauungsstörungen
- Im Rahmen von Krebserkrankungen, AIDS u. a.

Das beeinflusst die Werte

- Fettarme und -reiche Ernährung, lipidsenkende Medikamente, Rauchen
- Behandlung mit harntreibenden Medikamenten kann zu einer LDL-Cholesterinerhöhung führen.

Leukozyten → Blutkörperchen, weisse

LH (Luteinisierendes Hormon)

- Hormon, das im Vorderlappen der Hypophyse gebildet wird und bei der Frau die Hormonproduktion in den Eierstöcken steuert.
- Beim Mann stimuliert es die Hoden zur Ausschüttung von → Testosteron.
- Zur Beurteilung von weiblichen Hormonstörungen bzw. einer Funktionsstörung des Eierstocks werden in der Regel weitere Hormonuntersuchungen durchgeführt (z. B. die Bestimmung des → FSH-Wertes). Auch die Rückbildung der primären Geschlechtsorgane (Hypogonadismus) oder eine Hodenfunktionsstörung bei Männern erfordert meist weitere Untersuchungen (z. B. Bestimmung des Testosteronwertes).

Wo messbar?

Im Blutserum oder -plasma, Spontanurin

Anlass der Untersuchung

- Frauen: Ursachensuche für Zyklusstörungen und ungewollte Kinderlosigkeit
- Männer: Ursachensuche für eine gestörte Samenbildung (z. B. bei unerfülltem Kinderwunsch); Ursachensuche für eine fehlende Ausbildung bzw. Rückbildung der primären Geschlechtsmerkmale (Hypogonadismus)

Referenz-/Normalwerte

Im Blut erwachsener Frauen:	
● Follikelphase:	3–15 IU/l
● Vor dem Eisprung:	20–200 IU/l
● Gelbkörperphase:	5–10 IU/l
● Nach den Wechseljahren:	› 20 IU/l
Im Blut erwachsener Männer:	2–10 IU/l
Im Urin von Frauen:	
● Follikelphase:	17,8 ± 7,5 IU/l
● Nach den Wechseljahren:	49,1 ± 29,0 IU/l

Was kann ein erhöhter Wert bedeuten?

- Frauen: (vorzeitiges Einsetzen der) Wechseljahre, Erbkrankheiten (z. B. Turner-Syndrom)
- Männer: Klinefelter-Syndrom, primärer Hypogonadismus oder primäre Hodenfunktionsstörung

Was kann ein niedriger Wert bedeuten?

- Frauen: Tumorerkrankungen (z. B. der Hypophyse), erhöhte Prolaktinproduktion, psychische Störungen, Magersucht
- Männer: Anlagedefekt des Hypothalamus, Pubertas tarda, Störung der Hypophysenfunktion

Das beeinflusst die Werte

Einnahme der Anti-Baby-Pille oder von Anabolika, Chemotherapie, Bestrahlung der Eierstöcke

Lipase (Pankreaslipase)

- Fettspaltendes Verdauungsenzym, das in der Bauchspeicheldrüse gebildet wird.
- Weitere Lipasen kommen in Leber, Magen, Speicheldrüsen, Dünndarmschleimhaut und im Fettgewebe vor.

Wo messbar?

Im Blutserum und -plasma

Anlass der Untersuchung

- Verdacht auf eine akute → Bauchspeicheldrüsenentzündung oder akuten Schub einer chronischen Bauchspeicheldrüsenentzündung (Seite 189)
- Differenzialdiagnose unklarer Oberbauchbeschwerden
- Nachweis einer Beteiligung der Bauchspeicheldrüse bei Erkrankungen des Bauchraums

Referenz-/Normalwerte

- Bis 190 U/l (je nach Labormethode verschieden)

Was kann ein erhöhter Wert bedeuten?

- Akute Bauchspeicheldrüsenentzündung, akuter Schub einer chronischen Bauchspeicheldrüsenentzündung
- Akutes Oberbauchsyndrom (z. B. bei Darmverschluss, Durchbruch eines Magen-Darm-Geschwürs)
- Gering erhöhte Werte bei Niereninsuffizienz, diabetischer Ketoazidose, Virushepatitis, Mumps, Typhus u. a.

Was kann ein niedriger Wert bedeuten?

- Neugeborene haben sehr niedrige Werte ohne Krankheitswert

Das beeinflusst die Werte

Sehr selten kann eine Komplexbildung zwischen Lipase und Immunglobulinen zu einem erhöhten Wert führen (Makrolipasämie), was aber ohne Krankheitswert ist.

Lipoprotein A

- → Fettstoffwechselstörungen (Seite 204)
- Mit Fetten beladenes atypisches Eiweiß, das dem Betalipoprotein eng verwandt ist.
- Behindert die Auflösung von Blutgerinnseln und kann sich in arterielle Gefäßwände einlagern.
- Gilt als eigenständiger Risikofaktor für Arteriosklerose und die koronare Herzkrankheit, wobei das Risiko steigt, wenn gleichzeitig ein erhöhter → LDL-Cholesterinspiegel besteht.

Wo messbar?

Im Blutserum

Anlass der Untersuchung

- Früherkennung eines Arterioskleroserisikos, insbesondere, wenn gleichzeitig erhöhte LDL-Cholesterin-Werte vorliegen

Referenz-/Normalwerte

- < 300 mg/l

Was kann ein erhöhter Wert bedeuten?

- Erhöhtes Risiko für die koronare Herzkrankheit
- Kurzfristiger Anstieg bei akutem Herzinfarkt
- Nephrotisches Syndrom (bei Dialysepatienten)
- Schlecht eingestellter Diabetes mellitus
- Schilddrüsenunterfunktion

Was kann ein niedriger Wert bedeuten?

- Ohne Krankheitswert

Das beeinflusst die Werte

Erhöhte Werte können durch Behandlung mit Östrogenen, Niacin und Neomycin gesenkt werden.

Lymphozyten

- Blutkörperchen aus der Gruppe der weißen → Blutkörperchen mit einem großen Zellkern; sie spielen eine wichtige Rolle in der spezifischen Abwehr des Immunsystems. Sie werden aus Vorläuferzellen im Knochenmark gebildet und in 3 Gruppen unterteilt:
- T-Lymphozyten, die sich direkt an fremde Zellen binden und diese vernichten können. Sie sind v. a. an der Abwehr von Viren und Pilzen sowie Tumoren beteiligt.
- B-Lymphozyten, die für die Bildung der Antikörper (→ Immunglobuline) zuständig sind.
- NK-Zellen (natürliche Killerzellen), die virusinfizierte Zellen und Tumorzellen abtöten.

Weitere Einzelheiten → Differenzialblutbild

Lysozym

- Körpereigenes Abwehrenzym, das Bakterien abtötet; kommt in hoher Konzentration in der Niere und in den einigen weißen Blutkörperchen (→ Granulozyten), aber auch in Körperflüssigkeiten wie Tränenflüssigkeit, Speichel, Nasenschleim, Schweiß oder Muttermilch vor.

Wo messbar?

Im Blutserum, 24-h-Sammelurin

Anlass der Untersuchung

Erwachsene:

- Erkennung und Verlaufsbeurteilung einer Abstoßungsreaktion nach Nierentransplantation
- Differenzierung und Therapiekontrolle von Leukämien
- Diagnose von bestimmten Nierenschädigungen

Kinder:

- Blutserum: Abklärung einer Blutvergiftung bei Neugeborenen
- Urin: Verlaufs- und Therapiebeurteilung von Harnwegsinfekten
- Liquor: Unterscheidung einer bakteriellen von einer abakteriellen (z. B. viralen) Hirnhautentzündung bei Kindern

Referenz-/Normalwerte

- Blutserum: 3,0–9,0 mg/l
- Urin: < 1,5 mg/l
- Liquor: kein Nachweis von Lysozym

Was kann ein erhöhter Wert bedeuten?

Erwachsene:

- Im Blutserum und Urin: myelotische oder monozytäre Leukämie, insbesondere im akuten Schub
- Im Urin: beginnende Abstoßungskrise nach Nierentransplantation; (entzündliche) Nierenerkrankung oder Nierenschädigung durch Medikamente

Kinder:

- Im Urin: akute Harnwegsinfektion
- Im Liquor: hohe Werte: bakterielle Hirnhautentzündung; gering erhöhte Werte: virale und tuberkulöse Hirnhautentzündung, Meningoenzephalitis, Guillain-Barré-Syndrom, Tumoren

Was kann ein niedriger Wert bedeuten?

- Erwachsene: Panmyelopathie
- Neugeborene: Blutvergiftung

Das beeinflusst die Werte

Behandlung mit Antibiotika

Magnesium

- → Mineralstoff (Seite 35), ein natürlicher Gegenspieler von Kalzium, befindet sich zu etwa zwei Dritteln im Knochen, zu einem Drittel in der Muskulatur und nur zu 1 % im Blutplasma.
- Magnesium ist an der Aktivierung vieler → Enzyme beteiligt und beeinflusst die Kaliumverteilung.
- Magnesium im Vollblut ist meist besser geeignet, den Gesamtkörpergehalt zu bestimmen, da der Serumspiegel einer engen Kontrolle unterliegt.
- Wird meist zusammen mit → Kalium und → Kalzium bestimmt.

Wo messbar?

Im Blutserum und -plasma, Vollblut, 24-h-Sammelurin

Anlass der Untersuchung

- Zur Diagnose eines Magnesiummangels als mögliche Ursache von Muskelkrämpfen, Empfindungsstörungen oder Herzrhythmusstörungen
- Kontrolle einer Niereninsuffizienz (zusammen mit anderen → Elektrolyten), bei künstlicher Ernährung, Behandlung mit harntreibenden Medikamenten, einer Insulintherapie

Referenz-/Normalwerte

- Im Blutserum: 0,65–1,05 mmol/l
- Im Vollblut: 1,20–1,72 mmol/l
- Im Sammelurin: Frauen 1,5–7,0 mmol/24 h, Männer 2,0–8,0 mmol/24 h

Was kann ein erhöhter Wert bedeuten?

- Blut: akutes und chronisches Nierenversagen, diabetisches Koma, Missbrauch von magnesiumhaltigen Abführmitteln (Bittersalz)
- Urin: Hyperparathyreoidismus, Hyperaldosteronismus, Diabetes insipidus, Behandlung mit entwässernden Medikamenten oder Cis-Platin

Was kann ein niedriger Wert bedeuten?

- Blut: seltene angeborene Erkrankungen mit erhöhtem Magnesiumverlust, einseitige Ernährung, z. B. bei Alkoholmissbrauch, künstliche Ernährung, Verdauungsstörungen mit verminderter Nährstoffaufnahme, chronische → Durchfälle (Seite 201), → Bauchspeicheldrüsenentzündung (Seite 189), vermehrter Bedarf in der Schwangerschaft,

Abführmittelmissbrauch, Behandlung mit bestimmten Medikamenten (Aminoglykoside, Ciclosporin A, Cis-Platin u. a.), Schilddrüsenüberfunktion, Zuckerkrankheit, Hypoparathyreoidismus, Hyperaldosteronismus, Verlust über die Niere bei Entwässerungsbehandlung, vermehrter Urinbildung z. B. im Rahmen einer Niereninsuffizienz, Insulintherapie eines diabetischen Komas, nach Operationen und Verbrennungen
- Im Urin: Bei vielen Erkrankungen mit erniedrigten Magnesiumspiegeln im Blut, die nicht mit einer vermehrten Magnesiumausscheidung einhergehen, sind auch die Magnesiumkonzentrationen im Urin erniedrigt.

Das beeinflusst die Werte

Die Einnahme von magnesiumhaltigen Medikamenten (Antazida, Abführmittel) kann zu einer Erhöhung des Magnesiumspiegels führen.

Mangan

- Dient der Abschätzung einer Manganbelastung des Organismus.
- Mangan ist ein essenzielles Spurenelement, das im Organismus Bestandteil einiger Enzyme ist und eine wichtige Rolle bei verschiedenen Stoffwechselvorgängen (z. B. Aktivierung der alkalischen Phosphatase oder Glukosebildung aus Laktat) spielt.
- Eine Manganvergiftung entsteht v.a. durch die Aufnahme von Mangandämpfen und -stäuben (z. B. Förderung von Manganerzen, bei der Weiterverarbeitung von Mangan).

Wo messbar?

Im Vollblut, -serum, 24-h-Sammelurin

Anlass der Untersuchung

- Verdacht auf eine akute oder chronische Manganvergiftung
- Abklärung verdächtiger Symptome (z. B. Parkinson-ähnliche Symptome und andere schwere Störungen des Zentralnervensystems)

Referenz-/Normalwerte

- Vollblut: 7,0–10,5 µg/l
- Blutserum: bis 0,8 µg/l
- 24-h-Sammelurin: < 0,1–1,5 µg/l

M

Was kann ein erhöhter Wert bedeuten?

- Akute oder chronische Manganvergiftung

Was kann ein niedriger Wert bedeuten?

- Manganmangel, der jedoch extrem selten vorkommt und dann die Folge einer allgemeinen Unterversorgung mit wichtigen Nährstoffen ist

Das beeinflusst die Werte

Die Manganresorption wird durch → Kalzium, → Phosphat und → Eisen beeinflusst.

MCH

- MCH (mean corpuscular hemoglobin) gibt das mittlere Zellhämoglobin an, d. h. den durchschnittlichen Hämoglobingehalt des einzelnen roten Blutkörperchens (frühere Bezeichnung HbE).
- Gehört zusammen mit → MCV, → MCHC und → RDW zu den Erythrozytenindizes und wird im Rahmen des kleinen (roten) → Blutbilds zusammen mit diesen bestimmt.
- Bei normalem zellulären Hämoglobingehalt werden die roten Blutkörperchen als normochrom, bei erniedrigtem als hypochrom und bei erhöhtem als hyperchrom bezeichnet.

Wo messbar?

Im Vollblut

Anlass der Untersuchung

- Zusammen mit MCV und MCHC zur Differenzierung einer Anämie, gelegentlich auch zu deren ursächlicher Abklärung

Referenz-/Normalwerte

- 28–33 pg/Zelle

Was kann ein erhöhter Wert bedeuten?

- Vitamin-B_{12}- oder Folsäuremangel

Was kann ein niedriger Wert bedeuten?

- Eisen-, Kupfer- oder Vitamin-B_6-Mangel

Das beeinflusst die Werte

Bei stark erhöhten Triglyzeridkonzentrationen im Blut sowie bei extrem erhöhten Leukozytenzahlen wird der MCH-Wert methodenbedingt zu hoch gemessen. Erhöhte Werte kommen auch unter der Behandlung einer Eisenmangelanämie vor.

MCHC

- MCHC (mean corpuscular hemoglobin concentration) ist ein Maß der Hämoglobinkonzentration aller im Blut befindlichen roten Blutkörperchen, während sich die einfache → Hämoglobinbestimmung auf eine Volumeneinheit des gesamten Blutes bezieht.
- Gehört zusammen mit → MCV, → MCH und → RDW zu den Erythrozytenindizes und wird im Rahmen des kleinen (roten) → Blutbilds zusammen mit diesen bestimmt.

Wo messbar?

Im Vollblut

Anlass der Untersuchung

- Zusammen mit MCV und MCH zur Differenzierung einer Anämie, gelegentlich auch zu deren ursächlicher Abklärung. Der MCHC-Wert ist jedoch bei vielen Anämien im Referenzbereich, da sich bei den meisten Anämieformen MCH und MCV gleichsinnig verändern.

Referenz-/Normalwerte

- 33–36 g/dl

Was kann ein erhöhter Wert bedeuten?

- Hohe Konzentrationen (Titer) von Kälteantikörpern im Blut
- Angeborene Kugelzellanämie (Sphärozytose)

Was kann ein niedriger Wert bedeuten?

- Eisen-, Kupfer- oder Vitamin-B_6-Mangel

Das beeinflusst die Werte

Die Messung eines falsch niedriges Hämoglobins oder eines falsch hohen Hämatokrits täuscht einen falsch niedrigen MCHC-Wert vor.

MCV

- MCV (mean corpuscular volume) beschreibt das mittlere Zellvolumen der roten Blutkörperchen.
- Ein normal großer Erythrozyt wird als normozytär, ein verkleinerter als mikrozytär, ein vergrößerter als makrozytär bezeichnet.
- Gehört zusammen mit → MCH, → MCHC und → RDW zu den Erythrozytenindizes und wird im Rahmen des kleinen (roten) → Blutbilds zusammen mit diesen bestimmt.

Wo messbar?

Im Vollblut

Anlass der Untersuchung

- Zusammen mit MCV und MCHC zur Differenzierung einer Anämie, gelegentlich auch zu deren ursächlicher Abklärung

Referenz-/Normalwerte

- 80–96 fl

Was kann ein erhöhter Wert bedeuten?

- Vitamin-B_{12}- oder Folsäuremangel
- Mangelanämie unter Behandlung
- Alkoholmissbrauch, Leberzirrhose, Rauchen

Was kann ein niedriger Wert bedeuten?

- Eisen-, Kupfer- oder Vitamin-B_6-Mangel

Das beeinflusst die Werte

Mit automatischen Messgeräten wird der MCV-Wert meist niedriger gemessen als bei manueller Methodik; er ist außerdem von der Einstellung der Analysegeräte abhängig.

Mineralstoffe → Magnesium, Natrium, Kalium, Chlorid, Kalzium, Phosphat

Natrium

- Der größte Anteil des → Mineralstoffes (Seite 35) Natrium befindet sich außerhalb der Körperzellen, etwa 40 % sind im Knochen eingelagert.
- Hauptaufgaben von Natrium sind die Aufrechterhaltung des Wasserhaushaltes und der Funktionsfähigkeit aller Körperzellen, dabei ist Natrium ein Gegenspieler von Kalium, das sich vorwiegend im Zellinneren befindet.

Wo messbar?

Im Blutserum und -plasma, 24-h-Urin

Anlass der Untersuchung

- Diagnose und Verlaufskontrolle von Erkrankungen und Situationen, die mit Störungen des Wasser- und Elektrolythaushaltes einhergehen

Referenz-/Normalwerte

- Blut: 135–145 mmol/l
- 24-h-Urin: 158 ± 64 mmol

Was kann ein erhöhter Wert bedeuten?

- Flüssigkeitsmangel, z. B. durch massives Erbrechen oder Durchfälle, bei hohem Fieber oder starkem Schwitzen
- Diabetes insipidus, Hyperaldosteronismus
- Chronische Nierenerkrankungen
- Exzessive Aufnahme von Natrium, z. B. durch Trinken von Seewasser, Überinfusion von Elektrolytlösungen

Was kann ein niedriger Wert bedeuten?

- Krankheiten, die mit einer Erhöhung der Körperflüssigkeit (Hypervolämie) einhergehen, wie z. B. Herzschwäche, Leberzirrhose, nephrotisches Syndrom, Niereninsuffizienz
- Übermäßige Produktion des antidiuretischen Hormons, Schilddrüsenunterfunktion
- Krankheiten, die mit einem vermehrten Natriumverlust einhergehen, wie z. B. Erbrechen, Durchfälle, starke Blutungen, Verbrennungen, Pleuraerguss, Aszites, Bauchspeicheldrüsenentzündung, Funktionseinschränkung der Nebennierenrinde (Addison-Krankheit)
- Bestimmte Infusionslösungen, starke Erhöhung des Blutzuckers
- Behandlung mit harntreibenden Medikamenten

Das beeinflusst die Werte

Abhängig von der Bestimmungsmethode können erhöhte Blutfette und Bluteiweiße einen niedrigen Natriumwert vortäuschen; auch bei Zerfall der roten Blutkörperchen in der Blutprobe wird ein falsch niedriger Natriumspiegel gemessen.

NEUTRALFETTE → TRIGLYZERIDE

NITRIT

- Der Urin eines gesunden Menschen ist frei von Nitrit. Dagegen können zahlreiche Bakterien, die einen Harnwegsinfekt verursachen, aus dem im Urin meist enthaltenen Nitrat Nitrit bilden.

Wo messbar?

Im frischen Spontanurin

Anlass der Untersuchung

- Verdacht auf eine bakterielle Harnwegsinfektion

Referenz-/Normalwerte

- Nachweis von Nitrit im Rahmen eines Harnstreifentests

Was kann ein erhöhter Wert bedeuten?

- Hinweis auf eine bakterielle Harnwegsinfektion, die mithilfe von weiteren Urinuntersuchungen (Seite 14) abgeklärt werden muss

Was kann ein niedriger Wert bedeuten?

- Ohne Krankheitswert

Das beeinflusst die Werte

Ein falsch negativer Befund kann verursacht sein durch eine sehr geringe, aber auch eine sehr hohe Zahl an Bakterien im Urin sowie durch Bakterien, die kein Nitrit bilden. Neugeborene scheiden kein Nitrat aus, weshalb dieser Test hier versagt.

Nüchternblutzucker

- Konzentration von Glukose im Blut, die nach mindestens 12-stündigem Fasten gemessen wird.

Wo messbar?

Hauptsächlich im Kapillarblut (z. B. aus der Fingerbeere), aber auch im venösen Vollblut, Blutplasma und -serum

Anlass der Untersuchung

- Diagnose und Therapiekontrolle eines → Diabetes mellitus (Seite 198), eines Schwangerschaftsdiabetes sowie anderer Krankheiten und Situationen, die mit einem erhöhten Blutglukosespiegel einhergehen
- Diagnose und Therapiekontrolle von Krankheiten, die zu einem niedrigen Blutzuckerspiegel führen
- Suchtest bei Menschen mit weiteren Risikofaktoren für eine koronare → Herzkrankheit (Seite 215), wie z. B. → Fettstoffwechselstörungen (Seite 204), Bluthochdruck, Rauchen und Übergewicht

Referenz-/Normalwerte

- Im Kapillarblut: 70–109 mg/dl (3,89–6,1 mmol/l)
- Zur Diagnose eines Diabetes mellitus muss ein einmal erhöhter Nüchternblutzucker mehrmals kontrolliert werden.

Was kann ein erhöhter Wert bedeuten?

- Typ-1- und Typ-2-Diabetes mellitus, andere Diabetestypen, Schwangerschaftsdiabetes
- Chronische Bauchspeicheldrüsenentzündung

- Andere hormonelle Erkrankungen, wie z. B. Akromegalie, Cushing-Syndrom (krankhaft erhöhte Bildung von Cortisol in einer der beiden Nebennieren), Schilddrüsenüberfunktion, Phäochromozytom
- Gelegentlich bei genetischen Erkrankungen, wie z. B. Down-Syndrom, Turner-Syndrom
- Kurzfristige Blutglukose-Erhöhung in Stress-Situationen, wie z. B. Herzinfarkt, Schlaganfall, schwere Infektionen, Verletzungen, Operationen
- Behandlung mit Kortisonpräparaten, entwässernden Mitteln (Diuretika), Schilddrüsenhormonen und anderen Medikamenten

Was kann ein niedriger Wert bedeuten?

- Diabetiker: Überdosierung von Insulin oder blutzuckersenkenden Medikamenten, versehentlich oder in krimineller/suizidaler Absicht bzw. durch Wechselwirkung mit anderen Medikamenten, wie z. B. ACE-Hemmern und Sulfonamiden
- Nichtdiabetiker: Insulin produzierender Tumor (Insulinom), schwere Lebererkrankungen, Leberkrebs, Alkoholmissbrauch bei nicht mangelhafter Ernährung, Harnvergiftung (Urämie), Blutvergiftung, Funktionseinschränkung der Nebennierenrinde oder des Hypophysenvorderlappens
- Kinder: Einnahme von Salicylaten (z. B. Acetylsalicylsäure)

Das beeinflusst die Werte

Die Einnahme des Schmerzmittels Novaminsulfon, des Parkinsonpräparates alpha-Methyldopa oder von Vitamin C in hohen Dosen kann eine Erniedrigung des gemessenen Blutzuckerwertes bedingen.

Oraler Glukosetoleranztest (OGTT)

- Test zur Prüfung der Glukosetoleranz nach maximaler Stimulation der Insulinsekretion durch Einnahme einer standardisierten Menge an Glukose.
- Eine verminderte Glukosetoleranz ist möglicherweise eine Vorstufe vor der Entwicklung eines manifesten Diabetes mellitus und wie dieser ein eigenständiger Risikofaktor für die koronare → Herzkrankheit (Seite 215).

Wo messbar?

Im Kapillarblut oder im venösen Vollblut

Durchführung des OGTT

- Drei Tage vor dem Test übliche Essgewohnheiten mit mindestens 150–200 mg Kohlenhydraten pro Tag, normale körperliche Aktivität
- Sofern gefahrlos möglich, Absetzen beeinflussender Medikamente nach Rücksprache mit dem Arzt
- Mindestens drei Tage vor oder nach der Menstruation keine Durchführung des Tests
- Am Untersuchungstag nach 12-stündigem Fasten morgens zunächst Bestimmung des Nüchternblutzuckers, danach Trinken einer Lösung mit 75 g Glukose
- Nach zwei Stunden erneute Bestimmung der Blutzuckerkonzentration und evtl. auch der Glukosekonzentration im Urin
- Während des Tests Ruhestellung, Rauchverbot

Anlass der Untersuchung

- Verdacht auf eine gestörte Glukosetoleranz bei Menschen mit erhöhtem Risiko für eine koronare Herzkrankheit, wie z. B. Übergewicht, Bluthochdruck, Fettstoffwechselstörungen
- Grenzwertige Nüchternblutzuckerwerte, familiäre Belastung
- Normale Blutzuckerwerte, aber erhöhte Glukoseausscheidung im Urin
- Erhöhte Glukoseausscheidung im Urin oder erhöhte Blutzuckerwerte nach dem Essen während der Schwangerschaft

Referenz-/Normalwerte

Zwei Stunden nach Glukosebelastung:

- Normalbefund: Kapillarblut: < 140 mg/dl, venöses Vollblut: < 120 mg/dl
- Verminderte Glukosetoleranz: Kapillarblut: 140–199 mg/dl, venöses Vollblut: 120–179 mg/dl
- Diabetes mellitus: Kapillarblut: ≥ 200 mg/dl, venöses Vollblut: ≥ 180 mg/dl

Was kann ein erhöhter Wert bedeuten?

- Mäßig erhöhter Wert: Hinweis auf eine verminderte Glukosetoleranz
- Stark erhöhter Wert: Hinweis auf manifesten Diabetes mellitus

Was kann ein niedriger Wert bedeuten?

- Eventuell Hinweis auf eine erhöhte Insulinproduktion, z. B. durch ein Insulinom

Das beeinflusst die Werte

- Nach Herzinfarkt, Operationen, längerer Bettlägerigkeit, bei Schilddrüsenüberfunktion, Kaliummangel, Fettstoffwechselstörungen, Harnvergiftung und unter Einnahme von entwässernden Mitteln, Kortisonpräparaten, Östrogenen u. a. kann die Blutglukose zwei Stunden nach Belastung zu hoch ausfallen, ohne dass eine Glukosetoleranzstörung vorliegt.
- Nach operativer Entfernung von Teilen des Magens oder des oberen Dünndarms sowie bei schweren Verdauungsstörungen kann das Ergebnis falsch niedrig ausfallen; hier muss ein venöser Glukosebelastungstest durchgeführt werden.

Östrogene (17-beta-Östradiol; Östriol, Östron)

- Weibliche Sexualhormone, die v. a. in den Eierstöcken, während der Schwangerschaft in der Plazenta, aber auch im Fettgewebe, in den Nebennieren und beim Mann im Hoden produziert werden.
- Im Zusammenspiel mit dem Gestagen steuern sie die Fortpflanzungsfähigkeit, haben aber auch Wirkungen auf Stoffwechsel, Blutgerinnung, Leber und Knochen.
- 17-beta-Östradiol ist das wirksamste Östrogen des Eierstocks, es wird v. a. im reifenden Follikel gebildet.
- Östriol wird v. a. in der Schwangerschaft aus kindlichen Hormonvorstufen in der Plazenta gebildet.
- Östron wird insbesondere in der Nebenniere gebildet.

Wo messbar?

Im Blutserum und -plasma

Anlass der Untersuchung

17-beta-Östradiol:

- Beurteilung der Funktion der Eierstöcke
- Verlaufskontrolle der hormonellen Therapie von Unfruchtbarkeit
- Eventuell zur Tumordiagnostik

Östriol:

- Kontrolle einer Risikoschwangerschaft
- Im Rahmen des Triple-Tests (Dreifachtest im Rahmen der pränatalen Diagnostik zwischen der 17. und 20. Schwangerschaftswoche) zur Beurteilung des Risikos für ein Down-Syndrom des Kindes
- Verdacht auf Wachstumsstörungen des ungeborenen Kindes

Referenz-/Normalwerte

- 17-beta-Östradiol:

Follikelphase:	30–300 ng/l
Ovulationsphase:	100–600 ng/l
Gelbkörperphase:	100–300 ng/l
Mädchen vor der Pubertät:	< 15 ng/l
Frauen in den Wechseljahren:	< 10 ng/l

- Freies Östriol (SSW = Schwangerschaftswoche):

bis 20. SSW:	0,6–3,5 ng/ml
21.–25. SSW:	0,83–4,49 ng/ml
26.–30. SSW:	2,2–9,46 ng/ml
31.–32. SSW:	3,8–12,5 ng/ml
33.–34. SSW:	5,0–13,0 ng/ml
35.–36. SSW:	6,15–17,9 ng/ml
37.–38. SSW:	9,0–27,0 ng/ml
39.–40. SSW:	13,8–31,2 ng/ml
41.–42. SSW:	16–40 ng/ml

- Östron:

Follikelphase:	37–140 ng/l
Ovulationsphase:	60–230 ng/l
Gelbkörperphase:	50–120 ng/l
Frauen in den Wechseljahren:	15–100 ng/l

Was kann ein erhöhter Wert bedeuten?

- 17-beta-Östradiol: seltene Östradiol-produzierende Tumoren
- Östriol: Mehrlingsschwangerschaft
- Östron: polyzystisches Eierstocksyndrom (PCO-Syndrom), Fettleibigkeit (meist besteht gleichzeitig ein verlängerter Menstruationszyklus von mehr als 35 Tagen)

Was kann ein niedriger Wert bedeuten?

- 17-beta-Östradiol: Funktionseinschränkung des Eierstocks, Gelbkörperschwäche, Zyklus ohne Eisprung
- Östriol: Wachstumsstörung des Kindes, Down-Syndrom

Das beeinflusst die Werte
Während und v. a. nach den Wechseljahren sinkt die Östradiolproduktion, und es kann sich ein Östrogenmangel entwickeln. Evtl. Hormontherapie mit Östrogenen.

Pankreas-Amylase, -Elastase, -Lipase → Amylase, Elastase 1, Lipase

Parathormon (PTH)

- In den Nebenschilddrüsen (Epithelkörperchen) gebildetes Hormon, das die Konzentrationen von → Kalzium und → Phosphat im Blut reguliert.
- Ein niedriger Kalziumspiegel bewirkt über eine erhöhte Freisetzung von Parathormon die vermehrte Rückresorption von Kalzium in der Niere im Austausch gegen Phosphat, die Mobilisierung von Kalzium und Phosphat aus den Knochen und die Stimulation der Bildung von aktivem Vitamin D in der Niere, das wiederum die Kalziumaufnahme aus dem Darm erhöht.
- Gemessen wird nur das intakte Parathormon, das 25 % des gesamten Parathormons im Blut ausmacht. Die restlichen 75 % bestehen aus Teilstücken des Parathormons.

Wo messbar?
Im Blutplasma, morgens nüchtern

Anlass der Untersuchung
- Differenzierung von Knochenkrankheiten
- Abklärung von erhöhten oder erniedrigten Kalziumspiegeln im Blut sowie von Harnsteinen und Verkalkungen in der Niere
- Kontrolluntersuchung bei chronischem Nierenversagen und schweren Verdauungsstörungen

Referenz-/Normalwerte
- Intaktes Parathormon (iPTH): 15–65 ng/l (1,5–6,5 pmol/l)

Was kann ein erhöhter Wert bedeuten?
- Vermehrte Bildung von Parathormon in den Nebenschilddrüsen (primärer Hyperparathyreoidismus), meist durch einen gutartigen Tumor
- Reaktiv erhöhte Parathormonbildung (sekundärer Hyperparathyreoidismus) bei Kalziummangel infolge eines chronischen Nierenversagens, bei schweren Verdauungsstörungen oder bei Vitamin-D-Mangel

Was kann ein niedriger Wert bedeuten?

- Eingeschränkte Funktion der Nebenschilddrüsen (Hypoparathyreoidismus), am häufigsten nach deren Schädigung oder versehentlicher Entfernung im Rahmen einer Schilddrüsenoperation
- Reaktive Erniedrigung von Parathormon bei erhöhtem Kalziumspiegel im Blut, z. B. bei Überdosierung von Vitamin D, bei vermehrter Kalziumfreisetzung durch bösartige Tumoren, Schilddrüsenüberfunktion

Das beeinflusst die Werte

Die Parathormonausschüttung steigt im Laufe des Tages an, deshalb sollte die Blutentnahme morgens erfolgen.

Phosphat

- → Mineralstoff (Seite 35), der wichtiger Bestandteil des Knochens (Kalziumphosphat) und durch Bildung von energiereichen Molekülen (Adenosintriphosphat) wesentlich an der Bereitstellung von Energie beteiligt ist.

Wo messbar?

Im Blutserum und -plasma, 24-h-Sammelurin

Anlass der Untersuchung

- Zusammen mit Kalzium zur Beurteilung des Kalziumstoffwechsels
- Abklärung von Knochenerkrankungen
- Kontrolluntersuchung bei chronischem Nierenversagen und Harnsteinen, nach Schilddrüsenoperationen, bei schweren Verdauungsstörungen und dauerhaftem Alkoholmissbrauch

Referenz-/Normalwerte

- Blut: 2,6–4,5 mg/dl (0,84–1,45 mmol/l)
- 24-h-Sammelurin: 0,7–1,2 g/24 h (23–40 mmol/24 h)

- **Was kann ein erhöhter Wert bedeuten?**
- Chronisches Nierenversagen
- Hypo- und Pseudohypoparathyreoidismus (→ Parathormon)

Was kann ein niedriger Wert bedeuten?

- Primärer Hyperparathyreoidismus
- Verdauungsstörungen, Vitamin-D-Mangel-Rachitis, Alkoholismus, schwere Verbrennungen
- Familiäre Hypophosphatämie

Das beeinflusst die Werte

- Leistungssport, insbesondere Bodybuilding sowie die Behandlung mit aluminiumhaltigen Medikamenten können zu einer Erniedrigung der Phosphatkonzentration im Blut führen.
- Erhöhte Blutfette, ein vermehrter Gehalt an Bilirubin und eine Hämolyse in der Blutprobe können erhöhte Phosphatwerte vortäuschen.

Phosphatasen → alkalische Phosphatase, → saure Phosphatase

Porphyrine

- Porphyrine sind Stoffwechselzwischenprodukte bei der Bildung des im Hämoglobin enthaltenen Häm, die über delta-Aminolävulinsäure, Porphobilinogen, Uro-, Kopro-, Protoporphyrinogen und Protoporphyrin zum Häm führen.
- Erbliche Störungen in der Hämoglobin-Bildung führen zu einer Anhäufung von bestimmten Porphyrinen und ihrer Vorstufen (delta-Aminolävulinsäure, Porphobilinogen), die vermehrt im Urin ausgeschieden werden. Die dadurch verursachten Erkrankungen gehen u. a. mit Bauchkoliken und neurologisch-psychiatrischen Symptomen (akute hepatische Porphyrie) oder mit Hautveränderungen und einer erhöhten Lichtempfindlichkeit (chronische hepatische Porphyrie oder erythropoetische Porphyrie) einher.
- Zur genauen Differenzierung der verschiedenen Porphyrien werden v. a. die Porphyrinvorstufen und die Gesamtporphyrine, nicht selten auch einzelne Porphyrine im Urin, gelegentlich auch im Stuhl und im Blut, bestimmt.

Wo messbar?

Im 24-h-Sammelurin

Anlass der Untersuchung

- Verdacht auf hepatische oder erythropoetische Porphyrie, z. B. bei unklaren immer wiederkehrenden Bauchschmerzen, neurologischen und psychiatrischen Symptomen, Hautveränderungen oder erhöhter Lichtempfindlichkeit
- Abklärung eines dunkel gefärbten Urins
- Verdacht auf Bleivergiftung

Referenz-/Normalwerte

- delta-Aminolävulinsäure: 250–6400 µg/24 h (2–49 µmol/24 h)
- Porphobilinogen: 100–1700 µg/24 h (0,5–7,5 µmol/24 h)
- Gesamtporphyrine: › 120 µg/24 h

Was kann ein erhöhter Wert bedeuten?

- delta-Aminolävulinsäure: stark erhöht bei akuter intermittierender hepatischer Porphyrie und akuter Bleivergiftung; leicht erhöht bei Porphyria variegata, hereditärer Koproporphyrie, Porphobilinogensynthase-Defekt und chronischer Bleivergiftung
- Porphobilinogen: akute hepatische Porphyrien, akute und chronische Bleivergiftung (hier nur geringe Erhöhung)
- Porphyrine: stark erhöht bei erythropoetischer Porphyrie; leicht erhöht bei akuten und chronischen hepatischen Porphyrien, erythrophoetischer Protoporphyrie, verschiedenen Leber-, Blut- und Stoffwechselkrankheiten, Vergiftungen mit Alkohol, Medikamenten, Blei oder Chemikalien

Was kann ein niedriger Wert bedeuten?

- Ohne Krankheitswert

Das beeinflusst die Werte

Falsch hohe Werte von Porphobilinogen werden unter der Behandlung mit Phenothiazinen gemessen.

Progesteron

- Zu den Gestagenen gehörendes Gelbkörperhormon, das nach dem Eisprung im Eierstock, d. h. im Gelbkörper, gebildet wird. Es wandelt die Gebärmutterschleimhaut für die Einnistung des befruchteten Eis um.

Wo messbar?

Im Blutplasma, -serum

Anlass der Untersuchung

- Abklärung von Zyklusstörungen sowie Ursachensuche für ungewollte Kinderlosigkeit (Beurteilung der Gelbkörperhormonfunktion, Nachweis des Eisprungs)

Referenz-/Normalwerte

Erwachsene Frauen:

- Follikelphase: ‹ 1,0 µg/l (3,2 nmol/l)
- Gelbkörperphase: ≥ 8,0 µg/l (22 nmol/l)
- Frauen in den Wechseljahren: ‹ 1,0 µg/l (3,2 nmol/l)

Was kann ein erhöhter Wert bedeuten?

- Schwangerschaft (bei kontinuierlichem Anstieg des Progesteronwertes)

Was kann ein niedriger Wert bedeuten?

- Eingeschränkte Gelbkörperhormonfunktion (Corpus-luteum-Insuffizienz)

Das beeinflusst die Werte

- Zu einem natürlichen Anstieg der Werte kommt es nach dem Eisprung mit Maximalwerten 6–8 Tage nach dem Eisprung.
- Ein deutlicher Abfall der Werte erfolgt drei Tage vor Beginn der Monatsblutung.
- Hormontherapie mit Gestagenen.

Protein → Gesamteiweiss

PSA (Prostataspezifisches Antigen)

- PSA ist ein mit einem Kohlenhydrat verbundener Eiweißstoff, der in den Schleimhautzellen der Prostata gebildet wird.
- Es ist in hoher Konzentration in der Samenflüssigkeit enthalten und gelangt in geringen Mengen ins Blut.
- Dient als → Tumormarker für Prostatakrebs.

Wo messbar?

Im Blutserum und -plasma

Anlass der Untersuchung

- Therapie- und Verlaufskontrolle eines Prostatakarzinoms
- Zusammen mit anderen Untersuchungen Diagnose eines Prostatakarzinoms

Referenz-/Normalwerte

- < 4 µg/l

Was kann ein erhöhter Wert bedeuten?

- Prostatakarzinom
- Gutartige Prostatavergrößerung
- Prostataentzündung und Prostatainfarkt

Was kann ein niedriger Wert bedeuten?

- Ohne Krankheitswert

Das beeinflusst die Werte

- Bei Verlaufskontrollen sollte immer der gleiche Test zur PSA-Bestimmung herangezogen werden.

P

- Nach rektaler Tastuntersuchung, stärker nach Entnahme einer Gewebeprobe aus der Prostata kann der PSA-Wert ansteigen.
- Bestimmte Medikamente zur Behandlung der gutartigen Prostatavergrößerung führen zu einer Verringerung der PSA-Konzentration im Blut.

PTT (Partielle Thromboplastinzeit)

- → Blutgerinnungsstörungen (Seite 193)
- Funktionstest, der Verminderungen bzw. Störungen der Gerinnungsfaktoren I und II, V sowie VIII bis XII (endogen aktiviertes System) erfasst.
- Zum Einsatz kommt fast ausschließlich die aktivierte partielle Thromboplastinzeit (APTT).

Wo messbar?

Im Blutplasma

Anlass der Untersuchung

- Suchtest zur Abklärung von Gerinnungsstörungen
- Ausschluss bzw. Diagnose einer Gerinnungsstörung vor operativen Eingriffen
- Überwachung einer Behandlung mit Heparin

Referenz-/Normalwerte

- 26–36 Sekunden

Was kann ein erhöhter Wert bedeuten?

- Behandlung mit Heparin, auch Behandlung mit Cumarinen
- Bluterkrankheit: Hämophilie A, Hämophilie B; von-Willebrand-Syndrom; angeborener Mangel an anderen Gerinnungsfaktoren
- Bildung von Hemmstoffen gegen Gerinnungsfaktoren

Was kann ein niedriger Wert bedeuten?

- Ohne Krankheitswert

Das beeinflusst die Werte

Zu lange venöse Stauung, zu schnelles Abziehen des Blutes bei der Blutabnahme; Penicilline und Valproinsäure verlängern die PTT.

PTZ (Plasmathrombinzeit)

- Die Plasmathrombinzeit erfasst den letzten Schritt der Blutgerinnung (→ Gerinnung, Seite 33), nämlich die durch Thrombin vermittelte Bildung von Fibrin und die Zusammenballung von Fibrinfäden im Gerinnsel.

Wo messbar?

Im Blutplasma

Anlass der Untersuchung

- Suchtest zur Diagnose von Fibrinbildungsstörungen
- Überwachung der fibrinolytischen Therapie und der Heparintherapie
- Differenzierung einer → Blutgerinnungsstörung (Seite 193), zusammen mit anderen Tests

Referenz-/Normalwerte

- 16–24 Sekunden

Was kann ein erhöhter Wert bedeuten?

- Fibrinolytische Therapie oder Heparintherapie
- Fibrinmangelzustände, angeborene Störungen der Fibrinbildung, Antikörper gegen Fibrin
- Verbrauchskoagulopathie, Hyperfibrinolyse

Was kann ein niedriger Wert bedeuten?

- Ohne Krankheitswert, evtl. Hinweis auf erhöhte Fibrinogenkonzentration im Blutplasma

Das beeinflusst die Werte

Zu lange venöse Stauung, zu schnelles Abziehen des Blutes bei der Blutabnahme

Pyridinium Cross-links

- Pyridinolin und Desoxypyridinolin sind Abbauprodukte von Knochenkollagen und stellen die Querverbindungen von deren Verknüpfung dar (so genannte »Cross-links«).
- Vor allem Desoxypyridinolin kommt fast ausschließlich im Knochen vor, wird wie Pyridinolin beim Knochenabbau freigesetzt und in den Urin ausgeschieden.
- Die Pyridinium Cross-links werden im Urin in Bezug zu → Kreatinin gemessen, da bei einer evtl. vorliegenden Nierenfunktionseinschränkung (Kreatininclearance erniedrigt!) die absoluten Werte keine Aussagekraft hätten.

P

Wo messbar?
Im Morgenurin

Anlass der Untersuchung
- Nachweis eines gesteigerten Knochenabbaus (Osteoporose), insbesondere während der Wechseljahre oder bei Krankheiten, die mit einem gesteigerten Knochenabbau einhergehen
- Verlaufskontrolle bei einer Behandlung mit Hormonen oder Bisphosphonaten, die oft zur Behandlung von Osteoporose eingesetzt werden

Referenz-/Normalwerte
Frauen vor den Wechseljahren und Männer:
- Desoxypyridinolin: 1,8–9,0 µg/g Kreatinin
- Pyridinolin: 17–60 µg/g Kreatinin

Was kann ein erhöhter Wert bedeuten?
- Osteoporose nach den Wechseljahren
- Hyperparathyreoidismus, Paget-Krankheit
- Vitamin-D-Mangel
- Rheumatische Erkrankungen
- Karzinome mit Knochenmetastasen
- Schilddrüsenüberfunktion

Was kann ein niedriger Wert bedeuten?
- Ohne Krankheitswert

Das beeinflusst die Werte
Bei Bettruhe und in der Schwangerschaft steigen die Werte an. Unter einer Behandlung mit Östrogenen, Bisphosphonaten und Calcitonin können erhöhte Werte wieder abfallen.

Quecksilberbestimmung
→ DMPS-Mobilisationstest

Quick (Thromboplastinzeit, TPZ)

- Der Quick-Wert (Thromboplastinzeit) ist ein Funktionstest, der Verminderungen bzw. Störungen der Gerinnungsfaktoren I und II, V, VII und X (exogen aktiviertes System) erfasst.
- Bei Patienten, die durch die Bildung von Blutgerinnseln und deren Verschleppung (Embolien) gefährdet sind (z. B. bei tiefen Venenthrombosen oder Vorhofflimmern) wird zur Über-

wachung der Behandlung der Quick-Wert bestimmt. Dieser ist zunächst jedoch nicht standardisiert und kann deshalb von Labor zu Labor variieren. Um die einzelnen Quick-Werte auf einen vergleichbaren Wert zu bringen, wird gleichzeitig der standardisierte INR (international normalized ratio) angegeben.

Wo messbar?

Im Blutplasma, Kapillarblut

Anlass der Untersuchung

- Suchtest zur Abklärung von Gerinnungsstörungen
- Ausschluss bzw. Diagnose einer Gerinnungsstörung vor operativen Eingriffen
- Überwachung der Behandlung mit oralen Antikoagulanzien (z. B. Cumarine)
- Verlaufskontrolle bei schweren Lebererkrankungen und Vitamin-K-Mangel

Referenz-/Normalwerte

- Prozent der Norm: 70–130 %

Therapeutischer Bereich für Menschen, die mit Cumarinen behandelt werden (siehe oben):

- Prozent der Norm: 15–36 %
- INR: 2,0–3,5

Was kann ein erhöhter Wert bedeuten?

- Ohne Krankheitswert, stark erhöhte Werte müssen überprüft werden

Was kann ein niedriger Wert bedeuten?

- Behandlung mit oralen Antikoagulanzien (Cumarinen)
- Schwere Lebererkrankungen mit verminderter Bildung von Gerinnungsfaktoren
- Vitamin-K-Mangel
- Angeborener Mangel an Gerinnungsfaktoren
- Verbrauchskoagulopathie, Hyperfibrinolyse

Das beeinflusst die Werte

Zu lange venöse Stauung, zu schnelles Abziehen des Blutes bei der Blutabnahme; Penicillin bewirkt eine eine Erhöhung des Quick-Wertes.

RDW

- RDW (red cell distribution width = Streuung der Erythrozytendurchmesser) bezeichnet die so genannte Verteilungsbreite der roten → Blutkörperchen; gibt Auskunft, ob die Blutkörperchen unterschiedlich oder eher gleich groß und von unterschiedlicher oder gleicher Form sind.
- Gehört zusammen mit → MCH, MCV und MCHC zu den Erythrozytenindizes und wird im Rahmen des kleinen (roten) → Blutbilds zusammen mit diesen bestimmt.

Wo messbar?

Im Vollblut

Anlass der Untersuchung

- Ursächliche Abklärung und Klassifizierung einer Anämie

Referenz-/Normalwerte

- 15,8 ± 2,9 %

(Werte sind geräteabhängig)

Was kann ein erhöhter Wert bedeuten?

- Sehr hohe Werte: akute hämolytische Anämie
- Eisenmangelanämie (bei gleichzeitig erniedrigtem MCV-Wert)
- Chronische Knochenmarkerkrankung (Osteomyelofibrose, bei normalem MCV-Wert)
- Anämie durch Vitamin-B_{12}-Mangel (bei gleichzeitig erhöhtem MCV-Wert)

Was kann ein niedriger Wert bedeuten?

- Ohne Krankheitswert

Das beeinflusst die Werte

Einnahme von Medikamenten zur Behandlung einer Anämie

Renin

- Enzym, das in den Nieren gebildet wird.
- Spielt im Rahmen des Renin-Angiotensin-Aldosteron-Systems (→ Aldosteron) eine wichtige Rolle bei der Blutdruckregulation.
- Wird vermehrt ausgeschüttet bei Natriummangel, einem verminderten Blutvolumen sowie bei einer verringerten Durchblutung der Nieren (z. B. bei einem akuten Abfall des Blutdrucks).

Wo messbar?

Im Blutserum oder -plasma

Anlass der Untersuchung

- Ausschluss eines renalen Bluthochdrucks
- Abklärung bzw. Differenzierung eines Hyperaldosteronismus (zusammen mit der Bestimmung von Aldosteron, Natrium und Kalium sowie evtl. anderen Tests)
- Verdacht auf Renin produzierende Tumoren

Referenz-/Normalwerte

- Blutserum: liegend 3–19 ng/l, aufrecht 5–40 ng/l

Keine Medikamente vor dem Renintest

Eine Woche vor Probenentnahme sind folgende Medikamente abzusetzen: harntreibende Medikamente (Diuretika), Abführmittel, Kortikoide, Antidepressiva, Medikamente mit blutdrucksenkender Wirkung (z. B. ACE-Hemmer), östrogenhaltige Anti-Baby-Pille, Kaliumpräparate

Was kann ein erhöhter Wert bedeuten?

- Nierenerkrankungen, Verengung der Nierenarterien
- Schwere »maligne« Hypertonie
- Renin produzierender Tumor
- Natrium- und Flüssigkeitsmangel, z. B. bei Missbrauch von Abführ- oder Entwässerungsmitteln
- Ausgeprägte Wassereinlagerungen im Gewebe
- Seltene hormonelle Erkrankungen, wie z. B. adrenogenitales Syndrom, Bartter-Syndrom (Seite 43)
- Einnahme von Kalziumantagonisten, Captopril, hochdosiertem Lithium, harntreibenden Mitteln u. a.

Was kann ein niedriger Wert bedeuten?

- Primärer Hyperaldosteronismus, d. h. unkontrolliert erhöhte Bildung von Aldosteron, meist durch einen gutartigen Tumor der Nebennierenrinde, seltener durch eine Vergrößerung beider Nebennierenrinden, woraufhin die Reninproduktion abnimmt
- Einnahme von Medikamenten, wie z. B. Betablocker, Fingerhutpräparate, bestimmte Schmerzmittel, Langzeitbehandlung mit Heparin
- Cushing-Syndrom (krankhaft erhöhte Bildung von Cortisol in einer der beiden Nebennieren)

Das beeinflusst die Werte

- Reninwerte sind morgens am höchsten und ab dem späten Nachmittag am niedrigsten.
- Erhöhte Werte bei körperlicher Arbeit, in der Schwangerschaft, bei Austrocknung (Dehydratation), Magersucht, bei geringer Kaliumzufuhr sowie salzreicher Kost.
- Erniedrigte Werte bei salzarmer Kost oder sehr hoher Kaliumzufuhr.

RETIKULOZYTEN

- Junge rote → Blutkörperchen, die noch Reste von Kernmaterial enthalten und aus denen dann die reifen kernlosen roten Blutkörperchen hervorgehen.

Wo messbar?

Im Vollblut

Anlass der Untersuchung

- Differenzierung von Anämien
- Verlaufskontrolle einer Anämiebehandlung (v. a. einer Mangelanämie)

Referenz-/Normalwerte

- 0,5–2 % (abhängig von der jeweiligen Labormethode)

Was kann ein erhöhter Wert bedeuten?

- Hämolytische Anämien
- Akuter Blutverlust
- Behandlung von Mangelanämien (z. B. bei Eisen-, Kupfer-, Folsäure, Vitamin-B_6- oder Vitamin-B_{12}-Mangel)
- Regeneration des Knochenmarks nach Knochenmarksschädigung (z. B. durch Medikamente)

Was kann ein niedriger Wert bedeuten?

- Anämie infolge von Eisen- oder Kupfermangel bzw. Vitamin-B_6-, Vitamin-B_{12}- oder Folsäuremangel
- Anämie infolge einer chronischen Erkrankung (z. B. Infektion, maligner Tumor)
- Chronische Niereninsuffizienz
- Anämie bei Knochenmarksschädigung

Das beeinflusst die Werte

Die Werte sind stark abhängig von der Untersuchungsmethode sowie vom → Hämatokrit.

Rhesusfaktor (Rh-Faktor)

- Beim Rhesusfaktor handelt es sich um eine Gruppe von Blutgruppenantigenen, die sich auf der Oberfläche der roten → Blutkörperchen befinden.
- Das wichtigste Rhesusblutgruppen-Antigen ist Rhesus D, eine geringere immunogene Wirkung haben C, c, E, e und weak D.
- Menschen mit Rhesusantigen D werden als rhesuspositiv bezeichnet. Fehlt das Antigen, sind sie rhesusnegativ.
- Rhesusnegative Menschen bilden nach dem Kontakt mit rhesuspositivem Blut (durch eine Bluttransfusion oder während der Geburt eines rhesuspositiven Kindes) Rhesusantikörper. Bei erneutem Kontakt mit rhesuspositivem Blut kann es zu einem schweren Transfusionszwischenfall oder beim Kind zu einer schweren und häufig bereits im Mutterleib tödlichen Hämolyse (Rhesuserythroblastose) kommen.

Wo messbar?

Im Vollblut

Anlass der Untersuchung

- Ermittlung von Rhesusantikörpern bei rhesusnegativen Personen, und zwar zur Vermeidung eines Transfusionszwischenfalls bei einer Bluttransfusion sowie zur frühzeitigen Behandlung einer Rhesuserythroblastose des Kindes im Mutterleib (Zweit- oder Drittgeborenes) durch Rhesusantikörper der rhesusnegativen Mutter

Referenz-/Normalwerte

- Je nach Labormethode unterschiedlich, bei Nachweis von Antikörpern gegen Rhesusantigene ist die Höhe des Antikörpertiters für mögliche Zwischenfälle von Bedeutung.

Was kann ein positiver Befund bedeuten?

- Nachweis von Rhesusantikörpern; deren Vorhandensein bedeutet die Gefahr eines Transfusionszwischenfalls bei Transfusion rhesus-inkompatiblen Blutes und bei einer Schwangeren mit möglicherweise rhesuspositivem Kind die Gefahr der Schädigung des Kindes.

Was kann ein negativer Befund bedeuten?

- Rhesusantikörper sind nicht vorhanden, können sich aber durch Sensibilisierung nach Gabe von Blut mit Rhesusantigen oder nach der Geburt eines rhesuspositiven Kindes bilden.

Rheumafaktoren

- Gruppe von Autoantikörpern, die unterschiedlichen Immunglobulinklassen angehören und gegen körpereigenes → Immunglobulin G gerichtet sind (→ Antigene/Antikörper, Seite 30).
- Rheumafaktoren sind nicht spezifisch für die → rheumatoide Arthritis (Seite 234), sondern kommen auch bei anderen rheumatischen und nicht-rheumatischen Erkrankungen sowie gelegentlich bei Gesunden vor.
- Die Höhe der Werte kann Aufschluss über die Erkrankungsschwere geben.

Wo messbar?

Im Blutserum, Gelenkflüssigkeit

Anlass der Untersuchung

- Verdacht auf rheumatoide Arthritis
- Verdacht auf essenzielle gemischte Kryoglobulinämie (Typ 2)

Referenz-/Normalwerte

- $<$ 10 IU/ml

Was kann ein erhöhter Wert bedeuten?

- Rheumatoide Arthritis
- Andere rheumatische Erkrankungen, z. B. Sjögren-Syndrom, systemischer Lupus erythematodes, Mischkollagenosen
- Essenzielle gemischte Kryoglobulinämie
- Chronische Lebererkrankungen (z. B. chronische Hepatitis)
- Chronisch-entzündliche Lungenerkrankungen
- Infektionen

Was kann ein niedriger Wert bedeuten?

- Ohne Krankheitswert

Das beeinflusst die Werte

Mit höherem Lebensalter steigen die Werte an (ohne Krankheitswert).

Saure Phosphatase (SP)

- Die Gesamt-SP besteht aus einer Gruppe von ähnlichen Enzymen (Isoenzymen), die bei bestimmten Krankheiten auch getrennt bestimmt werden können. In den meisten Fällen genügt jedoch die Bestimmung der Gesamt-SP.
- SP kommt in allen Körperzellen vor, mit besonders hoher Aktivität in Leber, Milz, Knochen, Prostata, sowie in roten Blutkörperchen und Blutplättchen.
- Setzt bei einem sauren pH-Wert (um pH 5) des Blutes Phosphate aus Verbindungen mit anderen Substanzen frei.

Wo messbar?

Im Blutserum, -plasma

Anlass der Untersuchung

- Verdacht auf bestimmte Knochenerkrankungen
- Verdacht auf Prostatakrebs (hier evtl. Bestimmung des → PSA)

Referenz-/Normalwerte

- 4,8–13,5 U/l

Was kann ein erhöhter Wert bedeuten?

- Prostatakrebs, aber auch bei gutartiger Prostatavergrößerung, Prostataentzündung und nach Untersuchung der Prostata erhöht
- Knochenerkrankungen, z. B. Paget-Krankheit, Knochenkrebs und Knochenmetastasen
- Gaucher-Krankheit (zu den Lipidspeicherkrankheiten zählende Erbkrankheit, bei der sich durch einen Enzymdefekt Fett- und Kohlenhydratmoleküle an Organen ansammeln und dort Schädigungen hervorrufen)
- Leukämie, Polycythaemia vera, megaloblastäre Anämie

Was kann ein niedriger Wert bedeuten?

- Kommt praktisch nicht vor

Das beeinflusst die Werte

Erhöhte Werte ohne Krankheitswert findet man beim Knochenwachstum bei Heranwachsenden; vermehrte Zerstörung der roten Blutkörperchen in der Blutprobe führt zu falsch hohen Werten.

Schilddrüsenantikörper

- Im Rahmen einer Autoimmunerkrankung gebildete Antikörper, die sich gegen verschiedene Strukturen der Schilddrüse richten und ganz unterschiedliche Krankheitsbilder verursachen.
- Schilddrüsenperoxidase-Antikörper (TPO-AK) richten sich gegen ein in den Mikrosomen der Zellen befindliches Enzym und führen zu einer langsamen Zerstörung der Zellen.
- TSH-Rezeptor-Antikörper (TSH-R-AK) richten sich gegen auf den Schilddrüsenzellen befindliche Bindungsstellen für das Hypophysenhormon → TSH und regen oft wie das natürliche TSH die Schilddrüse zur Freisetzung von Schilddrüsenhormonen an. In seltenen Fällen können sie auch blockierend wirken.
- Daneben gibt es noch weitere, aber diagnostisch weniger bedeutsame Antikörper, z. B. gegen → Thyreoglobulin, → Trijodthyronin und → Thyroxin.

Wo messbar?

Im Blutserum

Anlass der Untersuchung

- Differenzierung einer Schilddrüsenüber- oder -unterfunktion
- Verdacht auf Schwangerschafts- oder nachgeburtliche Schilddrüsenentzündung

Referenz-/Normalwerte

- Abhängig von der angewandten Untersuchungsmethode

Was kann ein erhöhter Wert bedeuten?

TPO-AK:

- Bei chronischer autoimmuner Schilddrüsenentzündung (Hashimoto-Thyreoiditis) in 90 % der Fälle erhöht
- Leicht bis mäßig erhöhte TPO-AK auch bei anderen Immunerkrankungen, wie z. B. Addison-Krankheit, Typ-1-Diabetes mellitus, chronische Hepatitis B und C

TSH-R-AK:

- Bei immunogener Schilddrüsenüberfunktion (Basedow-Krankheit) in 80 % der Fälle erhöht
- Selten auch bei chronischer autoimmuner Schilddrüsenentzündung (Hasimoto-Thyreoiditis)

Was kann ein niedriger Wert bedeuten?
- Ohne Krankheitswert

Das beeinflusst die Werte
TPO-AK werden auch bei gesunden Menschen gefunden, insbesondere im höheren Alter. Bei Frauen kommen sie häufiger vor als bei Männern.

Schwangerschaftstest

- Alle modernen Schwangerschaftstests basieren auf dem Nachweis des Hormons HCG (humanes Choriongonadotropin).
- Wird während der Schwangerschaft von der Plazenta gebildet und steigt besonders stark zwischen der 8. und 19. Schwangerschaftswoche an, um dann langsam wieder abzufallen.

Wo messbar?
Im Urin, Blutserum

Anlass der Untersuchung
- Bestätigung und Kontrolle einer Schwangerschaft

Referenz-/Normalwerte
- Schwangerschaftstest positiv ab 50 U/l im Urin und ab 10 U/l im Blutserum
- 8.–12. Schwangerschaftswoche: 10 000–230 000 U/l im Urin

Was kann ein erhöhter Wert bedeuten?
- Schwangerschaft
- Besteht keine Schwangerschaft: → Tumormarker

Was kann ein niedriger Wert bedeuten?
- Im Rahmen der Schwangerschaft droht bei niedrigen Werten eine Fehlgeburt.
- Fehlender Anstieg weist möglicherweise auf eine Extrauterinschwangerschaft hin.

Das beeinflusst die Werte
Es gibt keine Einflussfaktoren.

Selen

- Dient in erster Linie der Abschätzung einer Selenmangelversorgung. Neben einer einseitigen Ernährung kann ein Selenmangel auch mit verschiedenen Krankheiten einhergehen, wobei bis heute nicht geklärt ist, ob die Erkrankungen die Ursache für den Selenmangel sind oder umgekehrt.

- Außerdem wird der Selenwert bestimmt, wenn der Verdacht auf eine akute oder chronische Selenvergiftung (z. B. infolge einer unkontrollierten Selbstmedikation oder berufsbedingt) besteht.
- Selen ist ein für den menschlichen Organismus lebensnotwendiges Spurenelement, das viele wichtige Funktionen im Stoffwechsel hat. So scheint Selen z. B. bei der körpereigenen Abwehr eine wichtige Rolle zu spielen.

Wo messbar?

Im Blutserum, 24-h-Sammelurin

Anlass der Untersuchung

- Verdacht auf Selenmangelversorgung
- Abklärung von Symptomen, die auf eine akute (z. B. Reizung der Atemwege und der Augen) oder chronische Selenvergiftung (z. B. anhaltender Knoblauchgeruch der Atemluft, Reizung der oberen Luftwege, Nervosität) hinweisen

Referenz-/Normalwerte

Blutserum:

- Kleinkinder: 58–116 µg/l (0,74–1,47 µmol/l)
- Schulkinder: 69–121 µg/l (0,88–1,54 µmol/l)
- Erwachsene: 74–139 µg/l (0,94–1,77 µmol/l)

24-h-Sammelurin:

- Erwachsene: 5–30 µg/24h (0,06–0,38 µmol/24h)

Was kann ein erhöhter Wert bedeuten?

- Akute oder chronische Selenvergiftung

Was kann ein niedriger Wert bedeuten?

- Selenmangel als Ursache oder Begleiterscheinung von: chronischer Niereninsuffizienz, Mangelernährung (z. B. künstliche Ernährung oder einseitige Diät), (alkoholbedingter) Leberzirrhose, Herz-Kreislauf-Erkrankungen, (erblich bedingtem) Muskelschwund, Tumorerkrankungen, Sichelzellanämie, bestimmten Hauterkrankungen, rheumatoider Arthritis, Mukoviszidose

Das beeinflusst die Werte

Der Referenzwert ist stark alters- und ernährungsabhängig.

Spermiogramm

- Analyse der Samenflüssigkeit hinsichtlich Farbe, Volumen, Geruch, pH-Wert, Anzahl, Beweglichkeit und Zellformung.
- Zur endgültigen Beurteilung einer möglichen Funktionsbeeinträchtigung der Spermien werden in der Regel zwei bis drei Ejakulatuntersuchungen innerhalb von drei Monaten vorgenommen.
- Die Probe wird durch Masturbation gewonnen; davor sollte bis zu sechs Tagen sexuelle Enthaltsamkeit geübt werden.

Wo messbar?

Im Ejakulat

Anlass der Untersuchung

- Ursachensuche bei ungewollter Kinderlosigkeit

Referenz-/Normalwerte

- Ejakulatvolumen: ≥ 2,0 ml
- pH-Wert: 7,2–8,0
- Spermienkonzentration: ≥ 20 Mio. Spermien/ml
- Gesamte Spermienzahl: ≥ 40 Mio. Spermien/Ejakulat
- Beweglichkeit: ≥ 50 % Spermien mit Vorwärtsbeweglichkeit
- Aussehen: ≥ 30 % normal geformte Spermien
- Vitalität: ≥ 75 % vitale Spermien

Was kann ein veränderter Wert bedeuten?

- Hodenfunktionsstörung (zur endgültigen Ursachenklärung sind weitere Untersuchungen notwendig)

Das beeinflusst die Werte

Hohes Lebensalter, Ruhe, seltener Samenerguss

Spurenelemente (Seite 36; → Kupfer)

Testosteron

- Wichtigstes männliches Sexualhormon (Androgen), das in den Hoden, der Nebennierenrinde und in geringen Mengen auch in den Eierstöcken gebildet wird. Die Testosteronbildung wird vom Hypophysenvorderlappenhormon → LH gesteuert.
- Im Blut wird Testosteron an SHBG (Sexualhormon-bindendes Globulin) und an Albumin gebunden transportiert.
- Bewirkt die Entwicklung der männlichen Geschlechtsorgane und der sekundären Geschlechtsmerkmale, regt die Samen-

produktion an, steigert den Geschlechtstrieb und hat zahlreiche weitere Wirkungen.
- Wegen starker Tagesschwankungen sollte die Messung immer morgens zwischen 7 und 9 Uhr durchgeführt werden; möglichst gleichzeitig SHBG bestimmen, da der Gesamttestosteronwert von der Bindung an dieses Transporteiweiß abhängig ist. Alternativ kann auch das freie, biologisch aktive Testosteron bestimmt werden.

Wo messbar?

Im Blutserum

Anlass der Untersuchung

- Männer: Impotenz, Entwicklungsstörungen, einige Krebsarten
- Frauen: Ausbleiben der Menstruation (Amenorrhö), Vermännlichung

Referenz-/Normalwerte

- Jungen vor der Pubertät: 0,3–1,2 ng/ml (1–4 nmol/l)
- Erwachsene Männer: 3,5–8,6 ng/ml (12–30 nmol/l)
- Frauen: bis 0,86 ng/ml (bis 0,3 nmol/l)

Was kann ein erhöhter Wert bedeuten?

- Bei Männern: Hodentumoren, Nebennierentumor, Doping mit Androgenen, Androgenresistenz, Androgenrezeptor-Defekte
- Bei Frauen: Amenorrhö, Hirsutismus, adrenogenitales Syndrom, Eierstock- oder Nebennierenrindentumor

Was kann ein niedriger Wert bedeuten?

- Bei Männern und Frauen: Fettsucht (Adipositas), schwere Erkrankungen, insbesondere von Leber, Nieren, Herz und Kreislauf, Funktionseinschränkung der Nebennierenrinde, Stress-Situationen, Operationen, Magersucht, Alkohol- und Drogenmissbrauch, die Einnahme von bestimmten Medikamenten
- Bei Männern: Klinefelter-Syndrom, Hyperprolaktinämie
- Bei Frauen: nach den Wechseljahren, unter der Anti-Baby-Pille

Das beeinflusst die Werte

- Erniedrigte SHBG-Konzentrationen führen zu einem erniedrigten Gesamttestosteronspiegel und umgekehrt. In der zweiten Zyklushälfte werden bei Frauen höhere Werte gemessen als in der ersten.
- Kurze körperliche Anstrengung erhöht den Testosteronwert, längere erschöpfende Arbeit senkt ihn.

Thromboplastinzeit (TPZ) → Quick

Thrombozyten → Blutplättchen

Thyreoglobulin (Tg)

- In der Schilddrüse gebildetes Eiweiß, das an der Produktion und Speicherung der Schilddrüsenhormone beteiligt ist.
- In geringen Mengen ist Thyreoglobulin auch beim Gesunden im Blut nachweisbar.

Wo messbar?

Im Blutserum und -plasma

Anlass der Untersuchung

- Tumormarker zur Verlaufskontrolle des differenzierten Schilddrüsenkarzinoms nach operativer Schilddrüsenentfernung und Radiojodtherapie

Referenz-/Normalwerte

- Bis 50 µg/l; nach Schilddrüsenentfernung < 1 ng/l

Die Thyreoglobulinkonzentration muss immer mit der gleichen Methode bestimmt werden, da die Werte der verschiedenen Untersuchungen stark schwanken.

Was kann ein erhöhter Wert bedeuten?

- Nach Entfernung der Schilddrüse: Hinweis auf Metastasen (Wert mehrmals messen!)
- Bei vorhandener Schilddrüse: Schilddrüsenvergrößerung, insbesondere Knotenstruma, Basedow-Krankheit, autonomes Schilddrüsenadenom, subakute Schilddrüsenentzündung

Was kann ein niedriger Wert bedeuten?

- Hinweis auf fehlende Schilddrüsenanlage bei angeborener Schilddrüsenunterfunktion
- Absichtliche (v. a. zur Gewichtsabnahme) oder versehentliche Überdosierung von Schilddrüsenhormonen

Das beeinflusst die Werte

Antikörper gegen Thyreoglobulin

Thyroxin (T4)

- Zusammen mit → Trijodthyronin (T3) in der Schilddrüse gebildetes jodhaltiges Schilddrüsenhormon, das dort in → Thyreoglobulin gespeichert und nach Stimulation durch TSH ins Blut abgegeben wird.
- Im Blut zum größten Teil an Eiweiße (Thyroxin bindendes Globulin u. a.) gebunden, nur der geringe Anteil des freien Thyroxins (FT4) im Blut ist biologisch wirksam.
- Aus Thyroxin wird – je nach Bedarf eines Organs – das stärker wirksame Trijodthyronin gebildet.
- Thyroxin und Trijodthyronin steigern Grundumsatz und Stoffwechsel, fördern das Wachstum, die körperliche und geistige Entwicklung und haben eine Vielzahl weiterer Wirkungen auf verschiedene Körperfunktionen.

Wo messbar?

Im Blutserum

Anlass der Untersuchung

- Weiterführende Untersuchung bei Erhöhung oder Erniedrigung von TSH
- Klinischer Verdacht auf Unter- oder Überfunktion der Schilddrüse; Verdacht auf seltene Störungen der Schilddrüsenfunktion
- Kontrolle einer Behandlung mit Schilddrüsenhormonen

Referenz-/Normalwerte

- Gesamt-T4 (TT4): 55–110 µg/l (77–142 nmol/l)
- Freies T4 (FT4): 8–18 µg/l (10–23 pmol/l)

Empfehlenswert ist die Bestimmung von freiem T4, da die Konzentration von Gesamt-T4 stark von dessen Eiweißbindung abhängig ist.

Was kann ein erhöhter Wert bedeuten?

- Schilddrüsenüberfunktion, z. B. bei autonomem Schilddrüsenadenom oder Basedow-Krankheit, im Frühstadium einer subakuten oder chronischen Schilddrüsenentzündung, Überdosierung von Schilddrüsenhormonen, Einnahme jodhaltiger Medikamente oder Untersuchung mit jodhaltigen Kontrastmitteln, sehr selten beim TSH produzierenden Hypophysentumor

Was kann ein niedriger Wert bedeuten?

- Schilddrüsenunterfunktion, z. B. bei chronischer autoimmuner Schilddrüsenentzündung (Hashimoto-Thyreoiditis), nach Schilddrüsenoperation oder Radiojodtherapie, bei Überdosierung von schilddrüsenhemmenden Medikamenten (Thyreostatika), bei extremem Jodmangel, angeborener Unterfunktion, Funktionseinschränkung der Hypophyse

Das beeinflusst die Werte

Bei schweren Erkrankungen, in der Schwangerschaft und unter Behandlung mit Heparin können die Thyroxinwerte erhöht sein.

Transferrin/Transferrinsättigung

- Eisen wird im Blut an das Eiweiß Transferrin gebunden zu den Geweben transportiert, die Eisen benötigen.
- Die Transferrinsättigung beschreibt die Beladung des Transportproteins mit Eisen und wird berechnet aus der Eisenkonzentration im Serum dividiert durch die Transferrinkonzentration. Beim Gesunden ist Transferrin nur zu einem Drittel mit Eisen gesättigt.

Wo messbar?

Im Blutserum und -plasma

Anlass der Untersuchung

- Verdacht auf Eisenmangel bzw. Eisenüberladung

Referenz-/Normalwerte

- Transferrin: 2,0–3,6 g/l
- Transferrinsättigung: 16–45 %

Was kann ein erhöhter Wert bedeuten?

- Transferrin: Eisenmangel, Leberschädigung
- Transferrinsättigung: Eisenüberladung, z. B. bei angeborener Hämochromatose (Eisenspeicherkrankheit), beta-Thalassämie, Pyruvatkinase-Mangel, sideroblastischer Anämie, Lebererkrankungen, häufigen Bluttransfusionen

Was kann ein niedriger Wert bedeuten?

- Transferrin: Eisenüberladung, Anämie bei chronischen Entzündungen und bösartigen Tumoren
- Transferrinsättigung: Eisenmangel

Das beeinflusst die Werte

Schwangerschaft, schwere akute Entzündungen

TRH

- Bestimmung der Ausschüttung von → TSH aus der Hirnanhangdrüse nach Verabreichung von TRH (thyreotropin releasing hormone) in Form einer Spritze, als Tablette oder Nasenspray und Vergleich mit dem basalen TSH-Wert vor TRH-Gabe.

Wo messbar?

Im Blutserum

Anlass der Untersuchung

Nur in wenigen Ausnahmesituationen notwendig, z. B.:

- Bei Verdacht auf Schilddrüsenfunktionsstörungen, die auf Erkrankungen der Hirnanhangdrüse oder einer gestörten Hypothalamusfunktion beruhen
- Bei schwerkranken Klinikpatienten mit Verdacht auf Schilddrüsenerkrankung

Referenz-/Normalwerte

- Anstieg des TSH-Wertes um 2–25 mU/l nach TRH-Gabe

Was kann ein erhöhter Anstieg bedeuten?

- Schilddrüsenunterfunktion
- Jodverwertungsstörungen, extremer Jodmangel
- Frühstadium einer chronischen Schilddrüsenentzündung

Was kann ein niedriger Anstieg bedeuten?

- Bei normalem T3/T4: beginnende Schilddrüsenautonomie, Frühform einer Basedowkrankheit
- Bei erhöhtem T3/T4: Schilddrüsenüberfunktion
- Bei erniedrigtem T3/T4: Schilddrüsenunterfunktion aufgrund einer Störung der Funktion von Hypophyse oder Hypothalamus

Triglyzeride (Neutralfette)

- → Fettstoffwechselstörungen (Seite 204)
- Triglyzeride oder Neutralfette bestehen aus einem mit drei Fettsäuren veresterten Glycerol.
- Sie werden mit der Nahrung aufgenommen, im Darm in Glycerol und Fettsäuren gespalten und nach deren Aufnahme durch die Darmschleimhaut wieder zu Triglyzeriden zusammengesetzt und im Blut an Lipoproteine (Chylomikronen) gebunden transportiert. Im Körper gebildete Triglyzeride sind im Blut an Lipoproteine mit sehr geringer Dichte (VLDL) gebunden.

- Hohe Triglyzeridspiegel im Blut gelten als eigenständige Risikofaktoren, wobei das Risiko besonders hoch ist, wenn gleichzeitig → LDL-Cholesterin erhöht und/oder → HDL-Cholesterin erniedrigt ist.

Wo messbar?

Im Blutserum und -plasma

Anlass der Untersuchung

- Früherkennung eines erhöhten Risikos für Arteriosklerose allgemein und die koronare Herzkrankheit speziell
- Diagnose und Klassifikation einer Fettstoffwechselstörung
- Therapiekontrolle unter diätetischer bzw. medikamentöser lipidsenkender Behandlung

Referenz-/Normalwerte

- ≤ 200 mg/dl (≤ 2,3 mmol/l)

Was kann ein erhöhter Wert bedeuten?

- Reaktive Fettstoffwechselstörung bei Überernährung, insbesondere fett- und zuckerreicher Kost; kurzfristige Erhöhung bei hohem Alkoholkonsum
- Sekundär bei schlecht eingestelltem Diabetes mellitus, Übergewicht, Alkoholmissbrauch, Niereninsuffizienz unter Hämodialyse, Schilddrüsenunterfunktion, Bauchspeicheldrüsenentzündung
- Familiäre Fettstoffwechselstörungen, wie z. B. familiäre Hypertriglyzeridämie, familiäre gemischte Hyperlipidämie, Chylomikronämie-Syndrom, familiäre Dysbetaliproteinämie

Was kann ein niedriger Wert bedeuten?

- Angeborenes Fehlen oder Mangel an Lipoproteinen, z. B. Abeta- oder Hypobeta-Lipoproteinämie
- Hungerzustände, Schilddrüsenüberfunktion, Verdauungsstörungen, schwere Lebererkrankungen

Das beeinflusst die Werte

- Die Werte sind stark abhängig von der Ernährung.
- Eine Schwangerschaft sowie Behandlung mit Kortisonpräparaten, Anti-Baby-Pille, harntreibenden Mitteln und Betablockern kann den Triglyzeridspiegel erhöhen.
- Zu langes Stauen bei der Blutabnahme, zu langes Stehen der Blutprobe und hohe Hämoglobinwerte verursachen falsch hohe Triglyzeridwerte. Bei hohem Bilirubinspiegel und Einnahme großer Dosen Vitamin C werden zu niedrige Werte gemessen.

Trijodthyronin (T3)

- Zusammen mit → Thyroxin (T4) in der Schilddrüse gebildetes jodhaltiges Schilddrüsenhormon, das in → Thyreoglobulin gespeichert und nach Stimulation durch TSH ins Blut abgegeben wird. Allerdings wird der größte Teil des im Blut zirkulierenden Trijodthyronins aus Thyroxin gebildet.
- Im Blut zum größten Teil an Eiweiße gebunden, nur der geringe Anteil freien Trijodthyronins (FT3) ist biologisch aktiv.
- Trijodthyronin ist fünfmal wirksamer als Thyroxin.

Wo messbar?

Im Blutserum

Anlass der Untersuchung

- Bestätigung einer Schilddrüsenüberfunktion bei erniedrigtem TSH, insbesondere wenn FT4 normal hoch ist
- Kontrolle der Behandlung mit Schilddrüsenhormonen
- Abschätzung des medikamentösen Therapieerfolgs bei der Basedow-Krankheit

Referenz-/Normalwerte

- Gesamt-T3 (TT3): 0,9–1,8 µg/l (1,4–2,8 nmol/l)
- Freies T3 (FT3): 3,5–8,0 pg/l (5,4–12,3 pmol/l)

Was kann ein erhöhter Wert bedeuten?

- Schilddrüsenüberfunktion, isolierte T3-Hyperthyreose, Überdosierung von Schilddrüsenhormonen

Was kann ein niedriger Wert bedeuten?

- Ausgeprägte Schilddrüsenüberfunktion
- Behandlung mit schilddrüsenhemmenden Medikamenten
- Schwere chronische Krankheiten, z. B. chronisches Nierenversagen, Leberzirrhose, fortgeschrittene Tumorleiden, stark eingeschränkte Herz- oder Lungenfunktion, Blutvergiftung, Magersucht (Low-T3-Syndrom)

Das beeinflusst die Werte

Bei älteren Menschen kann Trijodthyronin durch verminderte Umwandlung von T4 in T3 erniedrigt sein.

Troponin T, Troponin I

- Nur im Herzmuskel vorkommende Eiweiße, die nach Schädigung aus dem Herzmuskel freigesetzt werden.

- Die Bedeutung dieser beiden herzspezifischen Eiweiße besteht darin, dass sie in einem Schnelltest auch außerhalb von Praxis und Klinik bei positivem Ergebnis eine Herzschädigung nachweisen können.

Wo messbar?

Im Vollblut, Blutserum und -plasma

Anlass der Untersuchung

- Diagnose, Verlaufskontrolle und Abschätzung des Ausmaßes eines akuten Herzinfarktes
- Erfolgskontrolle einer Thrombolysetherapie bei Verschluss eines Herzkranzgefäßes
- Verdacht auf Herzmuskelschädigung bei gleichzeitiger Schädigung der Skelettmuskulatur, z. B. Herzprellung im Rahmen eines schweren Unfalls

Referenz-/Normalwerte

- Im Blutserum oder -plasma: Troponin T: bis 0,1 µg/l; Troponin I < 0,1–2,0 µg/l
- Erster Anstieg drei Stunden nach Infarkt, maximaler Anstieg nach 20 Stunden, Normalisierung nach ein bis zwei Wochen
- Im Schnelltest Infarktnachweis 6–8 Stunden nach Schmerzbeginn

Was kann ein erhöhter Wert bedeuten?

- Akuter Herzinfarkt
- Kleine Herzmuskelschäden bei instabiler Angina pectoris oder nach Eingriffen am Herzen
- Herzprellung bei Unfällen
- Nachweis eines Herzinfarktes im zeitlichen Zusammenhang mit einer Operation
- Troponin I: Abstoßungsreaktion nach Herztransplantation

Was kann ein niedriger Wert bedeuten?

- Ohne Krankheitswert

Das beeinflusst die Werte

Einnahme hoher Dosen von Biotin (Dialysepatienten)

TSH

- TSH (Thyroidea-stimulierendes Hormon) wird im Hypophysenvorderlappen gebildet.
- In Abhängigkeit von der Schilddrüsenhormonkonzentration im Blut regt TSH die Schilddrüse zur Freisetzung von Hormonen an.

- Die Freisetzung von TSH aus der Hirnanhangdrüse wird zusätzlich durch → TRH (thyreotropin releasing hormone) aus dem Hypothalamus gesteuert.

Wo messbar?

Im Blutserum oder -plasma, beim Neugeborenen im Kapillarblut aus der Ferse

Anlass der Untersuchung

- Wichtigste und ausreichende Untersuchung zur Erkennung bzw. zum Ausschluss einer Über- oder Unterfunktion der Schilddrüse, bei Werten außerhalb des Referenzbereiches sind weitere Untersuchungen notwendig
- Suchtest bei Neugeborenen auf angeborene Schilddrüsenunterfunktion
- Therapiekontrolle bei Behandlung mit Schilddrüsenhormonen
- Zusammen mit fT4 zur Erkennung seltener Störungen der Schilddrüsenfunktion
- Abklärung von erhöhten Prolaktinspiegeln oder Cholesterinwerten im Blut

Referenz-/Normalwerte

- Neugeborene: < 20 mU/l
- Kinder und Erwachsene: 0,4–4,0 mU/l

Was kann ein erhöhter Wert bedeuten?

- Manifeste oder latente Schilddrüsenunterfunktion, d. h. mit erniedrigten oder noch normalen Spiegeln der Schilddrüsenhormone im Blut einhergehende Einschränkung der Schilddrüsenfunktion
- Selten bei zentraler Hyperthyreose, z. B. bei TSH-produzierenden Tumoren der Hypophyse oder bei mangelnder Empfindlichkeit der Hypophyse gegenüber Schilddrüsenhormonen

Was kann ein niedriger Wert bedeuten?

- Manifeste oder latente Schilddrüsenüberfunktion, d. h. mit erhöhten oder noch normalen Spiegeln der Schilddrüsenhormone im Blut einhergehende Schilddrüsenüberfunktion
- Sehr selten bei Funktionseinschränkung der Hypophyse oder bei gestörter Funktion des Hypothalamus

Das beeinflusst die Werte

Im ersten Schwangerschaftsdrittel, bei schweren körperlichen und seelischen Krankheiten und unter der Behandlung mit Kortisonpräparaten oder Dopamin (z. B. bei Parkinson-Krankheit) kann der TSH-Wert erniedrigt sein.

TUMORMARKER (→ PSA, AFP, CEA, CA 19–9, CA 125, CA 15–3)

- Substanzen, die von bösartigen Zellen gebildet werden oder deren Produktion von Krebszellen angeregt wird.
- Die meisten Tumormarker eignen sich zur Verlaufs- und Therapiekontrolle einer Krebserkrankung, aber nicht als Suchtest zur Krebsdiagnose.

Tumormarker	Eventuell erhöht bei
CEA	Dickdarm- und Enddarmkrebs, Brustkrebs
AFP	Hodentumoren, Leberzellkrebs
CA 125	Eierstockkrebs
CA 19–9	Bauchspeicheldrüsen- und Gallengangkrebs
CA 72–4	Magenkrebs, Eierstockkrebs
CA 15–3	Brustkrebs
PSA	Prostatakrebs
hCG	Keimzelltumoren
NSE	Kleinzelligem Bronchialkarzinom
CYFRA 21–1	Nichtkleinzelligem Bronchialkarzinom

Wo messbar?
Je nach Tumormarker im Blut und anderen Körperflüssigkeiten

Anlass der Untersuchung
- Therapiekontrolle eines bösartigen Tumors
- Früherkennung eines erneuten Tumorwachstums bzw. des Auftretens von Tochtergeschwülsten
- Früherkennung von bösartigen Tumoren bei bestimmten Risikopatienten
- Nur wenige Tumormarker, z. B. → PSA, eignen sich zur Diagnose einer Krebserkrankung

Referenz-/Normalwerte
Jeder Patient weist einen individuellen Basiswert für verschiedene Tumormarker auf, der jedoch oft nicht bekannt ist. Wichtig ist die Bestimmung der Spiegel von Tumormarkern im Blut vor einer Behandlung, so dass im weiteren Verlauf die Höhe des Tumormarkers zur Therapiekontrolle herangezogen werden kann. Bei erneutem Anstieg eines Tumormarkers werden weitere diagnostische Methoden eingesetzt, um die Ursache, z. B. eine Metastasenbildung, früh zu erkennen und zu behandeln.

T

Was kann ein erhöhter Wert bedeuten?

- Häufig falsch positiv bei entzündlichen Erkrankungen
- Bei Risikogruppen Hinweis auf einen bösartigen Tumor
- Bei Patienten nach Tumortherapie Hinweis auf ein erneutes Tumorwachstum oder die Bildung von Metastasen

Was kann ein niedriger Wert bedeuten?

- Ohne Krankheitswert, allerdings schließt der fehlende Nachweis eines Tumormarkers bestehendes Krebsleiden nicht aus.

Das beeinflusst die Werte

Bei älteren Menschen sind Tumormarker gelegentlich leicht erhöht, ohne dass eine Krebserkrankung vorliegt.

Tumornekrosefaktor alpha (TNFα)

- Tumornekrosefaktor alpha gehört zu einer Gruppe von Botenstoffen, den so genannten Zytokinen, die ähnlich wie Hormone die Kommunikation zwischen verschiedenen Zellen und Geweben ermöglichen.
- Tumornekrosefaktor alpha wird u. a. bei akuten und chronischen Entzündungen von bestimmten weißen → Blutkörperchen, den Monozyten, gebildet, die sich aber nicht nur im Blut, sondern auch im Gewebe befinden und dann aufgrund ihrer Eigenschaft als so genannte Fresszellen Makrophagen genannt werden.
- Tumornekrosefaktor alpha wird aber auch therapeutisch zur Behandlung von Tumoren eingesetzt. Mittel, die die Bindungsstellen von TNF-alpha blockieren (TNF-alpha-Rezeptorenblocker) werden dagegen bei anders nicht behandelbarer → rheumatoider Arthritis (Seite 234) verabreicht.

Wo messbar?

Im Blutplasma oder -serum; gelegentlich auch im Liquor

Anlass der Untersuchung

- Diagnose und Verlaufskontrolle einer Blutvergiftung, bei schwerer Verletzung und bei fortgeschrittener Herzschwäche
- Gelegentlich zur Verlaufskontrolle chronischer Entzündungen, wie z. B. einer rheumatoiden Arthritis
- Im Liquor z. B. zur Verlaufskontrolle einer Multiplen Sklerose und zur Unterscheidung einer bakteriellen oder durch andere Ursachen bedingten Hirnhautentzündung durchgeführt

Referenz-/Normalwerte

Blutplasma:

- Gesamt-TNF-alpha < 20 pg/ml, bioaktiver TNF-alpha < 5 pg/ml
  Die Werte verschiedener Untersuchungsmethoden sind nicht miteinander vergleichbar!

Liquor:

- Abhängig von der Bestimmungsmethode

Was kann ein erhöhter Wert bedeuten?

- Ein erhöhter TNF-alpha zeigt einen Entzündungsprozess an, der meist nicht nur auf einen Entzündungsort begrenzt ist, sondern auch andere Körperstrukturen mit beeinträchtigt, wie z. B. eine Blutvergiftung.
- Bei einer Herzschwäche wird ein erhöhter TNF-alpha v. a. bei schwer kranken, ausgezehrten Patienten angetroffen und deutet auf einen ungünstigen Krankheitsverlauf hin.

Was kann ein niedriger Wert bedeuten?

- Ohne Krankheitswert

Das beeinflusst die Werte

Bei Patienten nach einer Organtransplantation, die mit Antikörpern behandelt werden, kann die Bestimmung des Tumornekrosefaktors alpha falsch positive Werte ergeben.

U

Urinsediment
→ Urinuntersuchung, Seite 17

Urin-Teststreifenuntersuchung
→ Urinuntersuchung, Seite 15

Vitamin A

- Gehört zur Gruppe der fettlöslichen Vitamine.
- Es gibt mehrere natürliche Formen von Vitamin A: Das Vitamin A in tierischen Lebensmitteln nennt man Retinol; die pflanzlichen Vorstufen von Vitamin A werden als Carotinoide (z. B. beta-Carotin) bezeichnet; diese wandelt der Organismus zu Vitamin A um.
- Hat u. a. eine wichtige Funktion beim Sehvorgang, dem gesunden Wachstum, der Differenzierung von verschiedenen Geweben, bei verschiedenen Stoffwechselvorgängen, der Fortpflanzung und in der Immunabwehr von Tumoren.

- Kommt nur in tierischen Nahrungsmitteln vor, wie Lebertran, Leber, Lachs, Eier, Milch und Milchprodukte, sowie in seiner Vorstufe auch in gelborangefarbenem Gemüse und Obst.
- Täglicher Bedarf: 0,8–1 mg.

Wo messbar?

Im Blutserum

Anlass der Untersuchung

- Verdacht auf Vitamin-A-Mangel, z. B. bei Nachtblindheit oder bestimmten Haut- und Schleimhautveränderungen, und bei Kindern mit Wachstumsstörungen

Referenz-/Normalwerte

- 30–80 µg/dl (1,05–2,8 µmol/l)

Was kann ein erhöhter Wert bedeuten?

- Überversorgung mit Vitamin A, z. B. bei längerfristiger Einnahme hochdosierter Vitaminpräparate (weil der Körper Vitamin A auch dann aus Lebensmitteln aufnimmt und speichert, wenn der Bedarf eigentlich gedeckt ist)

Vorsicht vor Vitamin-A-Überdosierung

Bei Überdosierung kann es u. a. zu einem erhöhten Kalziumspiegel, zu einer Entkalkung der Knochen sowie zu Nierenfunktionsstörungen kommen. Schwangere Frauen sollten generell eine übermäßige Zufuhr von Vitamin A vermeiden, da die Gefahr einer Fehlgeburt bzw. einer Schädigung des Kindes besteht.

Was kann ein niedriger Wert bedeuten?

- Störungen der Fettaufnahme infolge einer Leber-, Bauchspeicheldrüsen-, Gallen- oder Dünndarmerkrankung
- Unter- und Fehlernährung, stark fettreduzierte Diäten, chronischer Alkoholismus, längerfristige künstliche Ernährung
- Diabetes mellitus und Schilddrüsenunterfunktion (können zu einer schlechteren Verwertung von Vitamin A und seinen Vorstufen aus der Nahrung führen)

Das beeinflusst die Werte

- Rauchen erhöht den Vitamin-A-Bedarf.
- Fett- und eiweißarme Ernährung sowie bestimmte Medikamente vermindern den Vitamin-A-Spiegel, so z. B. cholesterinsenkende Medikamente, Anti-Baby-Pille, Abführmittel oder Barbiturate.

Vitamin B_1 (Thiamin)

- Wasserlösliches Vitamin, das v. a. als Coenzym, d. h. als Aktivator von → Enzymen, biologisch wirksam und dabei besonders an der Bereitstellung von Energie beteiligt ist.
- Kommt in nahezu allen pflanzlichen und tierischen Nahrungsmitteln vor, v. a. in Vollkornprodukten, Hefe, Hülsenfrüchten, Kartoffeln, Schweinefleisch, Innereien, Fisch.
- Täglicher Bedarf: Frauen 1,0 mg, Männer 1,2 mg.

Wo messbar?

Im Vollblut

Anlass der Untersuchung

- Verdacht auf Vitamin-B_1-Mangel, insbesondere bei Alkoholikern und Intensivpatienten und Menschen mit unklarer Gewichtsabnahme, Muskelschwäche, Lähmungen, Missempfindungen, psychischen Veränderungen u. a.

Referenz-/Normalwerte

- 24–62,5 µg/l (71–185 nmol/l)

Was kann ein erhöhter Wert bedeuten?

- Überdosierung von Vitamin B_1, z. B. bei längerfristiger Einnahme von Multivitaminpräparaten; kann zu Magenbeschwerden, Kopfschmerzen, Herzrasen und Hautreaktionen führen.

Was kann ein niedriger Wert bedeuten?

- Chronischer Alkoholismus
- Bei Intensiv- und Dialysepatienten
- Bei nicht gedecktem erhöhtem Bedarf in Schwangerschaft und Stillzeit
- Unter- und Fehlernährung
- Verdauungsstörungen, die mit einer verminderten Aufnahme von Vitamin B_1 einhergehen

Das beeinflusst die Werte

Kaffee, Tee, roher Fisch und einige Getreidearten beeinträchtigen die Thiamin-Wirkung.

Vitamin B_2 (Riboflavin)

- Wasserlösliches Vitamin, das als Coenzym (Aktivator von Enzymen) eine wichtige Rolle bei vielen Stoffwechselprozessen und bei der Bereitstellung von Energie spielt.

- Kommt v. a. in Milch und Milchprodukten, Hefe, Fleisch und Fisch, Eiern, Gemüse und Vollkornprodukten vor.
- Täglicher Bedarf: 1,5–2 mg.

Wo messbar?

Im Blutserum

Anlass der Untersuchung

- Verdacht auf Vitamin-B_2-Mangel, z. B. bei Kindern mit Wachstumsstörungen, bei Haut- und Schleimhautveränderungen

Referenz-/Normalwerte

- 30–40 µg/l

Was kann ein erhöhter Wert bedeuten?

- Ohne Krankheitswert

Was kann ein niedriger Wert bedeuten?

- Einseitige Ernährung, z. B. bei älteren Menschen, chronischer Alkoholmissbrauch, Diäten
- Ungedeckter erhöhter Bedarf in der Schwangerschaft und bei Einnahme der Anti-Baby-Pille
- Schwere chronische Erkrankungen, Diabetes mellitus, Schilddrüsenüberfunktion
- Verdauungsstörungen mit verminderter Aufnahme von Vitamin B_2

Das beeinflusst die Werte

- Riboflavin wird durch die Einwirkung von Licht, insbesondere UV-Strahlen, rasch zerstört.
- Penicillin, das Asthmamittel Theophyllin und einige weitere Medikamente behindern die Aufnahme von Vitamin B_2 ins zentrale Nervensystem.

Vitamin B_6 (Pyridoxin)

- Wasserlösliche Vitamine, die als Coenzyme (Aktivatoren von Enzymen) an vielen Stoffwechselprozessen beteiligt sind.
- Kommen v. a. in Leber, Hefe, Fleisch, Vollkornprodukten, Gemüse und Hülsenfrüchten vor.
- Täglicher Bedarf: 1,6–1,8 mg.

Wo messbar?

Im Vollblut

Anlass der Untersuchung

- Verdacht auf Vitamin-B_6-Mangel, z. B. bei unklaren Hautveränderungen, Schlaflosigkeit und anderen neurologischen Symp-

tomen; sowie Wachstumsstörungen und Krampfanfälle bei Kindern
- Ursachensuche von erhöhten Homocystein-Werten im Blut, die Folge eines Vitamin-B_6-Mangels sein können und als Risikofaktor der → koronaren Herzkrankheit gelten
- Abklärung einer durch Eisengabe nicht behandelbaren Anämie

Referenz-/Normalwerte
- Etwa 4,4 µg/dl

Was kann ein erhöhter Wert bedeuten?
- Überdosierung von Vitamin B_6, z. B. bei längerfristiger Einnahme von Multivitaminpräparaten; kann zu Empfindungsstörungen, Gangstörungen und anderen neurologischen Symptomen führen

Was kann ein niedriger Wert bedeuten?
- Ungedeckter erhöhter Bedarf in Schwangerschaft, Stillzeit und bei Einnahme der Anti-Baby-Pille
- Chronischer Alkoholmissbrauch
- Fehlernährung, Dialyse, Verdauungsstörungen mit verminderter Aufnahme von Vitamin B_6 aus dem Darm

Das beeinflusst die Werte

Eiweißgehalt der Ernährung

Vitamin B_{12} (Cobalamin)

- Wasserlösliche Vitamine, die als Coenzyme (Aktivatoren von Enzymen) u. a. an der Bildung von roten Blutkörperchen, zahlreichen Eiweißstoffen und der Nervenhüllen und an verschiedenen Stoffwechselvorgängen beteiligt sind.
- Kann vom Darm aus der Nahrung nur aufgenommen werden, wenn der so genannte Intrinsic-Faktor (von der Magenschleimhaut gebildetes Eiweiß) vorhanden ist.
- Kommen fast ausschließlich in tierischen Nahrungsmitteln wie Fleisch, Leber, Eiern, Fisch, Milch und Milchprodukten vor, in geringen Mengen auch in Sauerkraut und Bier.
- Täglicher Bedarf: 3 µg.

Wo messbar?

Im Blutserum oder -plasma

Anlass der Untersuchung
- Verdacht auf Vitamin-B_{12}-Mangel, z. B. bei Erkrankungen oder nach operativer Entfernung von Teilen des Magens oder Darms

- Abklärung einer megaloblastären Anämie mit wenigen, aber vergrößerten roten Blutkörperchen, die gegenüber der Norm eine erhöhte Menge Hämoglobin enthalten
- Abklärung unklarer neurologischer Symptome, wie Gangunsicherheit, Lähmungen, schmerzhafte Missempfindungen
- Ursachensuche erhöhter Homocysteinspiegel, die u. a. durch einen Vitamin-B_{12}-Mangel bedingt sein können und als Risikofaktor für die koronare Herzkrankheit gelten

Referenz-/Normalwerte

- 200–1000 ng/l (148–738 pmol/l)

Was kann ein erhöhter Wert bedeuten?

- Ohne Krankheitswert

Was kann ein niedriger Wert bedeuten?

- Perniziöse Anämie durch Bildung von Autoantikörpern gegen Magenschleimhautzellen und Intrinsic-Faktor
- Streng vegetarische Ernährung, Mangel- und Fehlernährung, Alkoholmissbrauch
- Verminderte Säureproduktion des Magens, z. B. bei älteren Menschen, Behandlung mit Medikamenten, welche die Bildung von Magensäure reduzieren
- Verdauungsstörungen mit verminderter Aufnahme von Vitamin B_{12} aus dem Darm

Das beeinflusst die Werte

Neben Medikamenten zur Verringerung der Magensäureproduktion können auch andere Medikamente zu einem Mangel an Vitamin B_{12} führen, wie z. B. Metformin (zur Behandlung des Typ-2-Diabetes mellitus) und Mittel gegen Krampfanfälle.

Vitamin C (Ascorbinsäure)

- Wasserlösliches Vitamin; Radikalenfänger, stabilisiert Blutgefäßwände, hemmt die Bildung von krebsförderndem Nitrosamin, ist am Eiweißstoffwechsel und am Elektronentransport in der Zelle beteiligt, fördert die Eisenaufnahme aus dem Darm und hat wichtige Funktionen im Immunsystem.
- Hauptvorkommen in Obst und Gemüse, aber auch in tierischen Lebensmitteln.
- Täglicher Bedarf: 75–150 mg.

Wo messbar?

Im Blutserum (Spezialröhrchen, da sehr instabil)

Anlass der Untersuchung

- Verdacht auf Vitamin-C-Mangel, z. B. bei Symptomen wie Infektanfälligkeit, Leistungsabfall, rasche Ermüdbarkeit, Zahnfleischbluten

Referenz-/Normalwerte

- 6–20 mg/ml (34–114 µmol/l)

Was kann ein erhöhter Wert bedeuten?

- Längerfristige Einnahme hoch dosierter Vitamin-C-Präparate, Gefahr der Bildung von Oxalatsteinen in den Harnwegen

Was kann ein niedriger Wert bedeuten?

- Vor allem Fehl- und Mangelernährung bei älteren Menschen, extremen Diäten, Alkoholmissbrauch
- Nicht gedeckter erhöhter Bedarf in Schwangerschaft, bei Dialyse
- Verdauungsstörungen mit nicht ausreichender Aufnahme von Vitamin C im Darm

Das beeinflusst die Werte

Raucher haben häufig erniedrigte Vitamin-C-Spiegel im Blut.

Vitamin D

- Gruppe von fettlöslichen Vitaminen; sie regulieren den Kalzium- und Phosphathaushalt und beeinflussen Zellteilungen, die Insulinsekretion und das Immunsystem.
- Aktives Vitamin D_3 (Calcitriol) wird vorwiegend in der Haut aus einer Vorstufe unter dem Einfluss von UV-Licht gebildet oder muss über die Nahrung zugeführt werden. Umwandlung von Vitamin D in der Leber zu Cholecalciferol, woraus in der Niere das biologisch aktive Calcitriol entsteht. Bei Mangel an UV-Licht (Winter) wird zu wenig Vitamin D_3 gebildet.
- Kommt v. a. in Lebertran vor, etwas auch in Hering, Sardine und Thunfisch, Eigelb, Milch und Milchprodukten, Fleisch und Avocado.
- Täglicher Bedarf für Erwachsene: 5 µg.

Wo messbar?

Im Blutserum

Anlass der Untersuchung

- Verdacht auf Vitamin-D-Mangel
- Abklärung eines erhöhten oder erniedrigten Kalziumspiegels im Blut
- Kontrolle einer Behandlung mit Vitamin D

Referenz-/Normalwerte für Vitamin D

Vitamin D (Cholecalciferol):

- Sommer: 50–300 nmol/l
- Winter: 25–125 nmol/l

Vitamin D_3 (Calcitriol):

- Erwachsene: 30–80 ng/l (75–200 pmol/l)
- Kinder: 40–100 ng/l (100–250 pmol/l)
- Schwangere: 40–130 ng/l (100–325 pmol/l)
- Ältere Menschen: 25–60 ng/l (63–125 pmol/l)

Was kann ein erhöhter Wert bedeuten?

- Therapie mit Vitamin D, insbesondere bei zu hoher Dosierung
- Sarkoidose, Lymphome
- Fehlen oder Defekte von Bindungsstellen für Vitamin D

Was kann ein niedriger Wert bedeuten?

- Vitamin-D-Mangel bei Erwachsenen v. a. durch Mangel an UV-Licht (fast immer im Winter), nicht ausreichende Zufuhr durch die Nahrung, Verdauungsstörungen mit verminderter Aufnahme von Vitamin D durch den Darm
- Bei unreifen Frühgeborenen; bei Säuglingen, die länger als 6 Monate ausschließlich gestillt werden, bei streng vegetarisch ernährten Kindern
- Vitamin-D-Rachitis
- Eingeschränkte Nierenfunktion

Das beeinflusst die Werte

Während des Wachstums und in der Schwangerschaft können die Werte erhöht sein.

Vitamin E

- Gruppe von 8 fettlöslichen Vitaminen (Tocopherole), Hauptbestandteil alpha-Tocopherol; wirken als Antioxidanzien, sind an der Eiweißbildung beteiligt und beeinflussen das neuromuskuläre System.
- Kommen vor in pflanzlichen Fetten, Nüssen, Vollkornprodukten, Gemüse, Milch, Eiern und Fisch.
- Täglicher Bedarf: 12–15 mg.

Wo messbar?

Im Blutserum

Anlass der Untersuchung

- Verdacht auf Vitamin-E-Mangel

Referenz-/Normalwerte

- 5,1–17,8 mg/l (12,0–42,0 µmol/l)

Was kann ein erhöhter Wert bedeuten?

- Ohne Krankheitswert

Was kann ein niedriger Wert bedeuten?

- Mangelnde Zufuhr von Vitamin E bei Kindern, die längere Zeit mit Kuhmilchmischungen ernährt werden
- Mukoviszidose
- Verdauungsstörungen mit verminderter Aufnahme von Vitamin E aus dem Darm

Das beeinflusst die Werte

Raucher, Leistungssportler und Alkoholiker können einen erniedrigten Vitamin-E-Spiegel im Blut haben.

Vitamin K

- Gruppe von fettlöslichen Vitaminen; sind an der Blutgerinnung beteiligt, indem sie verschiedene Gerinnungsfaktoren in der Leber aktivieren. Wichtig für die Knochenbildung.
- Kommen v. a. in grünem Gemüse, Kohl, Sauerkraut, in geringeren Mengen in Obst, Getreide, Milch und Fleisch vor.
- Täglicher Bedarf: 60–80 µg.

Wo messbar?

Im Blutserum

Anlass der Untersuchung

- Abklärung von Gerinnungsstörungen

Referenz-/Normalwerte

- 50–600 ng/l

Was kann ein erhöhter Wert bedeuten?

- Überdosierung von Vitamin K

Was kann ein niedriger Wert bedeuten?

- Häufig bei künstlicher Ernährung
- Verdauungsstörungen mit verminderter Aufnahme von Vitamin K aus dem Darm, Gallengangsverschluss
- Änderung der Darmflora durch langfristige Einnahme von Antibiotika

Das beeinflusst die Werte

Die Behandlung mit Cephalosporinen kann zu einem erniedrigten Vitamin-K-Spiegel im Blut führen.

Injektion verabreicht oder in Kapselform geschluckt. (Dieser Wirkstoff wird normalerweise therapeutisch zur Ausleitung bestimmter Schwermetalle, v. a. von Quecksilber und Blei, bei Schwermetallvergiftungen eingesetzt.)
Für die eigentliche Laboruntersuchung wird entweder eine zweite Spontanurinprobe oder die Probe eines 24-h-Sammelurins herangezogen. Dabei wird der Quecksilberanteil im Urin bestimmt, der durch DMPS aus dem Organismus gelöst und dann über den Urin ausgeschieden wird. Je höher der zweite Wert von Quecksilber im Urin über dem Ausgangswert der ersten Urinpobe liegt, desto größer ist die Quecksilberbelastung des Organismus.

- **Kaugummitest:** Die Quecksilberanalyse erfolgt im Speichel. Hierfür gibt der Patient zwei Speichelproben ab, und zwar eine vor und eine nach dem 10-minütigen Kauen eines zuckerfreien Kaugummis. Aus der Differenz der beiden Quecksilberwerte soll ermittelt werden können, in welchem Ausmaß Quecksilber während des Kauens aus einer Amalgamfüllung herausgelöst wurde. Der Kaugummitest ist zur Abschätzung der Quecksilberfreisetzung aus Amalgam geeignet, nicht jedoch für die Festestellung der Organbelastung.
- **Quantitative Quecksilberbestimmung:** In einer Urinprobe, einer Haarprobe oder im Blut wird der Quecksilbergehalt bestimmt. Während die so ermittelten Quecksilberwerte z. B. bei einer akuten oder chronischen Vergiftung infolge eines direkten Kontakts mit Quecksilber (z. B. durch Einatmen) als aussagekräftig gelten, kann eine vermutete Quecksilberbelastung durch eine Amalgamfüllung nicht nachgewiesen werden, weil die Werte in der Regel deutlich unter den Grenzwerten liegen.
- **Epikutantest:** Bei Verdacht auf eine allergische Reaktion auf einen oder mehrere Amalgambestandteile wird der Epikutantest (Seite 22) durchgeführt. Eine Amalgamallergie ist allerdings äußerst selten.

Anämie (Blutarmut)

Als Anämie bezeichnet man die Verminderung des roten Blutfarbstoffes (→ Hämoglobin), des → Hämatokrits und der Zahl der roten → Blutkörperchen unter den Normbereich. Insbesondere Hämoglobin- und Hämatokritwert sind entscheidend für die Diagnose einer Anämie, während die Zahl der roten Blutkörperchen in einigen Fällen auch normal sein kann.

Ursachen

Hauptursache einer Anämie ist der Eisenmangel, aber auch Mangel an Vitamin B_{12}, Folsäure, Kupfer und Vitamin B_6 kann eine Anämie verursachen. Weitere Ursachen für eine Anämie sind Blutungen, angeborene Defekte der roten Blutkörperchen oder des Hämoglobins, die zu einer frühen Zerstörung der roten Blutkörperchen (Hämolyse) führen, hämolytische Anämien durch Antikörper, Anämien bei Knochenmarkserkrankungen, bei Nierenkrankheiten, Tumoren, chronischen Entzündungen und Infekten.

Laboruntersuchungen

- Die Untersuchung des **kleinen → Blutbildes** ist die Grundlage für die Diagnose einer Blutarmut. Zum kleinen Blutbild gehören neben der Zählung von roten und weißen Blutkörperchen sowie der Bestimmung des roten Blutfarbstoffes in der Regel auch die Bestimmung des Hämatokritwertes und der Erythrozytenindizes → MCV, → MCH und → MCHC sowie die Zählung der Blutplättchen. Vor allem der MCV-Wert, der das mittlere Volumen der roten Blutkörperchen beschreibt, und der MCH-Wert, der den durchschnittlichen Hämoglobingehalt des einzelnen Erythrozyten widerspiegelt, helfen dabei, die Art der Anämie näher zu definieren und liefern erste Hinweise auf deren mögliche Ursache. Mithilfe dieser Indizes lassen sich Anämien in folgende Formen einteilen:
  1. Hypochrome mikrozytäre Anämien, also Anämien mit kleinen Zellen, die wenig Hämoglobin enthalten. Ein typischer Vertreter dieser Form von Blutarmut ist die Eisenmangelanämie.
  2. Normochrome, normozytäre Anämien, d. h. Anämien mit normal großen roten Blutkörperchen, die eine normale

Menge Hämoglobin enthalten. Vor allem hämolytische Anämien, Blutungsanämien, Anämien bei Nierenkrankheiten, Tumoren, Entzündungen und chronischen Infekten weisen diese Eigenschaften auf.

3. Hyperchrome, makrozytäre Anämien, das sind Anämien mit großen roten Blutkörperchen, die einen hohen Hämoglobingehalt aufweisen. Hauptursache dieser Anämien sind ein Vitamin-B_{12}- oder Folsäuremangel.

- Weitere Hinweise auf die Art und Ursache einer Anämie liefert die **Bestimmung der Erythrozyten-Durchmesser-Streuung** (→ RDW) und der zum großen Blutbild zählende Blutausstrich (→ Differenzialblutbild). Dabei wird zum einen die Menge der von der Norm abweichenden roten Blutkörperchen gemessen, zum anderen werden die abweichenden Formen genau beschrieben, wodurch oftmals schon eine Diagnose der Anämie-Ursache möglich ist.
- Bei Verdacht auf einen **Eisenmangel,** z. B. bei einer hypochromen, mikrozytären Anämie, bestimmt man → Eisen- und → Ferritinspiegel im Blut, wobei v. a. der letztere Wert den Eisengehalt im Körper gut wiedergibt und lange vor einer Erniedrigung des Eisenspiegels erniedrigt sein kann.
- Bei einer **hyperchromen makrozytären Anämie** bestimmt man → Vitamin B_{12} und → Folsäure im Blutplasma, da v. a. der Mangel dieser Substanzen zu einer nicht effektiven Blutbildung führt. Ein Vitamin-B_{12}-Mangel kann wiederum durch eine chronische autoimmune Magenschleimhautentzündung bedingt sein, wobei Antikörper gegen einen Stoff gebildet werden, der für die Aufnahme von Vitamin B_{12} notwendig ist. Diese so genannte perniziöse Anämie lässt sich durch Nachweis von bestimmten Autoantikörpern sowie einer verminderten Vitamin-B_{12}-Aufnahme im Schilling-Test diagnostizieren.
- Als **Hämolyse** bezeichnet man die frühzeitige Zerstörung von roten Blutkörperchen, wodurch sich ihre Überlebenszeit von normalerweise 120 Tagen auf wenige Wochen bis Tage verkürzt. Typische Laborveränderungen einer hämolytischen Anämie sind normochrome, normozytäre Erythrozyten (siehe oben) sowie ein Anstieg von → LDH und HBDH, indirektem → Bilirubin, → Eisen und → Retikulozytenzahl im Blut. Ein frühes Zeichen einer Hämolyse ist die Verminderung von → Haptoglobin.

Es gibt eine Vielzahl von Ursachen für eine hämolytische Anämie, wobei in einigen Fällen bereits die Form der roten Blutkörperchen im → Differenzialblutbild Hinweise auf die zugrunde liegende Erkrankung gibt.

Erythrozytenform	Krankheit	Weitere Untersuchungen
kugelig	Sphärozytose	osmotische Resistenz
Schießscheiben	Thalassämie	Hämoglobindifferenzierung
Sichelzellen	Sichelzellanämie	Hämoglobindifferenzierung
Heinz-Innenkörperchen	Glukose-6-Phosphatdehydrogenase-Mangel	Glukose-6-Phosphatdehydrogenase-Aktivitätsbestimmung
Parasiten	z. B. Malaria	Malariadiagnostik

Bei Verdacht auf eine durch Autoantikörper bedingte Hämolyse führt man einen → Coombs-Test durch.

- Eine Anämie bei **Nierenkrankheiten** ist durch verminderte Bildung des Hormons Erythropoietin in den Nieren bedingt, das die Blutbildung aktiviert. Die Diagnose wird aufgrund einer eingeschränkten Nierenfunktion (erniedrigter → Kreatininwert im Serum, verminderte Kreatininclearance), dem Nachweis einer normochromen, normozytären Anämie, erniedrigter → Retikulozytenzahlen und einem erniedrigten Erythropoietin-Spiegel im Blut gestellt. Häufig besteht bei Nierenerkrankungen gleichzeitig ein Eisenmangel (siehe oben).
- Anämien aufgrund einer **gestörten Eisenverwertung** bei Tumoren, chronischen Entzündungen und Infektionen sind meist normochrom und normozytär und gehen mit einem erniedrigten Eisenspiegel und einem erhöhten Ferritinwert im Blut einher.
- Anämien aufgrund einer verminderten bzw. völlig versiegenden Bildung von Erythrozyten im Knochenmark (**aplastische Anämien**) gehen mit einer Verminderung aller Blutzellen einher und werden durch eine Knochenmarkuntersuchung diagnostiziert. Beim so genannten myelodysplastischen Syndrom wird die Blutbildung durch Wucherung von Stammzellklonen verdrängt, was zu einer Verminderung der Zahl roter

A

Blutkörperchen allein oder zusammen mit weißen Blutkörperchen bzw. Blutplättchen führen kann. Auch hier wird die Diagnose anhand einer Untersuchung des Knochenmarks gestellt.

Asthma bronchiale

Asthma bronchiale ist eine chronische entzündliche Krankheit der Atemwege, die mit einer Überempfindlichkeit der Atemwege einhergeht und zu anfallsweiser Atemnot aufgrund einer Atemwegsverengung führt.

Ursachen

Asthma kann durch allergisierende Stoffe, durch Atemwegsinfekte, Medikamente, Anstrengung und andere Reize ausgelöst werden. Bei den meisten Erwachsenen besteht eine Mischform aus allergischem und nicht allergischem Asthma, sie reagieren also auf zahlreiche Allergene und andere Reize mit einer Verengung der Atemwege und in deren Folge mit Atemnot.

Laboruntersuchungen bei Asthma

- Die wichtigste Untersuchung, mit deren Hilfe man ein Asthma bronchiale diagnostiziert, ist – neben den typischen Beschwerden – der **Lungenfunktionstest.**
- Bei allergischem Asthma versucht man, mit verschiedenen → **Allergietests** (Seite 21) die auslösenden allergisierenden Stoffe zu finden, in der Hoffnung, dass der Betroffene sie meiden und damit Anfällen von Atemnot vorbeugen kann. Durchgeführt werden ein Prick-Test und/oder ein Intrakutan-Test.
- Weiterhin bestimmt man im Blutserum den Eiweißstoff → **Immunglobulin E** (IgE). Dieser IgE-Wert ist jedoch meist nur dann erhöht, wenn ein Asthma-Patient auf mehrere Stoffe allergisch reagiert. Ist er nur auf einen oder wenige Substanzen allergisch, bleibt der IgE-Spiegel meist normal. Auch bei Patienten mit (vorwiegend) nicht allergischem Asthma findet man im Blutserum meist einen normalen IgE-Spiegel.
- Größere Bedeutung hat die Bestimmung spezifischer **IgE-Antikörper.** Eine solche Bestimmung, den so genannten Radio-Allergo-Sorbent-Test (RAST) setzt man ein, wenn man

zuvor im Allergietest an der Haut einen oder mehrere Stoffe identifiziert hat, auf die der Betroffene allergisch reagiert. Aber auch diese Untersuchung beweist eine Allergie nicht sicher: Erst wenn der Patient im Provokationstest, der immer unter ärztlicher Aufsicht durchgeführt werden muss, nach Einatmen kleiner Mengen dieser Substanz mit einem Asthma-Anfall oder einer in der Lungenfunktion messbaren Verengung der Atemwege reagiert, ist dieser Stoff als auslösendes Allergen bestätigt.

- Bei Patienten, bei denen das Asthma durch eine Infektion ausgelöst wird, findet man typische **Infektionszeichen** im Blut, wie z. B. einen Anstieg der weißen → Blutkörperchen (Leukozytose) mit Linksverschiebung und eine Erhöhung der Blutkörperchensenkungsgeschwindigkeit (→ BSG) und des C-reaktiven Proteins (→ CRP).

Autoimmunkrankheiten

Als Autoimmun- oder Autoaggressionskrankheiten werden Erkrankungen bezeichnet, die durch eine Fehlsteuerung des Abwehrsystems entstehen. Dabei bildet das Immunsystem Abwehrstoffe (Antikörper) oder Abwehrzellen gegen körpereigenes Gewebe, was zu einer chronischen Entzündung der betroffenen Organe und Gewebe und letztlich zu deren Zerstörung führt.

Autoimmunerkrankungen kommen familiär gehäuft vor, so dass man eine erbliche Veranlagung für diese Erkrankungen vermutet. Sie benötigen jedoch noch einen weiteren äußeren Auslöser, um in Erscheinung zu treten. Hier kommen v. a. Krankheitserreger in Frage, gegen die das Abwehrsystem auch bei Gesunden Antikörper und spezifische Abwehrzellen bildet. In manchen Fällen scheinen sich diese Abwehrmechanismen jedoch nicht allein gegen einen Krankheitserreger zu richten, sondern auch gegen körpereigene Strukturen, und zwar dann, wenn bestimmte Strukturen der Krankheitserreger körpereigenen Teilen sehr ähnlich sind.

Unterschieden werden Autoimmunerkrankungen, bei denen die Autoantikörper nur gegen ein bestimmtes Organ gerichtet sind, und solche, bei denen Autoantikörper zahlreiche Gewebe und Organe angreifen.

- Zu den **organspezifischen Autoimmunkrankheiten** zählen z. B. die chronische Schilddrüsenentzündung (Hashimoto-Thyreoiditis), bei der die Antikörper langsam und anfangs oft unbemerkt das Schilddrüsengewebe zerstören und eine Schilddrüsenunterfunktion verursachen. Diese Antikörper, die sich gegen einen bestimmten Eiweißstoff in der Schilddrüse, nämlich die thyreoidale Peroxidase, richten, können im Blut nachgewiesen werden (TPO-Antikörper, → Schilddrüsenantikörper).
  Auch der Typ-1-Diabetes mellitus, also jene Form der Zuckerkrankheit, die v.a. bei Kindern und Jugendlichen auftritt und durch einen absoluten Mangel an Insulin gekennzeichnet ist, gehört zu den organspezifischen Autoimmunkrankheiten. Beim Typ-1-Diabetes kann man bei über 75% der Betroffenen – neben anderen Antikörpern – Autoantikörper gegen Inselzellen der Bauchspeicheldrüse nachweisen, also diejenigen Zellen, die Insulin produzieren.
  Weitere organspezifische Autoimmunerkrankungen sind eine Form der chronischen Magenschleimhautentzündung (Typ-A-Gastritis) und die Unterfunktion der Nebennierenrinde (Addison-Krankheit).
- Zu den **nicht organspezifischen Autoimmunkrankheiten** zählen die → rheumatoide Arthritis (Seite 234) und andere chronisch entzündliche rheumatische Erkrankungen, wie z. B. die → Kollagenosen (Seite 216). Hier zerstören die Autoantikörper verschiedene Gewebe im Körper bzw. bestimmte Gewebe, wie z.B. Gelenke, an verschiedenen Orten.
- Als **Misch- oder Übergangsformen** gelten chronische Leberkrankheiten (chronisch-aggressive Hepatitis und primär-biliäre Zirrhose), die mit Blasenbildung einhergehenden Hautkrankheiten Pemphigus vulgaris und bullöses Pemphigoid, die Werlhof-Krankheit (hier führen Antikörper gegen Blutplättchen zu deren Zerstörung und dadurch zu einer erhöhten Blutungsneigung mit punktförmigen Hautblutungen, Nasenbluten und verstärkten Regelblutungen), die Colitis ulcerosa (eine chronisch entzündliche Darmerkrankung, die mit blutig-schleimigen Durchfällen und Bauchschmerzen einhergeht) und viele andere mehr. Bei den meisten dieser Erkrankungen lassen sich Autoantikörper nachweisen.
  Auch die Multiple Sklerose wird mitunter zu den Autoimmunkrankheiten gerechnet, wobei sich hier aktivierte

Lymphozyten gegen die Umhüllungen von Nervensträngen richten und dadurch zu den typischen Symptomen wie Sprech- und Sehstörungen, Gefühlsstörungen, vermehrter Muskelanspannung, Lähmungen, Gehstörungen u. a. führen.

Bauchspeicheldrüsenentzündung (Pankreatitis)

Eine akute Entzündung des Bauchspeicheldrüsengewebes ist eine schwere Erkrankung, die – um lebensbedrohliche Komplikationen zu vermeiden – so schnell wie möglich intensivmedizinisch behandelt werden muss. Davon abzugrenzen ist die chronische Bauchspeicheldrüsenentzündung, die durch eine fortschreitende Zerstörung von Bauchspeicheldrüsengewebe gekennzeichnet ist.

Die Bauchspeicheldrüse produziert einerseits Verdauungssäfte, mit deren Hilfe die verzehrte Nahrung zu kleinen Bruchstücken aufgespalten wird, so dass diese ins Blut aufgenommen werden können. Daneben stellt die Bauchspeicheldrüse auch Hormone her, von denen Insulin das wichtigste ist. Insulin dient u. a. dazu, den im Blut befindlichen Zucker in die Zellen zu schleusen, wo er der Energiegewinnung dient.
Eine akute Bauchspeicheldrüsenentzündung wird meist durch Gallensteine ausgelöst, die im Bauchspeicheldrüsengang stecken bleiben und dadurch einen Abfluss der Verdauungssäfte in den Darm verhindern. Fast ebenso häufig ist chronischer Alkoholmissbrauch die Ursache einer akuten Pankreatitis. Bei einer chronischen Bauchspeicheldrüsenentzündung, bei der immer wieder akute Schübe auftreten, steht Alkohol als auslösender Faktor weit im Vordergrund. Weitere Ursachen, wie z. B. bestimmte Medikamente, Infektionen oder Stoffwechselstörungen sind hingegen eher selten. Das wichtigste Symptom einer akuten Bauchspeicheldrüsenentzündung sind Schmerzen im oberen Bauchbereich, die nach allen Seiten ausstrahlen können und oft von Übelkeit, Erbrechen, Blähungen, Fieber, Blutdruckabfall u. a. begleitet werden. Eine Bauchspeicheldrüsenentzündung ruft oft lebensbedrohliche Komplikationen hervor, weshalb der Patient bereits bei Verdacht auf diese Erkrankung im Krankenhaus behandelt werden muss.

B

Bei einer akuten Bauchspeicheldrüsenentzündung oder einem akuten Schub einer chronischen Pankreatitis kommt es zur Zerstörung von Zellen, wodurch die darin enthaltenen Verdauungsenzyme (→ Enzyme, Seite 33) freigesetzt werden und ins Blut gelangen.
Diese erhöhten Spiegel von Verdauungsenzymen lassen sich im Blut und im Urin von Patienten mit akuter Bauchspeicheldrüsenentzündung nachweisen und ermöglichen zusammen mit den Beschwerden oft schon die Diagnose. Insbesondere zur Feststellung der Ursache, z. B. Steine im Gallen- oder Bauchspeicheldrüsengang, müssen weitere Untersuchungen, wie z. B. eine Ultraschalluntersuchung oder eine Kernspintomographie angefertigt werden.

Laboruntersuchungen

Bauchspeicheldrüsenenzyme

Um eine Bauchspeicheldrüsenentzündung zu diagnostizieren, werden folgende Enzyme bestimmt:

- Lipase, die Nahrungsfette spaltet,
- Amylase, die Kohlenhydrate zerkleinert und
- Elastase 1, die bestimmte Eiweiße aufspaltet.

Eine deutliche Erhöhung von → Lipase und → Elastase 1 weist relativ sicher auf eine Bauchspeicheldrüsenentzündung hin, da diese beiden Verdauungsenzyme nur in der Bauchspeicheldrüse hergestellt werden. Allerdings ist erst ein mehr als dreifacher Anstieg des Lipasespiegels über den Normwert ein ziemlich eindeutiger Hinweis auf eine Bauchspeicheldrüsenentzündung. Die Amylase wird im Gegensatz zu diesen Enzymen nicht nur in der Bauchspeicheldrüse, sondern auch in den Speicheldrüsen des Mundes produziert. Eine Erhöhung der Amylase wird daher auch bei vielen anderen Erkrankungen beobachtet, wie z. B. einer Entzündung der Ohrspeicheldrüse (Parotitis), Alkoholvergiftung, akuten Erkrankungen der Bauchorgane sowie bei einer so genannten Makroamylasämie, einem harmlosen Befund, wobei sich das Enzym Amylase an andere Stoffe im Körper bindet. Auch für die Amylase gilt: Erst ein um das Dreifache erhöhter Blutspiegel kann auf eine Bauchspeicheldrüsenentzündung hindeuten. Bis zu dreifach höhere Spiegel von Amylase und Lipase findet man z. B. bei einer Nierenschwäche (Niereninsuffizienz), da diese Enzyme bei eingeschränkter Nierenfunktion nicht in den üblichen Mengen ausgeschieden werden.

Diese Enzyme werden während einer akuten Bauchspeicheldrüsenentzündung häufig kontrolliert, um eine Verschlechterung bzw. ein Abklingen der Entzündung zu erkennen. Allerdings gibt die Höhe der gemessenen Spiegel von Lipase und Amylase keine sichere Auskunft über die Schwere und den Verlauf der Erkrankung!
Besteht der Verdacht auf einen schweren Verlauf mit Zerstörung von Teilen der Bauchspeicheldrüse, werden im Krankenhaus die Blutspiegel weiterer von der Bauchspeicheldrüse produzierter Enzyme in kurzen Abständen bestimmt, wie z. B. der Elastase, Phospholipase A_2, Trypsin und das Pankreas-assoziierte Protein.

Entzündungszeichen

Wie bei jeder schweren Entzündung steigen auch bei der akuten Pankreatitis sowie bei einem akuten Schub der chronischen Bauchspeicheldrüsenentzündung die Entzündungsparameter im Blut an. Dabei findet man v. a.

- eine Erhöhung der Blutsenkungsgeschwindigkeit (→ BSG),
- einen Anstieg des C-reaktiven Proteins (→ CRP) sowie
- eine Vermehrung der weißen Blutkörperchen (Leukozytose).

Auch diese Werte werden während der Erkrankung engmaschig kontrolliert, insbesondere um eine Verschlechterung früh zu erkennen.

Laborveränderungen bei Verschluss des Gallen- bzw. Bauchspeicheldrüsenganges

Die Gallenflüssigkeit wird in der Leber produziert und in der Gallenblase gespeichert. Bei jeder Mahlzeit entleert sich der Inhalt der Gallenblase über den Gallengang (Ductus choledochus) in den Zwölffingerdarm. Der Gallengang mündet gemeinsam mit dem Bauchspeicheldrüsengang (Ductus pancreaticus) in den Zwölffingerdarm. Verlegt ein Gallenstein diese Mündung, staut sich einerseits Verdauungssaft aus der Bauchspeicheldrüse im Bauchspeicheldrüsengang und andererseits Gallenflüssigkeit im Gallengang. Ist also ein Gallenstein, der die Mündung beider Gänge in den Zwölffingerdarm verlegt, die Ursache einer Bauchspeicheldrüsenentzündung, steigen auch die Blutspiegel bestimmter Gallen- und Leberwerte an (→ Gal-

B

lensteinleiden, Seite 205), dabei kommt es insbesondere zu folgenden Veränderungen:

- Erhöhung der → gamma-GT
- Anstieg der Leucinaminopeptidase (→ LAP)
- Erhöhung der → alkalischen Phosphatase (AP)
- Anstieg des direkten → Bilirubins

Weitere Laborveränderungen bei einer Bauchspeicheldrüsenentzündung

- Ähnlich wie bei anderen schweren Erkrankungen kann es im Rahmen einer Bauchspeicheldrüsenentzündung zu einer Erhöhung des → **Blutzuckers** kommen, ohne dass der Erkrankte zuckerkrank ist. Diese Hyperglykämie normalisiert sich mit dem Abklingen der Pankreatitis.
- Einen eher unspezifischen Hinweis auf massive Zerstörung von Zellen gibt der Anstieg der **Laktatdehydrogenase** (→ LDH), eines Enzyms, das sich in zahlreichen Körperzellen findet. Allerdings zeigt die Höhe des LDH-Anstiegs die Schwere des Verlaufes an.
- Bei schwerem Krankheitsverlauf kommt es zu einer Einschränkung der Nierenfunktion, was sich in einem Anstieg des → **Kreatininspiegels** im Blutserum äußert (→ Nierenversagen, chronisches, Seite 231). Häufig findet sich auch eine durch die Entzündung bedingte vermehrte Eiweißausscheidung in den Urin (Proteinurie), da bei einer Entzündung viele Eiweißstoffe aus dem Entzündungsherd ins Blut gelangen.
- Eine besonders wichtige Rolle spielt die Erniedrigung des → **Kalziumspiegels** im Blutserum bei der Bauchspeicheldrüsenentzündung, da ein niedriger Kalziumspiegel auf einen schweren oder ungünstigen Verlauf der Krankheit hinweist.

Blutarmut → Anämie

Blutgerinnungsstörungen (Hämorrhagische Diathesen)

Blutgerinnungsstörungen sind Krankheiten, die eine verringerte oder eine verstärkte Blutgerinnung zur Folge haben. Eine Blutgerinnungsstörung kann angeboren sein, wie z. B. die genetisch bedingte, primär Jungen betreffende Bluterkrankheit (Hämophilie); sie kann sich aber auch erst entwickeln (z. B. bei einer Funktionsstörung der Blutplättchen, die durch eine Knochenmarksschädigung verursacht wird).

Die Blutgerinnung (Hämostase) ist ein komplexer Mechanismus, der den Körper bei Verletzungen, bei denen immer auch Blutgefäße eröffnet werden, vor einem hohen Blutverlust schützt. Bei der ersten Phase der Blutgerinnung (primäre Hämostase) ziehen sich die verletzten Blutgefäße zusammen, um die Blutung gering zu halten. Gleichzeitig lagern sich an die verletzte Gefäßwand Blutplättchen an, die dadurch aktiviert werden und verschiedene Stoffe freisetzen. Diese Stoffe wiederum fördern die Verengung der Blutgefäße und die weitere Anheftung und Zusammenballung von Blutplättchen und leiten außerdem die zweite Phase der Blutgerinnung (sekundäre Hämostase) ein, und zwar die Bildung eines festen Blutgerinnsels, das neben Blutplättchen aus einem Netz von Eiweißfasern (Fibrinfasern) besteht. An der Bildung dieses Gerinnsels im Rahmen dieser plasmatischen Gerinnung sind 15 im Blut gelöste Gerinnungsfaktoren beteiligt, die normalerweise inaktiv sind und erst durch die Freisetzung bestimmter Stoffe aus den Blutplättchen stufenweise aktiviert werden. Bei einer Verletzung der Gefäßinnenwand werden diese 15 Faktoren kaskadenartig aktiviert, bis letztlich ein Faktor entsteht, der zur Bildung von Thrombin führt, der wiederum Fibrinogen in Fibrin überführt, welches das anfangs lockere Blutgerinnsel verfestigt. Bei einer inneren Verletzung eines Blutgefäßes verläuft diese Gerinnungskaskade langsam, weil alle 15 Faktoren nacheinander aktiviert werden müssen. Bei einer äußeren Gewebsverletzung läuft die Gerinnung viel schneller ab, da ein thrombinaktivierender Faktor aus dem Gewebe (Gewebsthromboplastin) freigesetzt und dadurch die Aktivierung zahlreicher Gerinnungsfaktoren umgangen wird.

Borreliose

Die Borreliose ist eine bakterielle Erkrankung, die durch den Biss von Zecken (Holzbock) übertragen wird und unterschiedliche Organe wie Haut, Gelenke, Zentralnervensystem und Muskeln betreffen kann.

Mit ca. 60 000 Neuerkrankungen pro Jahr in Deutschland ist die Borreliose (Lyme-Borreliose, Lyme-Krankheit, Zeckenborreliose) die häufigste durch Zecken übertragene Infektionserkrankung. Die Ansteckungsgefahr ist zwischen März und November mit einem Gipfel von Juli und August am größten. Das klinische Bild einer Infektion mit dem Bakterium Borrelia burgdorferi ist durch einen stadienförmigen Verlauf gekennzeichnet, wobei der Betroffene zwischen den einzelnen Stadien wochen- und sogar monatelang vollkommen beschwerdefrei sein kann. Allerdings kommen atypische Verläufe sehr häufig vor. Es ist daher sinnvoll, sich nicht zu sehr auf die Stadieneinteilung zu verlassen.

- **1. Stadium:** Nach einer Inkubationszeit von einigen Tagen bis etwa 10 Wochen kommt es zunächst zu einer entzündlichen kreisförmigen Rötung um die Zeckenbissstelle. Diese so genannte Wanderröte (Eythema migrans) wandert ringförmig nach außen und bleibt einige Tage großflächig bestehen; auffällig ist auch der Randsaum. Mitunter treten in diesem Stadium grippeähnliche Symptome (z. B. Fieber, Abgeschlagenheit, Kopf- und Muskelschmerzen) auf, die jedoch nach wenigen Tagen wieder vergehen. Tritt das Erythema migrans auf, ist dies ein sicheres Zeichen für eine Borrelieninfektion; allerdings entwickelt es sich nur in etwa 50% der Fälle.
- **2. Stadium:** Wochen bis Monate später kann es zu zeitweiligen Hirnnervenausfällen, wie etwa eine Lähmung der Gesichtsnerven (Fazialisparese) und anderen neurologischen Störungen kommen. Außerdem kann sich eine Rückenmarkentzündung, eine Meningitis, aber auch eine Gelenk-, Muskel- oder eine zerebrale Arterienentzündung entwickeln. In seltenen Fällen ist auch das Herz beteiligt, und es stellen sich Herzrhythmusstörungen ein; im Extremfall kann eine Herzmuskelentzündung entstehen.
- **3. Stadium:** Monate bis Jahre später kommt es zu chronisch verlaufenden Krankheitsbildern, wie etwa Arthritiden, die von Gelenk zu Gelenk »springen«, aber auch Muskelentzün-

dungen, Fibromyalgien und/oder Knochenschmerzen. Außerdem kann eine Acrodermatitis chronica atrophicans Herxheimer (ACA) auftreten, eine Hauterkrankung, die durch eine kissenartige Schwellung und Blaurotfärbung der Haut an Händen und Füßen gekennzeichnet ist. Später kommt es dann zu einer typischen Verdünnung und Fältelung der Haut (»Pergamenthaut«).

Laboruntersuchungen

- Generell kann eine Infektion mit Borrelien in jedem Stadium mithilfe einer Blutuntersuchung überprüft werden. Hier steht der Nachweis von IgG- und IgM-Antikörpern (→ Antigene/Antikörper, Seite 30) zunächst im Vordergrund. Jedoch sind, insbesondere in der Frühphase der Borreliose, Antikörper nicht immer nachweisbar. Bei chronischen Verläufen ist eine starke Antikörperreaktion zwar praktisch immer vorhanden, doch bleibt diese noch lange nach einer erfolgreichen antibiotischen Therapie (oder einer spontanen Ausheilung) im Blut nachweisbar. Dies erschwert die Einschätzung, ob die Behandlung erfolgreich war bzw. ob eine Lyme-Borreliose überhaupt noch besteht – zumal, wenn der Betroffene bereits über einen längeren Zeitraum beschwerdefrei ist. Schließlich können falsch positive Reaktionen auftreten, etwa wenn gleichzeitig eine → Autoimmunerkrankung (Seite 187), Syphilis oder bestimmte virale Infektionen (z. B. Infektion mit dem Epstein-Barr-Virus) vorliegen. Grundsätzlich gilt: Ein positiver Antikörperbefund spricht nur in Zusammenhang mit entsprechenden klinischen Befunden für eine Lyme-Borreliose.
- Seit kurzem wird der so genannte Lymphozytentransformationstest (LTT) zur Diagnose von Lyme-Borreliose eingesetzt, der eine mögliche Infektion schon wesentlich früher nachweisen kann. Hierfür werden im Vollblut die Lymphozyten in Laborkulturen nach einer Inkubation mit Borrelien-Antigenen bestimmt. Fällt die Reaktion positiv aus, ist dies ein Hinweis darauf, dass das zelluläre Immunsystem bereits Borrelien-spezifisch aktiviert worden ist. Diese Lymphozytenaktivierung besteht oft schon deutlich vor einer Antikörperantwort. Andererseits klingt sie wesentlich schneller wieder ab, wenn die Borreliose ausgeheilt ist. Bislang wird dieses neue Verfahren jedoch nur von einigen Labors als Ergänzung zum serologischen Test zum Antikörpernachweis angeboten.

- Es ist möglich, Borrelienkulturen aus Gewebeproben anzuzüchten. Gelingt dies, ist eine Borrelieninfektion grundsätzlich nachgewiesen. Allerdings ist dieses Verfahren sehr zeit- und arbeitsintensiv und wird derzeit nur von wenigen Speziallabors durchgeführt.
- Generell gilt, dass das Krankheitsbild der Lyme-Borreliose sehr wandelbar ist, wodurch eine gezielte Diagnose oft erheblich erschwert wird. Auch ist die Mehrzahl der Symptome durchaus charakteristisch für einige andere Erkrankungen, so dass es mitunter nicht möglich ist, zu einem eindeutigen Befund zu gelangen. Andererseits kann es sein, dass der Antikörpernachweis negativ ausgefallen ist, obwohl sich der Betroffene eine Borrelieninfektion zugezogen hat. Aber auch falsch positive Befunde sind nicht selten. Problematisch ist auch, dass die serologischen Verfahren bis heute nicht standardisiert sind und es von Labor zu Labor teilweise zu erheblichen Abweichungen bei den Untersuchungsergebnissen kommt.

Diabetes mellitus (Zuckerkrankheit)

Beim Diabetes mellitus handelt es sich um eine chronische Stoffwechselkrankheit, die aufgrund eines relativen oder absoluten Mangels an Insulin zu erhöhten Blutzuckerspiegeln führt. 90% aller Erkrankungen macht der Typ-2-Diabetes aus, bei dem Überernährung und Übergewicht bei entsprechend genetisch disponierten Menschen zu einem verminderten Ansprechen von Insulin (Insulinresistenz) führen. Nur jeder zehnte Diabetiker leidet an einem Typ-1-Diabetes, bei dem aufgrund einer Zerstörung der Insulin produzierenden Zellen im Rahmen einer Autoimmunkrankheit ein absoluter Insulinmangel entsteht.

Etwa 6% aller Deutschen leiden an Diabetes mellitus. Nach längerer Krankheitsdauer kommt es häufig zu Folgeschäden wie Herzinfarkt, Schlaganfall, Durchblutungsstörungen in den Beinen, Nierenversagen, Erblindung und vielen weiteren Schäden von Blutgefäßen und Nerven.
Da insbesondere der häufigere Typ-2-Diabetes zu Beginn kaum oder gar keine Beschwerden verursacht, ist die wichtigste diagnostische Maßnahme die Bestimmung des Nüchternblutzuckers im Blutserum.

Laboruntersuchungen

- Die einfache und kostengünstige Bestimmung des **Nüchternblutzuckers** im Blutserum ist in den meisten Fällen ausreichend, um eine Zuckerkrankheit sicher zu diagnostizieren. Allerdings muss man nach Messung eines erhöhten Nüchternblutzuckerwertes, d. h. der Blutzuckerbestimmung nach acht Stunden ohne Nahrungsaufnahme, die Diagnose einer Zuckerkrankheit durch (mindestens) eine weitere Kontrolluntersuchung sichern. In diesem Zusammenhang muss auch darauf hingewiesen werden, dass erhöhte Blutzuckerwerte in bestimmten Situationen, wie z. B. nach einem Herzinfarkt, Schlaganfall, bei einer akuten Vergiftung sowie unter der Behandlung mit bestimmten harntreibenden Medikamenten sich nach Überwinden der akuten Krankheit bzw. nach Absetzen der Arzneimittel wieder normalisieren. Bei einigen Patienten wird eine Zuckerkrankheit auch durch einen erhöhten Blutzuckerwert nach Nahrungsaufnahme entdeckt, aber auch hier muss die Krankheit durch Bestimmung von Nüchternzuckerwerten und in unklaren Fällen einen oralen Glukosetoleranztest gesichert werden.
- Die Messung des **Zuckergehaltes im Urin** eignet sich nur bedingt als Suchtest, wohingegen zur Sicherung der Diagnose einer Zuckerkrankheit die Bestimmung des Nüchternblutzuckers erforderlich ist. Auch kontrollieren einige Diabetiker ihre Krankheit durch regelmäßige Urinzuckerbestimmungen, was jedoch weitaus weniger genau ist als die Blutzuckerbestimmung. Beim gesunden Menschen findet man im Urin keinen Zucker. Übersteigt die Blutzuckerkonzentration einen gewissen Wert, wird Zucker mit dem Urin ausgeschieden. Allerdings kann diese Schwelle, die normalerweise bei 150–180 mg/dl Blutzucker liegt, stark variieren. Sie ist gerade bei Zuckerkranken oft erhöht, in Einzelfällen bis auf 300 mg/dl. In diesem Fall würde sich ein Diabetiker, der im Urin keinen Zucker messen kann, in falscher Sicherheit wiegen, dass sein Blutzucker gut eingestellt sei. Umgekehrt gibt es seltene Nierenfunktionsstörungen, bei denen Zucker bereits bei normalen Blutzuckerspiegeln ausgeschieden wird. Daher muss jeder Diabetiker, der die Behandlung seiner Zuckerkrankheit mithilfe von Urintests selbst kontrollieren will, zuvor die Nierenschwelle für seine Zuckerausscheidung bestimmen lassen. Eine genauere

Kontrolle ermöglicht jedoch in jedem Fall die Blutzuckerbestimmung.

- Der Zuckerbelastungstest oder → **orale Glukosetoleranztest** (OGTT) wird nicht zur Diagnose eines Diabetes mellitus herangezogen, sondern ist bestimmten Fällen vorbehalten, in denen z. B. die Blutzuckerwerte nur gelegentlich erhöht sind, oder wenn ein erhöhtes Risiko für eine Zuckerkrankheit bzw. eine koronare Herzkrankheit besteht. Dies betrifft Menschen mit familiärer Belastung, Frauen mit erhöhten Zuckerwerten in der Schwangerschaft sowie Patienten mit Übergewicht, Bluthochdruck und Fettstoffwechselstörungen. Ist der Blutzuckerwert zwei Stunden nach Aufnahme von 75 g Zucker erhöht, besteht eine gestörte Glukosetoleranz. 20–30 % dieser Menschen entwickeln innerhalb von 10 Jahren einen Diabetes mellitus, darüber hinaus haben sie ein deutlich erhöhtes Risiko für Herz-Kreislauf-Erkrankungen.
- Die Bestimmung des **HbA1- oder HbA1c-Wertes** im Blutserum ist weniger zur Diagnose eines Diabetes mellitus geeignet, sondern dient vielmehr der Kontrolle des Behandlungserfolges. Beim HbA1 handelt es sich um die Hauptkomponente des roten Blutfarbstoffes (Hämoglobin), an das in einem gewissen Prozentsatz Zucker angelagert ist. Die Untereinheit HbA1c entspricht zu 70 % dem gesamten HbA1, weshalb beide Werte die gleiche Aussagekraft haben. Normalerweise sind an maximal 6,5 % des Hämoglobins Zucker angelagert (glykosyliert). Diese Glykosylierung nimmt mit dem Anstieg des Blutzuckerspiegels zu, wobei HbA1c über längere Zeit stabil bleibt und damit die Blutzuckerwerte der letzten vier bis acht Wochen widerspiegelt. Aus diesem Grund bezeichnet man den HbA1- oder HbA1c-Wert auch als Blutzuckergedächtnis. Ein Patient kann für die Kontrolluntersuchung beim Arzt zwar durch strenge Diät einen weitgehend normalen Nüchternblutzuckerwert erreichen, allerdings gibt der HbA1(c)-Wert dann doch genauen Aufschluss über die Zuckereinstellung der letzten zwei Monate. Der HbA1(c)-Wert zeigt auch das Risiko von Folgeschäden der Zuckerkrankheit an: So erhöht sich das Herzinfarktrisiko bei einem HbA1(c)-Wert von 7 % um 40 % und bei einem HbA1(c)-Wert von 8 % um 80 %.
- Seltener als der HbA1(c)-Wert wird der **Fructosamin-Test** durchgeführt, mit dem man den Gehalt an Eiweißen, v. a.

Albumin, ermittelt, an die Zucker angelagert ist. Die Fructosamin-Konzentration gibt die Blutzuckerwerte der letzten ein bis drei Wochen wieder, weshalb der Test v. a. durchgeführt wird, um Änderungen der Therapie kurzfristig zu überprüfen.

- Da einer der Folgeschäden einer langjährigen Zuckerkrankheit – insbesondere bei schlechter Einstellung – eine Schädigung der Niere mit der Gefahr des Nierenversagens ist, muss jeder Diabetiker mindestens einmal pro Jahr die Ausscheidung des Eiweißstoffes Albumin im Urin kontrollieren. Eine solche **Mikroalbuminurie**, d. h. die Ausscheidung von 30–300 mg Albumin im 24-h-Urin, ist ein frühes Symptom einer diabetischen Nierenschädigung und bedarf einer konsequenten Behandlung.
- Da die Zuckerkrankheit ein wesentlicher Risikofaktor für Herz-Kreislauf-Krankheiten, insbesondere → Herzinfarkt (Seite 213) und Schlaganfall, ist, sollte gleichzeitig nach weiteren Risikofaktoren gefahndet werden, wie z. B. → Fettstoffwechselstörungen (Seite 204), Bluthochdruck, Rauchen etc.

Durchfall (Diarrhö)

Von Durchfall spricht man bei mehr als drei Stuhlentleerungen pro Tag, wobei der Stuhl weich bis flüssig und die Stuhlmenge erhöht ist.

Ursachen

Durchfall kann eine Vielzahl von Ursachen haben. In akuten Fällen wird Durchfall v. a. durch Infektionen mit Viren, Bakterien oder Parasiten, seltener durch eine Lebensmittelvergiftung oder Medikamente (insbesondere Antibiotika) ausgelöst. Chronischer Durchfall, der definitionsgemäß länger als zwei Wochen andauert, kann neben chronischen Infektionen durch Giftstoffe, Medikamente, Nahrungsmittelallergie oder -unverträglichkeit, entzündliche Darmerkrankungen wie Morbus Crohn und Colitis ulcerosa, Laktoseintoleranz, Sprue, Gallensäureverlustsyndrom, eine chronische Bauchspeicheldrüsenentzündung, Polypen, Dickdarmkrebs, Schilddrüsenüberfunktion, Nervenstörungen im Rahmen einer Zuckerkrankheit und vielem anderen mehr verursacht werden.

Neben der Erfassung der Krankengeschichte und der körperlichen Untersuchung sind es in vielen Fällen Laboruntersuchungen, die den Weg zur richtigen Diagnose weisen.

Laboruntersuchungen

Stuhluntersuchungen

- Im Vordergrund steht die Untersuchung des Stuhls (Seite 18), wobei bereits die **Betrachtung des Stuhls** Hinweise darauf geben kann, welcher Darmabschnitt hauptsächlich betroffen ist. Wässrige, helle und z.T. schaumige Stühle, die evtl. unverdaute Nahrungsbestandteile enthalten, findet man v. a. bei Dünndarmerkrankungen. Große Mengen fettig glänzender Stühle deuten z. B. auf eine Sprue bei Glutenunverträglichkeit oder Erkrankungen der Bauchspeicheldrüse hin. Kleinere Mengen dunklen Stuhls, evtl. mit Blut- oder Schleimbeimengungen sind meist Symptom einer Dickdarmerkrankung.
- Danach erfolgt die **mikroskopische Untersuchung** von verdünntem Stuhl, wobei v. a. weiße Blutkörperchen als Hinweis auf eine Entzündung, aber auch Parasiten wie Amöben, Wurmeier sowie Wurmteile nachgewiesen werden können. Einige Parasiten und Würmer können jedoch besser bzw. ausschließlich durch die Bestimmung von Antikörpern im Blutserum nachgewiesen werden.

Gleichzeitig versucht man, bestimmte Erreger durch Auftragen oder Einbringen des Stuhls in verschiedene Nährmedien anzuzüchten. Auf diese Weise lassen sich Salmonellen, Shigellen und andere bakterielle Erreger von Durchfallerkrankungen nachweisen und differenzieren.
Viren, die häufige Erreger von Durchfallerkrankungen sind, wie z. B. Rota- oder enteritische Adeno-Viren, werden durch Antigentests im Stuhl nachgewiesen.

Grundlegende Laboruntersuchungen

Neben diesen Stuhluntersuchungen werden meist noch andere Laborwerte bestimmt, um z. B. die Schwere einer Entzündung oder den Grad eines Flüssigkeitsverlustes und der Beeinträchtigung des Elektrolythaushaltes festzustellen. Zu diesen Laboruntersuchungen gehören die Untersuchung des → Blutbildes, die Bestimmung der Blutsenkungsgeschwindigkeit (→ BSG) sowie der Spiegel von C-reaktivem Protein (→ CRP), der Elektrolyte und von → Kreatinin.

Weitere Laboruntersuchungen

Die weitere Diagnostik richtet sich dann nach den Verdachtsdiagnosen, die sich aus der Anamnese und der körperlichen Untersuchung ergeben haben und umfasst verschiedene Spezialuntersuchungen.

- Bei Verdacht auf eine **Verdauungsstörung** mit unzureichender Aufnahme bestimmter Stoffe, insbesondere von Kohlenhydraten, aus dem Darm führt man z. B. einen → Xylose-Belastungstest durch.
- Kommt möglicherweise eine **Schilddrüsenüberfunktion** als Ursache für chronische Durchfälle in Frage, bestimmt man zunächst den → TSH-Wert und untersucht erst, wenn dieser Wert außerhalb des Normbereiches liegt, die Spiegel der Schilddrüsenhormone (FT3 und FT4) und weiterer Werte.
- Bei Verdacht auf eine **Nahrungsmittelallergie** kann ein erhöhter Spiegel des gesamten IgE (→ Immunglobuline) diesen Verdacht erhärten und ein → Allergietest (Seite 21) bei der Identifizierung der auslösenden Nahrungsmittel hilfreich sein. Am wichtigsten ist jedoch die Beobachtung, nach welchen verzehrten Nahrungsmitteln Durchfälle und andere Beschwerden auftreten.
- Bei **chronisch-entzündlichen Darmerkrankungen** findet man neben einer Erhöhung der Entzündungszeichen im Blut (→ BSG, CRP, Leukozyten) und einer entzündungsbedingten Anämie gelegentlich auch → Autoantikörper.
- Auf eine chronische **Bauchspeicheldrüsenentzündung** mit zunehmendem Verlust der Funktion weist eine Erniedrigung der von der Bauchspeicheldrüse produzierten Verdauungsenzyme → Chymotrypsin und → Elastase 1 im Stuhl hin. Bei schwerer Bauchspeicheldrüseninsuffizienz findet sich auch eine verminderte Insulinproduktion (→ Insulin) mit Anstieg des Blutzuckers (→ Nüchternblutzucker).
- Ein **Gallensäureverlustsyndrom** oder einen **Laktasemangel** als mögliche Ursache chronischer Durchfälle kann man durch spezielle → Funktionstests (Seite 19) diagnostizieren.

D

Fettstoffwechselstörungen

Als Fettstoffwechselstörungen werden erhöhte bzw. erniedrigte Konzentrationen von Fetten im Blut bezeichnet. Liegt ihnen eine genetische Ursache zugrunde, spricht man von einer primären Fettstoffwechselstörung. Häufiger treten jedoch die sekundären Störungen auf, die v. a. durch Faktoren wie falsche Ernährung, Übergewicht und Alkohol hervorgerufen werden.

Daneben gibt es einige Erkrankungen, die zu einer Beeinträchtigung des Fettstoffwechsels führen können, so etwa → Diabetes mellitus oder Erkrankungen von Schilddrüse oder Leber. In diesem Fall steht die Diagnostik (und Behandlung) der Grunderkrankung im Vordergrund: Bei einer angemessenen Therapie verbessert sich in der Regel auch die Fettstoffwechselstörung.
Bei einer Erhöhung des Cholesterinspiegels (Hypercholesterinämie), insbesondere des »schlechten« LDL-Cholesterins, sowie der Triglyzeride im Blut (Hypertriglyzeridämie) und auch bei Erniedrigung des »guten« HDL-Cholesterins kommt es zu Fettablagerungen in den Gefäßwänden. Dies führt zu einer Entzündung, Verengung und verminderten Elastizität der Blutgefäße, und der Blutfluss wird erschwert. Solche arteriosklerotischen Veränderungen der Blutgefäße sind die wichtigste Ursache für die Entstehung von Herz- und Kreislauferkrankungen.
Auch eine Erhöhung des → Lipoproteins (a) gilt als eigenständiger Risikofaktor der koronaren Herzkrankheit.
Das Risiko für eine koronare Herzkrankheit und andere Folgekrankheiten der Arteriosklerose ist umso höher, je mehr weitere Risikofaktoren (z. B. Bluthochdruck, Übergewicht, → Diabetes mellitus, Rauchen) zu einer Fettstoffwechselstörung hinzukommen.

Laboruntersuchungen

- Bei Verdacht auf eine Fettstoffwechselstörung werden zunächst das → **Gesamtcholesterin** sowie die → **Triglyzeride** gemessen. Liegen die Gesamtcholesterinwerte im Grenzbereich oder sind sie eindeutig erhöht, werden auch → LDL- und → HDL-Cholesterin bestimmt.

Das Risiko für eine koronare Herzkrankheit gilt als erhöht, wenn der HDL-Wert unter 40 mg/l liegt und der LDL-Wert 160 mg/dl übersteigt – auch wenn (noch) keine weiteren Risikofaktoren vorhanden sind. Bei weiteren Risikofaktoren sollte das LDL-Cholesterin 130 mg/dl und bei bereits bestehender Arteriosklerose 100 mg/dl nicht überschreiten.
Sind in der Familie bereits erhöhte Cholesterinwerte, ein Herzinfarkt oder Schlaganfall in einem Alter unter 65 Jahren aufgetreten, sollte man seine Cholesterinwerte ab einem Alter von 30 Jahren regelmäßig kontrollieren lassen.

- Der **Lipoprotein-a-Wert** im Blut wird v. a. dann bestimmt, wenn erhöhte LDL-Cholesterin-Werte gemessen wurden und/oder andere Risikofaktoren bestehen. Neben der Einschätzung des Arterioskleroserisikos kann die Messung auch Aufschluss über eine bereits bestehende Gefäßverkalkung bzw. koronare Herzkrankheit geben: Je höher der Lipoprotein-a-Wert ist, desto ausgeprägter können die arteriosklerotischen Veränderungen sein.

Gallensteinleiden

Gallensteine entstehen, wenn sich Galleninhaltsstoffe (v. a. Cholesterin, Kalziumsalze und Bilirubin) verfestigen, die normalerweise in gelöster Form vorkommen. Meist handelt es sich um Mischformen (Cholesterin-Bilirubin-Kalksteine), daneben kommen auch reine Cholesterin- oder Pigmentsteine vor. Diese können einzeln oder in Gruppen auftreten, sehr klein und kaum zu sehen sein, aber auch die Größe einer Walnuss erreichen.

Bis zu 15 % aller Frauen und 7,5 % der Männer haben Gallensteine, die jedoch in drei Vierteln der Fälle keine Beschwerden verursachen. Bei einem Viertel der Gallensteinträger kommt es jedoch durch Wanderung eines Steines zu einer Gallenkolik mit heftigen Schmerzen im mittleren bis rechten Oberbauch, die bisweilen in Rücken oder rechte Schulter ausstrahlen und von Aufstoßen, Übelkeit und Brechreiz begleitet sein können. Meist wandert der Stein nach einiger Zeit weiter in den Dünndarm und geht auf natürlichem Wege ab.
Verlegt der Gallenstein den Gallengang, kann die Gallenflüssigkeit nicht abfließen, staut sich vor dem Hindernis, und alle gal-

lenpflichtigen Substanzen, wie z. B. Bilirubin, treten vermehrt ins Blut über. In diesem Fall kommt es neben den Oberbauchschmerzen zu einer Gelbsucht.
Als weitere Komplikationen von Gallensteinkoliken können Gallenblasen- und Gallengangsentzündungen auftreten, wobei Bakterien aus dem Darmtrakt in die durch einen Stein verlegte Gallenblase oder den Gallengang einwandern. Dann kommt es neben Schmerzen und Gelbsucht zu meist hohem Fieber.
Bleibt ein Gallenstein an der Mündung des Gallengangs in den Dünndarm stecken, kann dies zu einer → Bauchspeicheldrüsenentzündung (Seite 189) führen, da bei den meisten Menschen (80 %) Gallengang und Bauchspeicheldrüsengang gemeinsam in den Dünndarm einmünden.

Laboruntersuchungen

- Bei einer **Gallenkolik** durch Verlegung des Gallenblasenhalses oder des Ausführungsgangs der Gallenblase durch einen Stein findet man in der Regel keine spezifischen Veränderungen von Laborwerten. Hier ergibt sich die Diagnose aus den typischen Beschwerden und dem Nachweis des Steines in der Ultraschalluntersuchung.
- Verlegt ein Gallenstein den Gallengang, kommt es zu einer **Gallenstauung** mit einem Anstieg der Enzyme → gamma-GT, alkalische Phosphatase (→ AP) und Leucinaminopeptidase (→ LAP) sowie des (direkten, konjugierten) → Bilirubins im Blut. Haut, Schleimhäute und die Lederhaut des Auges verfärben sich gelblich, während der Stuhl sich hell und der Urin dunkel verfärbt.
- Kommt es zusätzlich zu einer bakteriellen **Gallenblasen- oder Gallengangsentzündung,** erhöht sich die Blutkörperchensenkungsgeschwindigkeit (→ BSG), der Spiegel des C-reaktiven Proteins (→ CRP) steigt, und im Blutbild findet man eine erhöhte Zahl weißer Blutkörperchen. In schweren Fällen versucht man, die auslösenden Bakterien mithilfe einer Blutkultur zu erkennen und entsprechend ihrer Empfindlichkeit gegenüber Antibiotika gezielt zu behandeln.
- Verlegt ein Stein die Mündung eines gemeinsamen Ausführungsgangs von Gallengang und Bauchspeicheldrüsengang, kann es zusätzlich zu einer → **Bauchspeicheldrüsenentzündung** (Seite 189) kommen.

Gicht

Eine Gicht liegt vor, wenn der Harnsäurespiegel im Blutserum über der Norm liegt.

Dieser Anstieg bleibt zunächst meist unbemerkt, da er keine akuten Beschwerden hervorruft und erst bei dauerhafter Erhöhung Veränderungen an Knochen, Gelenken und Weichteilen sowie evtl. Nierensteine und andere Nierenschäden verursacht. Diese Veränderungen werden als chronische Gicht bezeichnet.
Unter einem akuten Gichtanfall versteht man hingegen eine plötzlich auftretende, stark schmerzhafte Entzündung eines einzelnen Gelenkes, meist des Großzehengrundgelenkes, seltener können auch Knie, Sprunggelenk und Daumengrundgelenk und bei älteren Menschen auch Fingergelenke betroffen sein.
Während des Anfalls ist das Gelenk gerötet, geschwollen, extrem berührungsempfindlich und fühlt sich warm an.
Harnsäure kann nur bis zu einer bestimmten Konzentration im Blut gelöst werden, übersteigt die Konzentration diesen Wert, kommt es zur Ausfällung von Harnsäurekristallen in der Gelenkflüssigkeit (was zum akuten Gichtanfall führt) oder in anderen Geweben.
Harnsäure ist ein Abbauprodukt von Purinen, das sind Bestandteile von Zellkernen. Da eine Erhöhung der Harnsäure in der Mehrzahl der Fällen auf einer purinreichen Ernährung (insbesondere Fleisch und Innereien) beruht, gehört die Hyperurikämie wie Zuckerkrankheit, Fettstoffwechselstörungen und Bluthochdruck zu den Wohlstandserkrankungen. Auch Alkohol spielt als Auslöser eine wichtige Rolle, da er die Ausscheidung der Harnsäure durch die Niere hemmt.
Weiterhin steigt die Harnsäure bei erhöhtem Zerfall körpereigener Zellen an, wie z. B. beim Fasten, aber auch bei → Leukämien (Seite 221) und während der Bestrahlung oder medikamentösen Therapie bösartiger Tumoren. Auch bei verschiedenen Nierenerkrankungen ist der Harnsäurespiegel im Blut häufig erhöht, da die Niere die Harnsäure nicht mehr im normalen Umfang ausscheiden kann.

Laboruntersuchungen

- Die wichtigste Laboruntersuchung zur Diagnose einer Hyperurikämie ist die Bestimmung des **Harnsäurespiegels im Blut.**

Bei einem Harnsäurespiegel von mehr als 6,4 mg/dl besteht eine Harnsäureerhöhung oder Hyperurikämie. Zu einem akuten Gichtanfall kommt es jedoch meist erst bei deutlich erhöhten Werten über 9 mg/dl. Umgekehrt muss der Harnsäurespiegel bei einem akuten Gichtanfall nicht immer erhöht sein!

- Bei Verdacht auf eine gestörte Harnsäureausscheidung durch die Niere als mögliche Ursache der Harnsäureerhöhung misst man die Menge der **Harnsäure im 24-h-Urin.**
- Der Nachweis von **Harnsäurekristallen im → Urinsediment** (Seite 17) kann auf Harnsäuresteine in den Harnwegen hinweisen.
- Bei einem akuten Gichtanfall sind meist auch die **Entzündungsparameter** erhöht, so finden sich v. a. eine Erhöhung der Blutkörperchensenkungsgeschwindigkeit, ein Anstieg des C-reaktiven Proteins sowie eine Vermehrung der weißen Blutkörperchen.

Glomerulonephritis → Nieren(körperchen)entzündung

Harnwegsinfektionen

Bei einer Harnwegsinfektion besiedeln Bakterien (meist Bakterien der Darmflora) die Schleimhaut von Harnröhre und Blase und rufen eine Entzündung hervor. Die Bakterien können über die Harnleiter ins Nierenbecken wandern und dort ebenfalls eine Entzündung auslösen; dabei befallen sie fast immer auch das Nierengewebe. Sind eine oder beide Nieren betroffen, liegt eine obere Harnwegsinfektion vor; bleibt die Infektion auf Blase und/oder Harnröhre beschränkt, besteht eine untere Harnwegsinfektion.

Bei einer rechtzeitig eingeleiteten, angemessenen Behandlung nimmt die untere Harnwegsinfektion im Allgemeinen einen unkomplizierten Verlauf. Sind jedoch die Nieren beteiligt oder wurde die Erkrankung durch eine Behinderung des Harnabflusses (z. B. bei Blasen- oder Nierensteinen, einer Harnröhrenverengung oder einer Prostatavergrößerung bei Männern) oder durch eine Stoffwechselerkrankung (v. a. → Diabetes mellitus) begünstigt, spricht man von einer komplizierten Harnwegsinfektion. Insbesondere bei einer Nieren- bzw. Nierenbeckenentzündung sind die Krankheitszeichen in der Regel heftiger ausgeprägt als bei einer unkomplizierten Harnwegsinfektion. Typisch sind – neben einem schweren Krankheitsgefühl – (hohes) Fieber, Schüttelfrost, Rücken- und Lendenschmerzen sowie Durst. Typische Symptome einer akuten Blasenentzündung sind verstärkter Harndrang, Brennen beim Wasserlassen und krampfartige Schmerzen gegen Ende der Blasenentleerung.

Laboruntersuchungen

- Um zu vermeiden, dass eine akute Blasen- oder Harnröhreninfektion einen chronischen Verlauf nimmt und/oder auf die Nieren übergreift, wird die Erkrankung in der Regel medikamentös (Antibiotika) behandelt. Hierfür ist es wichtig, neben der körperlichen Untersuchung eine **Urinanalyse** durchzuführen. Zu diesem Zweck wird eine Urinprobe des → Mittelstrahlurins (Seite 17) abgegeben. Der frische Urin wird zunächst mithilfe eines → Urin-Streifen-Schnelltests (Seite 15) analysiert: Befinden sich zu viele weiße Blutkörperchen im Urin (Leukozyturie), ist dies ein Hinweis auf eine Entzündung der Harnwege und/oder Nieren. Gleichzeitig findet man im Urin-Streifen-Schnelltest meist eine vermehrte Ausscheidung roter Blutkörperchen (Hämaturie). Erhöhte Nitritwerte im Harn weisen auf eine bakterielle Infektion der ableitenden Harnwege hin.
- Konnte mit dem Urin-Streifen-Schnelltest der Verdacht auf eine Harnwegsinfektion erhärtet werden, erfolgt meist noch die **bakteriologische Untersuchung** einer frischen Urinprobe mittels Nährböden (Seite 16). Zeigt sich bei einem keimhaltigen Urin ca. 24 Stunden später nach einer Bebrütung in einem Inkubator eine große Anzahl von Bakterienkolonien derselben Spezies, kann mit großer Wahrscheinlichkeit davon ausgegangen werden, dass eine Harnwegsinfektion vorliegt.
- In der Regel reichen diese Basisuntersuchungen aus, um eine bakterielle Harnwegsinfektion zu diagnostizieren und zu behandeln. Mitunter ist es jedoch notwendig, in einem nächsten Schritt eine **Urinkultur** (Seite 16) anzulegen. Dies ist z. B. der Fall bei einer erfolglosen Antibiotikatherapie, bei akuter und insbesondere bei chronischer Nierenbeckenentzündung. Mithilfe der Urinkultur kann zum einen die Bakterienart analysiert und zum anderen die Wirksamkeit verschiedener Antibiotika ermittelt werden.

- Erhöhte Leukozytenwerte (→ Blutkörperchen, weiße) im Rahmen des kleinen Blutbildes, eine beschleunigte Blutkörperchensenkungsgeschwindigkeit (→ BSG) und ein erhöhter → CRP-Wert weisen auf eine schwere Infektion hin, insbesondere auf eine Nierenbeckenentzündung. Bei einer schweren Nierenbeckenentzündung können Bakterien zeitweilig ins Blut übertreten und eine Urosepsis verursachen. In diesem Fall versucht man die Bakterien mithilfe von Blutkulturen nachzuweisen und die Infektion nach dem dabei angefertigten Antibiogramm zu behandeln.
- Bei einer schweren und insbesondere bei einer chronischen Nierenbeckenentzündung bestimmt man die Spiegel von → Kreatinin, → Harnstoff und die Kreatininclearance, um eine eingeschränkte Nierenfunktion zu erkennen. Bei chronischer Nierenbeckenentzündung besteht außerdem häufig eine Anämie.
- Weitere Blutuntersuchungen können notwendig sein, wenn der Verdacht besteht, dass ernst zu nehmende Begleiterkrankungen, wie z. B. ein unerkannter → Diabetes mellitus (Seite 198) oder eine → Gicht (Seite 207), (wiederkehrende) Harnwegsinfekte begünstigen.

Hepatitis

Als Hepatitis bezeichnet man eine Entzündung der Leber. Am häufigsten wird eine Leberentzündung durch so genannte Hepatitisviren verursacht, von denen die Viren mit den Bezeichnungen A, B, C und D in unseren Breiten die wichtigste Rolle spielen. Das Hepatitis-E-Virus kommt v. a. in Asien, Afrika und Mexiko vor.

Ursachen

- Hepatitisviren A, B, C, D und E; andere Virusinfektionen, z. B. mit Epstein-Barr-, Coxsackie-, Zytomegalie- oder exotischen Viren (z. B. Gelbfieber-, Lassa-Fieber-, Ebola-Viren)
- Bakterielle Infektionen (z. B. Brucellosen, Leptospirosen, Q-Fieber)
- Infektionen mit Parasiten (z. B. Malaria, Amöben, Fuchs- und Hundebandwurm)
- Arzneimittel; Alkohol

- Akuter Schub einer chronischen Hepatitis; andere Leberkrankheiten (z. B. Autoimmunhepatitis, primär biliäre Zirrhose, Hämochromatose, Wilson-Krankheit)

Verlauf

Eine akute Virushepatitis verläuft in zwei Drittel der Fälle völlig ohne Symptome, bei einem Drittel der Infizierten kommt es zunächst zu grippeähnlichen Symptomen (leichtes Fieber und Abgeschlagenheit), Gelenkbeschwerden und Magen-Darm-Beschwerden (Appetitlosigkeit, Übelkeit, Durchfall und gelegentlich Oberbauchschmerzen), die nur wenige Tage andauern. Danach nisten sich die Viren in der Leber ein, was meist mit einer Vergrößerung der Leber einhergeht, aber nur bei einem Drittel der Patienten zu einer Gelbsucht (mit Gelbfärbung der Haut, dunklem Urin, hellem Stuhl und Juckreiz) führt. Dieses Stadium dauert vier bis acht Wochen und heilt bei der Hepatitis A und E in den meisten Fällen völlig aus, allerdings besteht hier, wenn auch sehr selten, die Gefahr eines schweren und bisweilen tödlichen Verlaufes. Die Hepatitis B, die häufigste Form der Virushepatitis, kann in bis zu 30 % der Fälle in eine chronische Leberentzündung übergehen. Bei der Hepatitis C verlaufen 85 % der Fälle chronisch, sie können aber durch eine Interferontherapie zumeist geheilt werden. Eine Hepatitis D tritt nur als zusätzliche Infektion bei Hepatitis B auf, wobei eine akute Infektion mit beiden Viren gleichzeitig schwerer verlaufen kann und eine spätere Hepatitis-D-Infektion bei bereits bestehender Hepatitis-B-Infektion weitaus häufiger in einen chronischen Verlauf übergeht.

Laboruntersuchungen

- Die **Leberwerte** (Transaminasen) GPT und GOT steigen bei einer akuten Hepatitis sehr stark an, bisweilen um mehr als das 100fache ihres Normalwertes. Die GPT ist hier meist stärker erhöht als die GOT. Auch die gamma-GT und die alkalische Phosphatase können leicht bis mäßig erhöht sein.
- Bei einer Gelbsucht steigt der **Bilirubinspiegel** im Blut ebenfalls stark an, auch im Urin werden deutlich erhöhte Werte von Bilirubin und Urobilinogen gemessen.
- Im Blutbild findet sich eine Erhöhung der **Lymphozytenzahl**. Außerdem können die **Entzündungsparameter** Blutkörperchensenkungsgeschwindigkeit und C-reaktives Protein anstei-

H

gen. Die Elektrophorese zeigt einen Anstieg der **gamma-Globuline** bei normalem Gesamteiweiß-Spiegel.

- Typischerweise kommt es auch zu einer Erhöhung des **Eisenspiegels** im Blutserum.
- Bei schwerem Verlauf lässt die Leistungsfähigkeit der Leber, bestimmte Stoffe zu bilden, nach. Der **Albuminspiegel** sinkt, die **Cholinesterase** ist erniedrigt und der **Quick-Wert** fällt ab.
- Bei Verdacht auf eine akute Virushepatitis führt man ein so genanntes **Hepatitis-Suchprogramm** durch. Dabei sucht man im Blut nach den Teilstücken von Hepatitisviren, wie z. B. nach dem Oberflächenantigen des Hepatitis-B-Virus (HBs-Ag), und versucht, Antikörper gegen diese Viren bzw. bestimmte Teilstücke von ihnen nachzuweisen, wie z. B. Anti-HAV, Anti-HBs, Anti-HBc und Anti-HBe. Können Kernsäuren der Viren, wie z. B. HBV-DNA bei Hepatitis B, HCV-RNA bei Hepatitis C oder HDV-RNA bei Hepatitis D, im Blut nachgewiesen werden, spricht dies für eine aktive Infektion, die ansteckend ist.
- Bei einer **akuten Hepatitis A** lassen sich Immunglobuline der Klasse M gegen das Virus im Blutserum nachweisen (Anti-HAV-IgM), die nach einigen Wochen wieder verschwinden. Mittlerweile hat der Körper auch Immunglobuline der Klasse G gegen das Virus gebildet (Anti-HAV-IgG), die ein Leben lang nachweisbar bleiben und bei fehlendem Nachweis von Anti-HAV-IgM auf eine frühere und ausgeheilte Infektion – oder auch eine Impfung gegen Hepatitis A – hinweisen.
- **Hepatitis B:** Bestimmt werden können das Oberflächenantigen des HB-Virus (Surface-Antigen, HBs-Ag), Antikörper gegen das Oberflächenantigen (HBs-AK oder Anti-HBs), ein vom Virus hergestelltes Eiweiß (HBe-Ag), Antikörper gegen dieses Eiweiß (HBe-AK oder anti-HBe), das Kernantigen (Core-Antigen, HBc-Ag), Antikörper gegen das Kernantigen (HBc-AK oder anti-HBc) und Kernsäuren des Virus (HBV-DNA). Bei einer chronischen Hepatitis B sind das Oberflächenantigen HBs-Ag, die Kernsäure HBV-DNA und das vom Virus gebildete Eiweiß HBe-Ag im Blut nachweisbar. In diesem Fall ist der Patient weiter ansteckend. Im Verlauf der chronischen Hepatitis B kann das HBe-Ag verschwinden und Anti-Hbe im Blut auftauchen, nun besteht nur noch ein geringes Infektionsrisiko. Bei einer echten Heilung verschwinden auch HBs-Ag und HBV-DNA, wohingegen nun Anti-HBs

gebildet wird. Der Patient ist nicht mehr ansteckend. Allerdings heilt eine chronische Hepatitis B – auch unter Interferontherapie – nur in 10 % der Fälle aus.

Herzinfarkt, akuter

Bei einem akuten Herzinfarkt handelt es sich um eine plötzlich auftretende Sauerstoffunterversorgung eines Teils des Herzmuskels (meist infolge eines Verschlusses der Koronararterie).

Der Herzinfarkt ist in den westlichen Industrienationen nach wie vor die häufigste Todesursache. Das Risiko, mindestens einmal im Leben einen Herzinfarkt zu erleiden, beträgt für Frauen 15 % und für Männer 30 %; fast jeder zweite Herzinfarktpatient verstirbt in den ersten vier Wochen nach dem Infarkt. Die weitaus häufigste Ursache für einen Herzinfarkt ist ein Verschluss einer Herzkranzarterie im Rahmen der koronaren → Herzkrankheit (Seite 215), wodurch ein Teil des Herzmuskels nicht mehr ausreichend mit Sauerstoff versorgt wird und abstirbt.
Die typischen Symptome eines akuten Herzinfarktes sind anhaltende Schmerzen hinter dem Brustbein, die in Kiefer, linken und seltener rechten Arm, Rücken und Oberbauch ausstrahlen können und von Angstgefühlen, Schwäche, Atemnot, Schweißausbruch, Übelkeit und Erbrechen begleitet sein können. Allerdings kann ein Herzinfarkt bei bis zu 20 % der Betroffenen, insbesondere bei Zuckerkranken, auch ohne typische Beschwerden verlaufen.
Die Diagnose eines Herzinfarktes wird gestellt anhand der typischen Beschwerden, EKG- und Laborveränderungen.

Laboruntersuchungen

- Aufgrund der fehlenden Sauerstoffversorgung im Versorgungsbereich der verschlossenen Herzkranzarterie geht ein Teil des Herzmuskels zugrunde, wodurch größere Mengen verschiedener in den Herzmuskelzellen vorhandener Substanzen freigesetzt werden und mit erhöhten Spiegeln im Blut zu messen sind. Allerdings lassen sich frühestens drei Stunden nach dem Herzinfarkt erste Anstiege herzspezifischer Stoffe im Blut messen. Etwa drei Stunden nach dem Infarkt steigen die Muskeleiweiße → **Troponin T und I** im Blut an, die nur im Herzmuskel vorkommen und deren Anstieg für einen

Herzinfarkt – bei entsprechender Symptomatik – beweisend sind. Vorteil dieser Eiweißuntersuchung ist auch, dass sie als Schnelltest beim Patienten noch vor Einlieferung in die Klinik durchgeführt werden kann.

- Zu den klassischen Nachweisverfahren eines Herzinfarktes gehört die Bestimmung des Blutspiegels der gesamten **Kreatinkinase** (→ CK) und der herzspezifischeren **MB-Kreatinkinase**, die beide etwa 4–6 Stunden nach dem Infarktereignis ansteigen. Dabei spricht ein Anteil von 6–20 % CK-MB an der Gesamtkreatinkinase, die innerhalb von 6–36 Stunden nach einem für einen Infarkt typischen Schmerzereignis gemessen wurde, für einen Herzinfarkt.
- Gleichzeitig mit der CK steigt auch die → **GOT** an, ein Enzym, das nicht nur im Herzen, sondern auch in der Leber, in der Skelettmuskulatur und anderen Geweben vorkommt.
- Noch weniger spezifisch für den Herzmuskel ist das Enzym → **LDH** (Laktatdehydrogenase), das etwa 6–12 Stunden nach einem Herzinfarkt anzusteigen beginnt. Die LDH kommt in allen Körperzellen vor, weshalb bei Verdacht auf einen Herzinfarkt auch eine Untereinheit der LDH, die HBDH, gemessen wird, deren Aktivität im Herzen und in roten Blutkörperchen am höchsten ist. So wenig spezifisch HBDH und v. a. LDH auch sind, so können sie doch in der späten Diagnostik eines schon einige Tage zurückliegenden Herzinfarktes sein, da sie die erhöhten Spiegel erst ein bis zwei Wochen nach dem Infarkt wieder normalisieren.

Substanz	Erster Anstieg (Stunden)	Maximaler Anstieg (Stunden)	Normalisierung (Tage)
Troponin	3	20	7–14
Gesamt-CK	4–8	16–36	3–6
CK-MB	4–8	12–18	2–3
GOT	4–8	16–48	3–6
LDH	6–12	24–60	7–15
HBDH	6–12	30–72	10–20

- Als unspezifische Begleitreaktionen kommt es im Rahmen eines Herzinfarktes häufig zum Anstieg von Blutsenkungsgeschwindigkeit (→ BSG), weißen → Blutkörperchen und → Blutzucker, die sich nach Abheilung des akuten Infarktes wieder normalisieren.

Herzkrankheit, koronare

Als koronare Herzkrankheit bezeichnet man die Arteriosklerose (Arterienverkalkung) der Herzkranzgefäße, die sich durch Angina-pectoris-Beschwerden oder auch ohne Vorwarnung in einem → Herzinfarkt (Seite 213) bzw. einem plötzlichen Herztod äußern kann.

Risikofaktoren

Während man die genaue Ursache der Arteriosklerose nicht kennt, sind zahlreiche Risikofaktoren bekannt, welche die Entwicklung einer Arteriosklerose allgemein und der koronaren Herzkrankheit speziell deutlich fördern bzw. beschleunigen können.

- Unbeeinflussbare Risiken wie Alter, männliches Geschlecht und eine erbliche Belastung
- Beeinflussbare Risikofaktoren 1. Ordnung wie → Fettstoffwechselstörungen (Seite 204), insbesondere ein Anstieg von LDL-Cholesterin, eine Verminderung von HDL- Cholesterin und eine Erhöhung der Triglyzeride, Bluthochdruck, → Diabetes mellitus (Seite 198), stammbetontes Übergewicht und Rauchen
- Beeinflussbare Risikofaktoren 2. Ordnung wie Erhöhung von Lipoprotein (a), Erhöhung von → Fibrinogen und andere Gerinnungsstörungen, Erhöhung des Homocysteinspiegels im Blut (v. a. bei → Folsäure-, → Vitamin-B_{12}- und/oder → Vitamin-B_6-Mangel), Bewegungsmangel und negativer Stress

Bei zwei Risikofaktoren 1. Ordnung steigt das Infarktrisiko im Verhältnis zur gesunden Bevölkerung um das Vierfache an, bei drei Risikofaktoren 1. Ordnung um das Zehnfache.
Je mehr Risikofaktoren also vorhanden sind, desto größer wird die Gefahr, einen Herzinfarkt zu erleiden, und desto wichtiger ist es, diese Faktoren auszuschalten bzw. bestmöglich zu behandeln. Eine gute Möglichkeit, sein persönliches Risikoprofil zu überprüfen, bietet die Check-up-Untersuchung, die ab dem 35. Lebensjahr alle zwei Jahre beim Hausarzt durchgeführt werden kann. Hierbei werden die wichtigsten Risikofaktoren ermittelt und behandelt.

Kollagenosen

Kollagenosen gehören zu den → Autoimmunerkrankungen (Seite 187), wobei Autoantikörper zu chronischen Erkrankungen des Bindegewebes führen, wie z. B. der Haut, des Bindegewebes in den Blutgefäßen, der Muskulatur sowie von bindegewebigen Drüsenstrukturen.

Zu den Kollagenosen zählen

- der systemische Lupus erythematodes,
- die progressive systemische Sklerose (Sklerodermie),
- die Polymyositis und Dermatomyositis,
- das Sjögren-Syndrom
- und das Sharp-Syndrom (Mischkollagenose).

Alle Kollagenosen kommen bei Frauen häufiger vor. Weiterhin scheinen Erbfaktoren eine wichtige Rolle zu spielen. Allerdings müssen vermutlich weitere Faktoren hinzukommen, damit sich die Krankheiten ausbilden. Bei allen diesen Krankheiten kann man Antikörper gegen verschiedene Zellstrukturen im Blut nachweisen. Abgesehen vom Sjögren-Syndrom findet man bei sämtlichen Kollagenosen Autoantikörper gegen Bestandteile des Zellkerns (→ antinukleäre Antikörper = ANA). Auch Rheumafaktoren kommen bei einigen Krankheitsbildern vor, dabei handelt es sich um Autoantikörper gegen Immunglobuline vom Typ G. Als Zeichen einer chronischen Entzündung sind meist auch Entzündungszeichen, wie z. B. die → Blutkörperchensenkungsgeschwindigkeit, das C-reaktive Protein (→ CRP) sowie die alpha-2- und gamma-Globuline (→ Globuline) in der Eiweißelektrophorese erhöht.

Systemischer Lupus erythematodes (SLE)

Hier rufen Autoantikörper gegen Strukturen der Haut und das Gefäßbindegewebe in verschiedenen Organen die typischen Symptome hervor. Das sind v. a. Hautveränderungen, insbesondere eine schmetterlingsförmige Rötung von Wangen und Nasenrücken, sowie rote Papeln und eine vermehrte Lichtempfindlichkeit. Weiterhin führen Entzündungen in Blutgefäßen, die durch Ablagerungen von Immunkomplexen (das sind Komplexe aus Antikörpern und Antigenen) zu Entzündungen an Herz und Lunge, einer chronischen Nierenentzündung und Störungen des

Nervensystems. Fieber und Schwäche sowie Muskel- und Gelenkbeschwerden kommen ebenfalls häufig vor.

Progressive systemische Sklerose (Sklerodermie, PSS)

Bei der progressiven systemischen Sklerose treten verschiedene Hautveränderungen und Organstörungen auf. An der Haut findet man häufig ein zunächst kurzfristiges Weißwerden der Finger (Raynaud-Syndrom), was später in eine straffe und gespannte Haut an den Fingern und Händen übergeht.
Auch im Gesicht schrumpft die Haut, woraufhin die Mimik starrer wird und der Mund sich nicht mehr ganz öffnen lässt. Die Haut über dem Brustbein lässt sich kaum mehr verschieben. Im Unterhautfettgewebe findet man häufig kleine Verkalkungen.
An der Speiseröhre, in der Lunge, am Herzen und an der Niere kommt es zu krankhaften Veränderungen, meist aufgrund einer Bindegewebsvermehrung im Gewebe selbst oder in den Wänden der Blutgefäße.
Bei einigen Patienten bleibt die Erkrankung auf die Finger und die Speiseröhre beschränkt (CREST-Syndrom).

Polymyositis und Dermatomyositis

Bei der Polymyositis kommt es zu Schmerzen und Schwäche der Muskulatur im Schulterbereich und im Beckengürtel, wobei es den Patienten schwer fällt, etwas zu heben oder aus dem Sitzen aufzustehen.
Bei der Dermatomyositis kommt es zusätzlich zu der Muskelerkrankung zu rötlichen Schwellungen im Gesicht, insbesondere im Bereich der Augen, und anderen Hauterscheinungen. Weiterhin können die Speiseröhre und das Herz beeinträchtigt sein.

Sjögren-Syndrom (Sicca-Syndrom)

Bei dieser Krankheit führt eine chronische Entzündung der Tränen- und Speicheldrüsen zu einer dauerhaften Austrocknung der Augen und des Mundes sowie evtl. anderer Schleimhäute. Auch Gelenkbeschwerden kommen vor.

Sharp-Syndrom (oder Mischkollagenose)

Bei diesen Überlappungsformen können verschiedene Symptome aus allen Kollagenose-Formen auftreten. Antinukleäre Antikörper sind dabei bei allen Patienten erhöht.

Laboruntersuchungen

Systemischer Lupus erythematodes

Typischerweise kann man bei Menschen mit systemischem Lupus erythematodes verschiedene Autoantikörper im Blut nachweisen, insbesondere gegen Kernstrukturen (ANA):

Autoantikörper	Nachweis in %
ANA (antinukleäre Antikörper)	95
Antikörper gegen doppelsträngige DNS	60–90
Anti-Sm (Antikörper gegen kleine Kerneiweiße)	25
Antiphospholipid-Antikörper (APA)	20–50
Antikörper gegen Blutgerinnungsfaktoren	Gelegentlich

Darüber hinaus findet man beim systemischen Lupus erythematodes als Zeichen der Entzündung häufig eine erhöhte Blutkörperchensenkungsgeschwindigkeit, erhöhte alpha-2- und gamma-Globuline (→ Globuline), Verminderung von → Komplement und eine → Anämie (Seite 189). Aufgrund von Antikörpern gegen rote und weiße → Blutkörperchen sowie gegen → Blutplättchen sind auch die Zahlen dieser Blutzellen häufig vermindert.
Daneben finden sich bei verschiedenen Organerkrankungen im Rahmen des SLE entsprechende Laborveränderungen, wie z. B. ein Anstieg von → Kreatinin beim chronischen Nierenversagen aufgrund einer Nierenentzündung.

Progressive systemische Sklerose

Auch bei der progressiven systemischen Sklerose können im Blut verschiedene Autoantikörper nachgewiesen werden, v. a. Antikörper gegen Zellkernbestandteile (ANA).

Autoantikörper	Nachweis in %
ANA (antinukleäre Antikörper)	90
Anti-SCL 70 (AK gegen Kerneiweiß)	40
Antizentromere Antikörper (ACA)	25
Bei CREST	70

Polymyositis und Dermatomyositis

Autoantikörper	Nachweis in %
ANA (antinukleäre Antikörper)	50
Anti-Jo 1	5–30
Anti-Mi 2	10

Weiterhin sind Entzündungsparameter wie Blutsenkungsgeschwindigkeit und die Zahl der weißen Blutkörperchen meist erhöht. Auch Enzyme, die in der Muskulatur vorkommen, wie z. B. Kreatininkinase (→ CK), → GOT, → LDH und Aldolase sind oftmals stark erhöht und dienen auch der Verlaufs- und Therapiekontrolle.

Sjögren-Syndrom (Sicca-Syndrom)

Ebenso wie bei den anderen Kollagenosen kann man hier verschiedene Autoantikörper nachweisen.

Autoantikörper	Nachweis in %
Rheumafaktoren	50
Antikörper gegen Schleimhautzellen der Speicheldrüsengänge	Häufig
La-Antikörper	70
Ro-Antikörper (APA)	70

Als Zeichen der Entzündung sind außerdem meist die Blutsenkungsgeschwindigkeit und die Immunglobuline erhöht. Daneben findet man häufig erniedrigte Zahlen der roten und weißen Blutkörperchen sowie gelegentlich auch der Blutplättchen.

Leberentzündung → Hepatitis

Leberzirrhose

Als Leberzirrhose bezeichnet man die bindegewebige Umwandlung der Leber mit Zerstörung ihrer Struktur und Verminderung der in der Leber verlaufenden Blutgefäße.

Die Leberzirrhose ist eine Spätfolge verschiedener Erkrankungen, wobei der Alkoholmissbrauch mit 60 % an erster Stelle steht, gefolgt von chronischer → Hepatitis (Seite 210) mit 30 % und seltenen Lebererkrankungen in 10 % der Fälle, wie z. B. Autoimmunkrankheiten von Leber und Gallenwegen, Leberschäden durch Chemikalien (z. B. Tetrachlorkohlenstoff) oder Stoffwechselkrankheiten (z. B. Eisen- oder Kupferspeicherkrankheit).
Die Leberzirrhose führt zur verminderten Leistungsfähigkeit der Leber, insbesondere zu einer herabgesetzten Bildung von Eiweißen, zur Abnahme ihrer Entgiftungsfunktion, zur Erhöhung des Drucks in der Pfortader (mit Wasseransammlungen im Bauch und im Gewebe) und zur Schädigung des Gehirns, u. a. durch mangelnde Entgiftung schädlicher Stoffe.
Die Diagnose einer Leberzirrhose wird v. a. aufgrund der Anamnese, typischer Symptome sowie der veränderten Leberstruktur (im Ultraschall, Computertomogramm, in der feingeweblichen Untersuchung) und anhand verschiedener Laborveränderungen gestellt.

Laboruntersuchungen

- Als Zeichen einer verminderten Eiweißproduktion in der Leber können die Spiegel von → Albumin, → Cholinesterase und → Antithrombin im Blut erniedrigt sein.
- Die verminderte Bildung der Gerinnungsfaktoren II, VII, IX und X kann durch eine Erniedrigung des → Quick-Wertes gemessen werden.
- In der → Eiweißelektrophorese findet sich in 80 % der Fälle eine unspezifische Erhöhung der gamma-Globuline (→ Immunglobuline).
- Entzündliche Schübe einer Leberzirrhose gehen mit einem Anstieg der Leberenzyme → GPT, → GOT und → gamma-GT einher. Schübe im Rahmen einer autoimmunen Lebererkrankung oder einer chronischen → Hepatitis können auch zu einer Gallenstauung führen, wobei die Enzyme → gamma-GT, Alkalische Phosphatase (→ AP) und Leucin-

aminopeptidase (→ LAP) sowie häufig auch das → Bilirubin ansteigen.

- Eine Verminderung der → Blutplättchen ist meist durch deren vermehrten Abbau in der Milz bedingt, die bei Leberzirrhose häufig vergrößert ist.
- Bei einer Schädigung des Gehirns aufgrund einer Leberzirrhose (hepatische Enzephalopathie) ist meist der → Ammoniakspiegel im Blut deutlich erhöht.
- Im Verlauf einer Leberzirrhose kann es zu einem akuten oder chronischen Nierenversagen kommen, ohne dass eine eigenständige Nierenkrankheit vorliegt. Die Beeinträchtigung der Nierenfunktion kann anhand eines Anstieges von → Kreatinin und → Harnstoff im Blut diagnostiziert werden.

Leukämien

Als Leukämien bezeichnet man Krankheiten, die mit einer unkontrollierten Bildung von weißen Blutkörperchen im Knochenmark oder in lymphatischen Geweben einhergehen.

Unterschieden werden nach ihrem Verlauf akute und chronische sowie nach dem Ausgangsgewebe lymphatische (von Lymphgewebe ausgehende) und myeloische (vom Knochenmark ausgehende) Leukämien.

Akute Leukämie

Unter akuten Leukämien versteht man aus einer Knochenmarkszelle hervorgehende bösartige Neubildungen von weißen Blutkörperchen. Unterschieden werden die akute lymphatische Leukämie (ALL), die v. a. im Kindesalter auftritt, und die akute myeloische Leukämie (AML), die zu 80 % Erwachsene betrifft. Akute Leukämien rufen unspezifische Allgemeinsymptome (Fieber, Abgeschlagenheit) und Beschwerden aufgrund der Verdrängung des normalen Knochenmarks hervor, wie Blutungen, Infekte und eine Anämie. Unbehandelt enden akute Leukämien nach kurzer Zeit tödlich.

Typisch für die akuten Leukämien ist die Bildung großer Mengen von unreifen Vorstufen (Blasten) der weißen Blutkörperchen im Knochenmark und deren Ausschwemmung ins Blut. Diese in großen Mengen gebildeten unreifen weißen Blutkörperchen verdrängen im Knochenmark mehr und mehr die normale Blutbildung und können sich auch in verschiedenen Organen ablagern.

Laborveränderungen

Der wichtigste Laborbefund, der auf eine akute Leukämie hinweist, ist weniger die erhöhte Zahl weißer Blutkörperchen im → Blutbild, die in 40 % normal oder sogar erniedrigt sein können, sondern der Nachweis von unreifen Vorstufen der weißen Blutkörperchen im Blut. Gleichzeitig findet man oft eine Verminderung der roten Blutkörperchen (→ Anämie, Seite 189) und der → Blutplättchen.
Bei akuter Leukämie sind außerdem die Blutsenkungsgeschwindigkeit, der LDH- und Harnsäurespiegel im Blut erhöht.
Die Diagnose wird aufgrund des hohen Anteils von unreifen weißen Blutzellen im Blut und in der Knochenmarksuntersuchung gesichert.

Chronisch-myeloische Leukämie

Der chronisch-myeloischen Leukämie (CML) liegt eine bösartige Entartung einer Stammzelle im Knochenmark zugrunde, die zu einer Bildung großer Mengen von weißen Blutkörperchen, und zwar von funktionstüchtigen → Granulozyten (→ Differenzialblutbild), führt. Die CML verläuft oft über viele Jahre stabil mit wenigen Symptomen, insbesondere Abgeschlagenheit und Oberbauchschmerzen aufgrund einer stark vergrößerten Milz. In der Endphase kommt es zu einer vermehrten Bildung und Ausschwemmung von unreifen weißen Zellen ins Blut. Diese Blastenkrise endet in der Regel tödlich.

Laborveränderungen

Im Blutbild sind die neutrophilen Granulozyten oft stark vermehrt, gleichzeitig findet man auch Vorstufen der weißen Blutkörperchen sowie eine erhöhte Zahl an basophilen Granulozyten.
Im Anfangsstadium der Krankheit ist meist auch die Zahl der → Blutplättchen erhöht, wohingegen in 60 % der Fälle eine → Anämie besteht.
Aufgrund des vermehrten Zellumsatzes (allein durch Zerfall der stark vermehrten weißen Blutzellen) sind meist auch die Serumspiegel von → LDH und → Harnsäure erhöht.

Bei der Knochenmarksuntersuchung, die für die Diagnose nicht unbedingt notwendig ist, findet man ebenfalls eine stark vermehrte Bildung von weißen Blutzellen sowie häufig auch von Blutplättchen.
Neben dem typischen Blutbild kann die Diagnose durch Spezialuntersuchungen, wie z. B. den Nachweis des Philadelphia-Chromosoms, des bcr/abl-Fusionsgens und einer stark verminderten Aktivität der alkalischen Leukozytenphosphatase gestellt werden.

Chronisch-lymphatische Leukämie

Die chronisch-lymphatische Leukämie (CLL) wird eigentlich zu den Non-Hodgkin-Lymphomen gezählt, da sie aus Lymphzellen hervorgeht, die große Zahlen von immunologisch wertlosen B-Lymphozyten bilden. Diese häufigste Leukämieform geht fast immer mit Lymphknotenschwellungen einher und führt häufig zu Hautveränderungen.

Laborveränderungen

Im kleinen → Blutbild findet sich immer eine erhöhte Zahl der weißen Blutkörperchen, die sich im → Differenzialblutbild als Vermehrung der Lymphozyten erweist. Gelegentlich weisen diese Lymphozyten einen für die CLL typischen Kernschatten auf.
Aufgrund der Bildung fehlerhafter Antikörper kommt es einerseits zu einem Antikörpermangel, andererseits sind die gamma-Globuline in der → Eiweißelektrophorese oft aufgrund monoklonaler Immunglobuline erhöht. Häufig gebildete Wärmeantikörper führen zu einer autoimmunen hämolytischen → Anämie (Seite 189) und zu einer autoimmunen Verminderung der → Blutplättchen.
Die ungebremst gebildeten Lymphozyten können mithilfe von Spezialuntersuchungen weiter differenziert werden.
Häufig sind aufgrund des Abbaus der großen Zellzahlen die Spiegel von → LDH und → Harnsäure im Blut erhöht.
In der Knochenmarksuntersuchung findet man einen hohen Anteil von Lymphozyten.

Magen-Darm-Geschwüre

Ein Defekt der Schleimhaut und meist auch tieferer Wandschichten des Magens oder des Zwölffingerdarms (meist im Anfangsteil) wird als Magen- (Ulcus ventriculi) oder Zwölffingerdarmgeschwür (Ulcus duodeni) bezeichnet.

Ursachen

In mehr als 90 % ist eine Infektion der Magenschleimhaut mit Helicobacter-pylori-Bakterien (HP-Bakterien) hauptverantwortlich für die Geschwürbildung im Zwölffingerdarm und in 75 % für ein Geschwür im Magen. Allerdings ist die Magenschleimhaut auch bei jedem zweiten über 50-jährigen Gesunden mit Helicobacter pylori besiedelt.
Darüber hinaus begünstigt die Einnahme bestimmter Medikamente gegen Schmerzen und Entzündungen sowie psychischer und körperlicher Stress die Entwicklung eines Magen- oder Zwölffingerdarmgeschwürs.
Weitere seltene Ursachen können eine Überfunktion der Nebenschilddrüsen (Hyperparathyereodismus) oder ein gut- oder bösartiger Gastrin produzierender Tumor im Magen-Darm-Trakt (Gastrinom, Zollinger-Ellison-Syndrom) sein. Dadurch kommt es zu einer vermehrten Magensäureproduktion, die wiederum die Bildung von Geschwüren in Magen und/oder Zwölffingerdarm zur Folge hat.

Laboruntersuchungen

- Die wichtigste Untersuchung zur Diagnose eines Magen- oder Zwölffingerdarmgeschwürs ist die **Magenspiegelung** (Gastroduodenoskopie), bei der die betroffenen Schleimhäute direkt begutachtet und gleichzeitig eine Gewebeprobe entnommen werden. Anschließend werden die Gewebeproben einem speziellen Schnelltest (Urease-Schnelltest) sowie einer histologischen Untersuchung unterzogen. Diese Maßnahmen dienen zum einen dem Nachweis eines HP-Befalls, zum anderen können auf diese Weise aber auch evtl. bösartige Zellveränderungen (Magenkarzinom) ausgeschlossen werden.
- Zur Therapiekontrolle einer Infektion mit HP-Bakterien mit Antibiotika wird ein → **^{13}C-Harnstoff-Atemtest** (Seite 20) oder der Antigennachweis aus einer Stuhlprobe (→ Helico-

bacter-pylori-Antigen) durchgeführt – auf diese Weise kann eine erneute Magenspiegelung vermieden werden.

- Neben der Besiedelung der Magenschleimhaut mit Helicobacter-Bakterien spielen auch genetische Faktoren eine Rolle bei der Entstehung eines Magen-Darm-Geschwürs: So findet man die → Blutgruppe 0 und das Leukozytenantigen HLA B5 (→ HLA-Antigene) bei diesen Patienten häufiger als in der Normalbevölkerung.
- Hat die Magenspiegelung einen negativen Befund bezüglich eines Befalls mit HP-Bakterien ergeben, wird man v. a. bei therapieresistenten oder immer wiederkehrenden Magengeschwüren den **Gastrinspiegel** im Blutserum bestimmen, um einen Gastrin produzierenden Tumor (Gastrinom) auszuschließen bzw. zu diagnostizieren. Um eine Überfunktion der Nebenschilddrüsen als mögliche Ursache der Geschwüre zu entdecken, bestimmt man den → **Kalzium- und** → **Parathormonspiegel** im Blut. Erhöhte Kalzium- und Parathormonwerte sind typisch für diese Funktionsstörung.
- Da ein Magen- oder Zwölffingerdarmgeschwür nicht selten zu chronischen und häufig unbemerkten Blutungen führt, untersucht man das Blutbild und bestimmt evtl. den Eisen- und Ferritinspiegel im Blut. Eine akute bzw. chronische Blutung aus einem Magengeschwür kann man meist auch mithilfe eines Haemoccult®-Tests nachweisen.

Mandelentzündung

Als eine Mandelentzündung wird eine durch Viren oder Bakterien hervorgerufene Infektion der Gaumen-, mitunter auch der Rachenmandeln bezeichnet; ebenso können Zungengrund und/oder die Seitenstränge (Lymphstränge im Rachen) betroffen sein.

Ursachen

Eine akute Entzündung der Mandeln kommt oft als Begleiterscheinung eines banalen, meist durch Viren hervorgerufenen Atemweginfekts vor. Kinder sind sehr häufig von einer akuten bakteriellen Mandelentzündung infolge einer Streptokokkeninfektion (der Gruppe A) betroffen. Tritt bei ihnen zusätzlich ein charakteristischer Hautausschlag auf, handelt es sich um Scharlach.

Eine akute Mandelentzündung kann aber auch im Rahmen des Pfeifferschen Drüsenfiebers (Mononukleose) und anderer Viruserkrankungen auftreten oder das Leitsymptom einer schweren bakteriellen Infektionskrankheit (z. B. Diphtherie) sein.
In seltenen Fällen kann eine besonders heftig verlaufende Form auf Leukämie oder eine Schädigung der Blutbildung im Knochenmark z. B. durch Medikamente oder Chemikalien (Granulozytopenie/Agranulozytose) hinweisen. Weitere sehr seltene Ursachen können auch eine Tuberkulose- oder Syphilisinfektion (bei Erwachsenen) sein.

Symptome

Je nach Ursache kann eine Mandelentzündung auf die Gaumenmandeln beschränkt bleiben, aber auch auf Rachendachmandeln, den Zungengrund und/oder die Seitenstränge übergreifen. Dabei können die betroffenen Mandeln gerötet, mäßig bis stark vergrößert sein, zudem können sich auf ihnen weißliche oder eitrige Beläge bzw. Stippchen entwickeln. Typische Symptome sind mehr oder weniger heftige Halsschmerzen, die sich durch Schlucken oder Sprechen verstärken, auch kann Fieber auftreten und die Lymphknoten am Hals können geschwollen und auf Druck schmerzhaft sein.
Hinzu kommen Krankheitszeichen, die für eine bestimmte Erregerart charakteristisch sind, so z. B. ein Azetongeruch aus dem Mund (Geruch nach vergärenden Äpfeln) bei einer Diphtherie, oder Lymphknotenschwellungen an Nacken, Hals, Achselhöhlen oder am ganzen Körper bei Pfeifferschem Drüsenfieber. Für die seltene bakterielle Plaut-Vincent-Angina ist eine meist einseitig auftretende, geschwürig-eitrige Entzündung der Gaumenmandeln mit schmierig grünlichen Belägen charakteristisch.
Vor allem bei bakteriellen Mandelentzündungen besteht die Gefahr von Komplikationen und Folgeerkrankungen. Dazu gehört die Bildung eines Abszesses (Peritonsillar- oder Tonsillenabszess) im Bereich der Halsweichteile, rheumatisches Fieber, Glomerulonephritis oder eine Herzinnenhautentzündung. Komplikationen als Folge von Diphtherie können praktisch alle Organe betreffen und einen lebensbedrohlichen Verlauf nehmen.

Laboruntersuchungen

Eher selten kann bereits anhand der Symptome eine viral bedingte von einer bakteriellen Infektion bzw. eine eher harmlose

Mandelentzündung von einer schweren Erkrankung unterschieden werden. Insbesondere, wenn die Beschwerden besonders stark ausgeprägt sind, aber auch wenn sie länger als sieben Tage bestehen bzw. sich auch durch eine Behandlung mit Antibiotika nicht bessern, ist es notwendig, verschiedene Laboruntersuchungen zur Suche nach der Ursache durchzuführen. Im Folgenden werden die wichtigsten diagnostischen Maßnahmen vor dem Hintergrund der jeweils möglichen Ursache einer Mandelentzündung aufgeführt:

- Bei Verdacht auf eine Infektion mit Streptokokken der Gruppe A wird ein **Rachenabstrich** mithilfe eines Abstrichtupfers zur Gewinnung von Material (→ Abstrich, Seite 25) für die Durchführung eines **Streptokokken-A-Schnelltests** zum Antigennachweis sowie evtl. für das Anlegen einer Bakterienkultur vorgenommen.
- In der **Blutuntersuchung** findet sich meist eine erhöhte Leukozytenanzahl (→ Blutkörperchen, weiße), eine beschleunigte Blutsenkungsgeschwindigkeit (→ BSG) sowie ein erhöhter → CRP-Wert.
- Zur Verlaufskontrolle (nicht in der Akutphase!) einer Streptokokkeninfektion, insbesondere beim Auftreten von Komplikationen, ist häufig der → **Antistreptolysin-(ASL)-Titer** deutlich erhöht bzw. steigt im Verlauf weiter an.
- Die **Plaut-Vincent-Angina,** die meist durch Fusobakterien in Kombination mit Treponema vincentii hervorgerufen wird, wird durch das Anzüchten der Bakterien auf speziellen Nährböden (Bakterienkultur) nachgewiesen. Hierfür wird ein Rachenabstrich vorgenommen.
- Beim **Pfeifferschen Drüsenfieber** findet man im → Differenzialblutbild eine große Zahl spezifisch veränderter Lymphozyten (Virozyten, mononukleäre Zellen, Pfeiffer-Zellen). Die Bestimmung von spezifischen Antikörpern gegen Antigene des auslösenden Epstein-Barr-Virus kann zwischen einer frischen und einer früheren Infektion unterscheiden. Besteht zusätzlich eine Leberentzündung, sind auch die Leberwerte → GOT, → GPT und gelegentlich auch das → Bilirubin erhöht.
- Bei Verdacht auf **Diphtherie** wird ein Rachen- oder Nasenabstrich (bei Verdacht auf Nasendiphtherie) zur Bestimmung des Erregers mittels einer Bakterienkultur vorgenommen. Im → Blutbild zeigt sich eine starke Vermehrung der Leuko-

zytenzahl (→ Blutkörperchen, weiße) mit einer Linksverschiebung bei einer gleichzeitig verminderten Lymphozytenanzahl.

- Eine schwere fieberhafte und oft geschwürige Mandelentzündung kann gelegentlich auf dem Boden einer verminderten Zahl weißer Blutkörperchen entstehen. Dabei findet sich im kleinen Blutbild eine erniedrigte Zahl weißer Blutkörperchen und im → Differenzialblutbild sind nur wenige oder gar keine → Granulozyten mehr nachweisbar (Agranulozytose).

Nahrungsmittelallergie

Bei einer Nahrungsmittelallergie löst bereits eine geringe Menge des allergieauslösenden Nahrungsmittels (Allergen) heftige Beschwerden, wie z. B. Bauchschmerzen, Durchfall und Erbrechen, häufiger aber Hautauschläge, Juckreiz oder Nesselsucht sowie Atemnot und Kreislaufsymptome aus. Oft leiden die Betroffenen schon seit Jahren an einer Pollenallergie, bevor sich eine Nahrungsmittelallergie entwickelt.

Die häufigsten allergieauslösenden Nahrungsmittel sind Äpfel, Haselnüsse und andere Nüsse, Kuhmilch (v. a. bei Kleinkindern), Hühnerei, Fisch, Schalentiere, Soja, Obst sowie bestimmte Gewürze. Die beste Behandlung einer Nahrungsmittelallergie besteht in der konsequenten Vermeidung der auslösenden Nahrungsmittel.

Laboruntersuchungen

- Anders als bei einer nicht allergischen Nahrungsmittelunverträglichkeit findet man bei einer Nahrungsmittelallergie häufig erhöhte **IgE-Spiegel** im Blut. Weiterhin kann man mithilfe des RAST-Tests (Seite 23) spezifische, d. h. gegen ein bestimmtes Antigen gerichtete Antikörper der Klasse IgE (→ Immunglobuline) nachweisen; allerdings ist auch dieser Test oft nicht zuverlässig genug, um eine Nahrungsmittelallergie sicher nachzuweisen.
- **Hauttests** (v. a. Pricktest oder Epikutantest, Seite 22), bei denen die Haut des Oberarms mit dem verdächtigen Nahrungsmittel in Kontakt gebracht wird, sind im Allgemeinen noch weniger aussagekräftig und führen nicht zur Sicherung der Diagnose.

- Die Eliminations- und die Provokationsdiät sind die einzigen Methoden, mit denen eine Nahrungsmittelallergie sicher nachgewiesen werden kann. Selbst wenn durch den RAST- oder Hauttest ein mögliches Allergen gefunden werden konnte, wird zur Bestätigung anschließend eine Eliminations- oder Provokationsdiät durchgeführt.
- Bei der **Eliminationsdiät** erhält der Patient über sieben Tage eine allergenarme Basiskost (z. B. Reis-Kartoffel-Wasser-Diät). Ist der Betroffene danach nicht beschwerdefrei, ist eine Nahrungsmittelallergie als Ursache der Beschwerden unwahrscheinlich. Sind dagegen alle Symptome verschwunden, werden schrittweise einzelne Nahrungsmittel hinzugefügt, bis erneut Beschwerden auftreten.
- Bei der **Provokationsdiät** wird das verdächtige Nahrungsmittel unter ärztlicher Aufsicht verzehrt. Sie erfolgt meist im Anschluss an die Eliminationsdiät. Treten die bekannten Symptome auf, gilt die Ermittlung des Allergens als gesichert.

Nieren(körperchen)entzündung (Glomerulonephritis)

Unter dem Begriff Glomerulonephritis fasst man unterschiedliche entzündliche Erkrankungen der Niere zusammen, die sich primär am Nierenkörperchen (Glomerulus) abspielen. Sie können als alleinige Erkrankungen der Nierenkörperchen auftreten oder in Form einer Nierenbeteiligung bei generalisierten Krankheiten, wie z. B. entzündlichen Bindegewebserkrankungen (Kollagenosen), entzündlichen Gefäßerkrankungen und vieles mehr.

Als Glomerula bezeichnet man die zu kleinen Knäueln verklebten haarfeinen Blutgefäße in der Niere, die von einer Kapsel umgeben sind. In diesen Glomerula wird das Blut durch dünne Membranen gefiltert, wobei der Primärharn entsteht. Beim Gesunden gelangen nur Flüssigkeit und kleinere darin gelöste Bestandteile in den Harn, während Blutzellen und große Moleküle in den Haargefäßen zurückbleiben.
Bei der Glomerulonephritis lagern sich an der Filtermembran entweder spezielle Antikörper oder Komplexe aus Antigenen und Antikörpern ab, die bei einem vorangehenden Infekt entstanden sind. Sie lösen eine Entzündung aus, die zu einer vermehrten

Durchlässigkeit der Filtermembran führt, wodurch vermehrt rote Blutkörperchen und Eiweiße in den Urin ausgeschieden werden.

Formen

- Eine der häufigsten Glomerulonephritiden ist die **IgA-Nephropathie**, die oft nach einem Atemwegsinfekt auftritt und sich meist wieder zurückbildet, bei einem Viertel der Patienten aber in ein chronisches Nierenversagen übergeht.
- Nach einem Infekt der Atemwege oder der Haut mit Streptokokken kann eine akute **Immunkomplexnephritis** auftreten, die in den meisten Fällen, insbesondere bei Kindern, wieder völlig ausheilt, aber auch in ein chronisches Nierenversagen übergehen kann.
- Die **rapid progressive Glomerulonephritis** führt hingegen ohne Behandlung innerhalb von Wochen bis Monaten zum Nierenversagen.
- Bei der **chronisch-progredienten Glomerulonephritis** verschlechtert sich die Nierenfunktion langsam schleichend bis zum endgültigen Nierenversagen.

Laboruntersuchungen

- Leitsymptome aller Glomerulonephritiden sind die vermehrte Ausscheidung von roten Blutkörperchen (**Hämaturie**, insbesondere in Form von Erythrozytenzylindern) und Eiweiß (**Proteinurie**) mit dem Urin. In einigen Fällen kann auch nur eine leichte Hämaturie bestehen, ohne dass es zu weiteren Veränderungen oder Symptomen kommt.
- Bei einigen Formen der Glomerulonephritis kann die Eiweißausscheidung so stark sein, dass der → Gesamteiweißgehalt im Blut sinkt, wobei v. a. → Albumin und gamma-Globuline abnehmen. Relativ dazu steigen alpha-2- und beta-Globuline, zu denen auch die Lipoproteine gehören, deutlich an, was zu einer Erhöhung von → Cholesterin und → Triglyzeriden führt.
- Verursacht die Glomerulonephritis ein akutes oder chronisches Nierenversagen, steigen → Kreatinin- und → Harnstoffspiegel im Blut entsprechend der Einschränkung der Nierenfunktion an (→ Nierenversagen, chronisches).
- Bei der IgA-Nephropathie findet man in 40 % der Fälle erhöhte IgA-Spiegel (→ Immunglobuline) im Blut, bei der

akuten postinfektiösen Immunkomplexglomerulonephritis ist bei 50 % Patienten der → Antistreptolysin-Titer erhöht. Bei der rapid progressiven Glomerulunephritis findet man eine → BSG-Beschleunigung und einen → CRP-Anstieg sowie gelegentlich → Autoantikörper im Blut.

Nierenversagen, chronisches

Die chronische Niereninsuffizienz (oder das chronische Nierenversagen) ist eine langsam fortschreitende, nicht mehr rückgängig zu machende Einschränkung der Nierenfunktion, die früher oder später in ein endgültiges Nierenversagen mit Harnvergiftung (Urämie) mündet.

Ursachen der chronischen Niereninsuffizienz sind in Westeuropa in erster Linie die diabetische Nierenerkrankung (35 %), gefolgt von der Nierenschädigung durch Bluthochdruck (25 %) und chronischen Glomerulonephritiden (10 %, → Nierenentzündung, Seite 229) sowie anderen selteneren Nierenkrankheiten.
Zu einem Anstieg der harnpflichtigen Substanzen (Stoffwechselprodukte, die, wie z. B. → Kreatinin oder → Harnstoff, über die Nieren ausgeschieden werden) im Blut kommt es erst bei einem Ausfall von mehr als 60 % der Nierenfunktion.

Laboruntersuchungen

Veränderte Urinbefunde

- Das **spezifische Uringewicht** ist vermindert, da die Niere nicht mehr in der Lage ist, den Urin zu konzentrieren. Bei zunehmender Ausscheidung von Eiweiß im Urin bzw. bei bereits durch die Grundkrankheit erhöhter Eiweißausscheidung (oder Zuckerausscheidung) ist das spezifische Gewicht normal bzw. erhöht.
- Weiterhin ist die **Harnstoffausscheidung** im Urin erniedrigt. In vielen Fällen steigt die Natriumausscheidung an.
- Eine erhöhte **Glukoseausscheidung** findet man nicht nur im Rahmen einer diabetischen Nierenerkrankung, sie kann auch Folge einer gestörten Wiederaufnahme von Glukose aus dem Primärharn sein.

N

Veränderte Blutwerte

- Der wichtigste Parameter einer eingeschränkten Nierenfunktion ist der Anstieg des → **Kreatinins** im Blut und eine Verminderung der Kreatininclearance. Die Höhe des Kreatininspiegels und der Verlauf seines Anstiegs geben Hinweise auf die Schwere und den weiteren Verlauf der Niereninsuffizienz. Neben dem Kreatininspiegel steigt auch der → Harnstoffgehalt im Blut mit abnehmender Nierenfunktion an.
- Im Verlauf der Niereninsuffizienz kommt es zu **Elektrolytstörungen** im Blut, insbesondere zu einem Abfall des → Natriumgehaltes durch Natriumverluste über die Nieren. Der → Kaliumspiegel bleibt dagegen lange Zeit normal und steigt v. a. durch kaliumreiche Kost oder die Behandlung mit kaliumsparenden harntreibenden Mitteln an.
- Bei stark eingeschränkter Nierenfunktion kommt es zu einer **Azidose** (Übersäuerung), da sich im Blut viele Säuren ansammeln, die nicht über die Lungen abgeatmet werden.
- In der funktionsgestörten Niere wird weniger biologisch aktives → Vitamin D_3 gebildet, wodurch u. a. die Kalziumaufnahme aus dem Darm vermindert ist und der → **Kalziumspiegel** im Blut sinkt. Der erniedrigte Kalziumspiegel stimuliert die Bildung von → Parathormon, dessen Konzentration im Blut genauso wie die von → Phosphat und alkalischer Phosphatase (→ AP) erhöht ist. Dieser renale Hyperparathyreoidismus führt aber nur selten zu Knochenschmerzen, Muskelschwäche und spontanen Knochenbrüchen.
- Infolge ihrer eingeschränkten Funktion bilden die Nieren geringere Mengen des Hormons **Erythropoietin**, das ein wichtiger Aktivator der Blutbildung im Knochenmark ist. Dadurch kommt es – zusammen mit weiteren Faktoren – zu einer renalen Anämie mit verminderter Zahl roter → Blutkörperchen und erniedrigtem → Hämoglobin im Blutbild, wobei die Erythrozytenindizes → MCV, → MCH und → MCHC aber normal sind.
- Auch ein **Eisenmangel** ist bei Niereninsuffizienz nicht selten und wird v. a. durch Blutverluste und Dialysebehandlungen verursacht. In diesem Fall sind MCV und MCH sowie → Eisen- und → Ferritinspiegel im Blutserum erniedrigt.
- Weiterhin kann die Zahl der → **Blutplättchen** erniedrigt und ihre Funktion gestört sein, was sich evtl. in einer verlängerten Blutungszeit äußert.

Osteoporose

Bei der Osteoporose handelt es sich um eine Erkrankung des Skelettsystems, die aufgrund einer verminderten Knochensubstanz zu einem erhöhten Risiko von Knochenbrüchen führt.

Am häufigsten betrifft die Osteoporose Frauen nach den Wechseljahren. Männer erkranken erst im höheren Alter an einer senilen Osteoporose. Eine Osteoporose als Folge anderer Erkrankungen ist selten, als Ursachen stehen die langfristige Behandlung mit Kortisonpräparaten sowie eine dauerhafte Bettlägrigkeit an erster Stelle, gefolgt von Schilddrüsenüberfunktion, renaler Osteopathie (→ Nierenversagen, chronisches, Seite 231) und → rheumatoider Arthritis (Seite 234). Neben Knochenschmerzen und Knochenbrüchen ohne adäquaten Auslöser kommt es häufig zu schmerzhaften Wirbelkörpereinbrüchen mit Verformung der Wirbelsäule (»Witwenbuckel«).

Laboruntersuchungen

Die Diagnose wird v. a. anhand der Beschwerden und klinischen sowie röntgenologischen Befunde gestellt; die häufig durchgeführte Knochendichtemessung ist hingegen weniger spezifisch

Labortest	Veränderungen bei bestimmten Erkrankungen
Differenzialblutbild	Erhöht bei Entzündungen, Tumoren
Serum-Kalzium	Erhöht bei primärem Hyperparathyreoidismus, Knochentumoren und -metastasen
Serum-Phosphat	Erniedrigt bei primärem Hyperparathyreoidismus
Urin-Phosphat	Erhöht bei primärem Hyperparathyreoidismus (Nebenschilddrüsenüberfunktion)
AP	Erhöht bei Paget-Krankheit, Knochentumoren und -metastasen, Osteomalazie, primärem Hyperparathyreoidismus, multiplem Myelom, Knochentuberkulose u. a.
TSH-Wert	Erniedrigt bei Schilddrüsenüberfunktion
Östrogene	Erniedrigt in und nach den Wechseljahren
Testosteron	Erniedrigt bei Osteoporose beim Mann
Vitamin D	Erniedrigt bei Osteomalazie

und eher als Screeningmethode zu betrachten. Die Bestimmung verschiedener Laborwerte dient v. a. zur Differenzierung der verschiedenen Formen einer Osteoporose und zur Abgrenzung anderer Knochenerkrankungen (insbesondere Metastasen, Osteomalazie bei Vitamin-D-Mangel) sowie zur Kontrolle des Behandlungserfolges. Einen spezifischen Labortest zur Diagnose einer Osteoporose gibt es hingegen nicht.

- Als **Basisprogramm** zur Differenzierung zwischen einer Osteoporose und einer anderen Knochenerkrankung werden die in der Tabelle aufgeführten Werte bestimmt, die bei Osteoporose in der Regel normal sind.
- Während einer Behandlung der Osteoporose wird jeweils einer der folgenden Laborwerte zur Überprüfung der Knochenzellen gemessen, die für die Knochenneubildung (Osteoblasten) bzw. für den Knochenabbau (Osteoklasten) zuständig sind:
- Zur Beurteilung der Osteoklasten-Aktivität (Knochenabbau) dient die Bestimmung der → Pyridinium Cross-links, der → sauren Phosphatase u. a.
- Zur Beurteilung der Osteoblasten-Aktivität (Knochenaufbau) dient die Bestimmung der (knochenspezifischen) alkalischen Phosphatase (→ AP) u. a.

Rheumatoide Arthritis

Die rheumatoide Arthritis (oder chronische Polyarthritis) ist eine Autoimmunkrankheit, die zu chronischen, in Schüben verlaufenden Gelenkentzündungen und -deformierungen insbesondere der Grund- und Mittelgelenke von Fingern und Zehen, Hand-, Ellbogen-, Sprung- und Kniegelenke sowie der Halswirbelsäule führt und außerdem mit Schleimbeutelentzündungen, Sehnenscheidenentzündungen und selten mit einer Beteiligung innerer Organe einhergeht.

Die Diagnose der rheumatoiden Arthritis wird in erster Linie aufgrund der typischen klinischen, Ultraschall- und Röntgenbefunde, aber auch des Nachweises charakteristischer Laborveränderungen gestellt.

LABORUNTERSUCHUNGEN

- Insbesondere während eines akuten Schubes, also bei starken Schmerzen und evtl. Schwellungen der betroffenen Gelenke, findet man unspezifische **Entzündungszeichen** im Blut, wie z. B. eine beschleunigte Blutsenkungsgeschwindigkeit (→ BSG), einen Anstieg des → CRP-Spiegels sowie eine leichte Erhöhung der weißen → Blutkörperchen und der → Blutplättchen im Blut. Weiterhin sind in der → Eiweißelektrophorese die alpha- und insbesondere die gamma-Globuline erhöht.
- Typisch für die rheumatoide Arthritis ist eine so genannte **hyporegenerative Anämie**, wie man sie häufig bei chronischen Entzündungen, Infektionen und Tumoren findet. Hierbei sind die Zahl der roten → Blutkörperchen und der → Hämoglobinspiegel mäßig erniedrigt, die Erythrozytenindizes → MCV, MCH und MCHC liegen jedoch im Normbereich; Eisen und Ferritin sind normal bis erhöht und die Transferrinsättigung normal bis erniedrigt. Als Ursache nimmt man eine durch die chronische Erkrankung bedingte Störung des Einbaus von Eisen in den roten Blutfarbstoff an.
- Anfangs in 40 % und nach längerem Krankheitsverlauf in etwa 80 % der Fälle lassen sich so genannte → **Rheumafaktoren** nachweisen. Dies sind Autoantikörper verschiedener Immunglobulinklassen, die sich gegen IgG-Antikörper richten. Allerdings finden sich Rheumafaktoren gelegentlich auch bei gesunden Menschen sowie bei anderen rheumatischen und Infektionskrankheiten.
- Bei bis zu 70 % der Patienten mit rheumatoider Arthritis kann ein **humanes Leukozytenantigen** vom Typ DR 4 nachgewiesen werden, das nur bei 25 % der Gesunden gefunden wird.
- Bei etwa 30 % der Patienten lassen sich **Autoantikörper** gegen Substanzen des Zellkerns (antinukleäre Antikörper) und bei 50 % zirkulierende Immunkomplexe nachweisen.
- Aufgrund der chronischen Entzündung mit vermehrter Eiweißproduktion kommt es nicht selten zu **Eiweißablagerungen** in verschiedenen Organen, die an der Niere zu einem chronischen Nierenversagen führen können. Dabei steigen die Blutspiegel von Kreatinin und Harnsäure kontinuierlich an, und es zeigen sich im weiteren Verlauf auch alle anderen für eine Niereninsuffizienz typischen Laborveränderungen (→ Nierenversagen, chronisches, Seite 231).

Schilddrüsenüberfunktion

Bei der Schilddrüsenüberfunktion (Hyperthyreose) bildet die Schilddrüse zu viele Hormone, was zu zahlreichen Symptomen führen kann, wie z. B. Unruhe, Nervosität, leichtem Zittern der Hände, Schlaflosigkeit, Gewichtsabnahme trotz vermehrtem Hunger, schneller Puls, evtl. Herzrhythmusstörungen, Muskelschwäche (v. a. der Oberschenkelmuskeln), Abneigung gegen Wärme, Durchfälle und vieles mehr.

Ursachen

Die wichtigsten Ursachen sind die Schilddrüsenautonomie und die immunogene Hyperthyreose, d. h. die Basedow-Krankheit.
Bei der Schilddrüsenautonomie, die eine Folge eines langjährigen Jodmangels ist, vergrößern sich Bezirke in der Schilddrüse, die sich der Kontrolle durch die übergeordneten Zentren wie Hirnanhangdrüse und Hypothalamus entziehen. Diese Bezirke bilden große Mengen von Schilddrüsenhormonen.
Bei der Basedow-Krankheit stimulieren Autoantikörper (→ TSH, → Schilddrüsenantikörper) die Hormonproduktion.
Seltene Ursachen für eine Schilddrüsenüberfunktion sind die Überdosierung von Schilddrüsenhormonen (auch absichtlich zur Gewichtsabnahme), das Anfangsstadium der subakuten Schilddrüsenentzündung, ein Schilddrüsenkrebs und sehr selten eine Überproduktion von → TSH bei Hypophysenadenom.

Laboruntersuchungen

- Abgesehen von sehr seltenen Erkrankungen (z. B. Hypophysenadenom) ist die Erniedrigung des **TSH-Spiegels** im Blut typisch für eine Schilddrüsenüberfunktion. Bereits auf geringgradige Erhöhungen der Schilddrüsenhormone, die bei ihrer Bestimmung im Blut noch normal sein können (latente oder subklinische Hyperthyreose), reagiert die Hirnanhangdrüse mit einer Drosselung der TSH-Bildung.
- Bei einer echten oder manifesten Schilddrüsenüberfunktion findet man im Blut erhöhte Spiegel der **Schilddrüsenhormone** → Trijodthyronin (T3) sowie in 90 % der Fälle von → Thyroxin (T4).

  Bei der Basedow-Krankheit können im Blut → Schilddrüsenantikörper, v. a. gegen den TSH-Rezeptor (TSH-R-AK), nachgewiesen werden. Die Schilddrüsenüberfunktion aufgrund einer Schilddrüsenautonomie wird dagegen mithilfe eines Schilddrüsenszintigramms diagnostiziert.

Schilddrüsenunterfunktion

Bei der Schilddrüsenunterfunktion (Hypothyreose) bildet die Schilddrüse zu wenig Hormone, was mit verschiedenen Symptomen einhergeht, wie z. B. Müdigkeit, Antriebsarmut, Verlangsamung, vermehrte Kälteempfindlichkeit, Gewichtszunahme, Verstopfung, tiefe, heisere Stimme, ein langsamer Puls, ein erhöhter Cholesterinspiegel mit der Gefahr einer frühzeitigen Arteriosklerose und vieles mehr.

Ursachen

Die Hauptursachen sind die chronische autoimmune Schilddrüsenentzündung (Hashimoto-Thyreoiditis) sowie die operative Entfernung der Schilddrüse bzw. eine Radiojodtherapie. Auch eine Überdosierung von Medikamenten zur Hemmung der Hormonproduktion kann eine Unterfunktion hervorrufen. Sehr selten führen hingegen eine Funktionsstörung der Hirnanhangdrüse bzw. des Hypothalamus zur Schilddrüsenunterfunktion.

Laboruntersuchungen

- Als Reaktion auf die verminderte Konzentration von Schilddrüsenhormonen im Blut reagiert die Hirnanhangdrüse mit der erhöhten Freisetzung von → TSH. Ein erhöhter **TSH-Spiegel** im Blut weist auch bei noch normalen Schilddrüsenhormonspiegeln auf eine beginnende (oder latente bzw. subklinische) Schilddrüsenunterfunktion hin.
- Bei einer echten oder manifesten Hypothyreose sind auch → **Trijodthyronin** und → **Thyroxin** erniedrigt.
- Eine chronische autoimmune Schilddrüsenentzündung (Hashimoto-Thyreoiditis) als mögliche Ursache der Unterfunktion kann in den meisten Fällen durch Nachweis von Antikörpern gegen thyreoidale Peroxidase (**TPO-AK**; → Schilddrüsenantikörper) diagnostiziert werden.
- Bei dem sehr seltenen Funktionsausfall des Hypophysenvorderlappens sind auch verschiedene **Hypophysenhormonspiegel** erniedrigt, wie z. B. → FSH und → LH.

Zuckerkrankheit → Diabetes mellitus

S

Selbsttests für zu Hause

Mit folgenden Tests, die in der Apotheke erhältlich sind, können Sie selbst einige wichtige Gesundheitsparameter überprüfen. Alle Tests sind für die Anwendung zu Hause geeignet und einfach durchzuführen. Um Testbeeinträchtigungen zu vermeiden, muss die jeweilige Gebrauchsanleitung jedoch exakt eingehalten werden. Aufgeführt werden Tests, die bei sachgemäßer Anwendung zuverlässig sind.
Allerdings: Die Tests dienen lediglich einer groben Orientierung über Ihren aktuellen Gesundheitszustand – einen Arztbesuch können sie nicht ersetzen. Deshalb ist es v. a. bei einem auffälligen Testergebnis wichtig, dieses umgehend mit einem Arzt zu besprechen.

Blutdruckselbstmessung

Was wird getestet?

Bei Patienten mit Bluthochdruck ist die regelmäßige Blutdruckkontrolle mithilfe eines Blutdruckselbstmessgeräts eine wichtige Maßnahme zur Überprüfung des Therapieerfolges. Aber auch für Personen, die an einer chronischen Nierenerkrankung oder einer Zuckerkrankheit leiden, sowie bei Rauchern und Menschen, die weitere Risikofaktoren für Herz-Kreislauf-Krankheiten aufweisen, wie z. B. erhöhte Blutfette, Übergewicht, Bewegungsmangel oder erbliche Belastung, ist eine regelmäßige Messung des Blutdrucks sinnvoll. Bei (deutlich) erhöhten Werten sollte ein Arzt aufgesucht werden.

Wie funktioniert der Test?

Es wird eine Druckmanschette um den Oberarm oder das Handgelenk (nicht ganz so genau) gelegt, in die manuell oder per Knopfdruck Luft gefüllt wird. Ein eingebauter Sensor misst den oberen und unteren Blutdruckwert sowie meist auch die Pulsfrequenz und übermittelt die Ergebnisse an das Gerät. Nach ein paar Sekunden kann der gemessene Wert im Display abgelesen werden; bei zu hohen Werten stellt sich ein akustisches Warnsignal ein.

Wann sollte der Test durchgeführt werden?

Der Test sollte bei Vorliegen von Bluthochdruck bzw. bei Vorliegen von Risikofaktoren für Herz-Kreislauf-Erkrankungen regelmäßig durchgeführt werden.

Was kostet der Test?
Ca. 40–60 €.

Blutzuckertest für Diabetiker

Was wird getestet?
Diabetikern dient die Ermittlung des Zuckergehalts im Blut zur regelmäßigen Kontrolle ihrer Stoffwechsellage bzw. als Berechnungsgrundlage für die Insulinbehandlung. Insbesondere für die intensivierte Insulintherapie sind regelmäßige Blutzuckermessungen unerlässlich.

Wie funktioniert der Test?
Für den Test wird eine Stechhilfe an die Fingerkuppe angesetzt, um einen Blutstropfen zu erhalten. Dieser wird auf einen Teststreifen gegeben, der anschließend in ein Messgerät geschoben wird. Auf dem Display des Messgerätes wird der Glukosewert angezeigt.

Wann sollte der Test durchgeführt werden?
Der Test sollte von Diabetikern regelmäßig durchgeführt werden.

Was kostet der Test?
Das einfache Set (Messgerät, Etui, Stechhilfe, 10 Teststreifen) kostet ca. 41–50 €; ein Set, bei dem keine Teststreifenhandhabung mehr erforderlich ist (Messgerät, Etui, Stechhilfe, Trommel mit 17 Teststreifen), kostet 213 €.

Blutzuckertest zur Diabetesfrüherkennung

Was wird getestet?
Seit kurzem sind spezielle Blutzuckertests erhältlich, die auf etwas anderen Richtwerten als jene zur Diabeteskontrolle basieren und im Rahmen der Diabetesfrüherkennung zum Einsatz kommen.

Wie funktioniert der Test?
Der Glukosegehalt wird im Blut gemessen. Hierfür wird eine dem Test beiliegende Stechhilfe an die Fingerkuppe angesetzt. Nach einer kurzen Wartezeit bildet sich ein Blutstropfen, der auf eine Testscheibe getropft wird. Nach drei Minuten sind Farb-

nuancen erkennbar. Diese werden mit der Farbskala verglichen. Je nach gemessenem Wert entsteht eine etwas andere Farbe, der die einzelnen Blutzuckerwerte zugeordnet sind.

Wann sollte der Test durchgeführt werden?

Der Test sollte vor dem Frühstück (möglichst 12 Stunden nach dem letzten Essen und Trinken) durchgeführt werden.

Was kostet der Test?

50 Teststreifen ca. 30–36 €.

Cholesterintest

Was wird getestet?

Mithilfe dieses Tests wird der Gesamtcholesterinwert ermittelt. Dieser gibt einen groben Anhalt, ob ein erhöhtes Risiko für eine Herz-Kreislauf-Erkrankung besteht.

Wie funktioniert der Test?

Das Cholesterin wird im Blut gemessen. Hierfür wird eine dem Test beiliegende Stechhilfe an die Fingerkuppe angesetzt. Nach einer kurzen Wartezeit bildet sich ein Blutstropfen, der auf eine Testscheibe getropft wird. Nach drei Minuten sind Farbnuancen erkennbar. Diese werden mit der Farbskala verglichen. Je nach gemessenem Wert entsteht eine etwas andere Farbe, der die einzelnen Cholesterinwerte zugeordnet sind.

Wann sollte der Test durchgeführt werden?

Der Test sollte vor dem Frühstück (möglichst 12 Stunden nach der letzten Nahrungsaufnahme) durchgeführt werden.

Was kostet der Test?

25 Teststreifen ca. 45–50 €, Set ca. 60–80 €. Ein Kombinationsset mit Cholesterin-, Harn- und Blutzucker kostet ca. 100 €.

Darmkrebsvorsorgetest

Was wird getestet?

Mit diesem Test kann man selbst ermitteln, ob der Stuhl geringfügige, mit bloßem Auge nicht sichtbare (okkulte) Mengen Blut enthält. Dies kann die Vorstufe einer Darmkrebserkrankung sein. Empfohlen wird der Selbsttest zur Darmkrebsvorsorge ab einem Alter von 45 Jahren oder bei unklaren Darmbeschwerden.

Wie funktioniert der Test?

Eine kleine Stuhlprobe wird auf einen Teststreifen gegeben. Anschließend werden einige Tropfen einer speziellen Entwicklerlösung darauf geträufelt. Nach etwa zehn Minuten zeigt eine Farbveränderung das Ergebnis an. Einem zusätzlichen Kontrollstreifen kann man entnehmen, ob der Test richtig durchgeführt wurde. Bei positivem Befund sollte umgehend ein Arzt aufgesucht werden.

Wann sollte der Test durchgeführt werden?

Zu jeder beliebigen Tageszeit möglich.

Was kostet der Test?

3 Testtütchen ca. 4,50–12 €. 50 Beutel zu je 3 Testbriefchen (inkl. 3 Flaschen Entwicklerlösung) für ca. 14–18 €.

Ermittlung des Eisprungs

Was wird getestet?

Dieser Test dient der Ermittlung der fruchtbaren Tage im weiblichen Zyklus bei Kinderwunsch.

Wie funktioniert der Test?

Gemessen wird das Hormon hLH (humanes luteinisierendes Hormon), das vor dem Eisprung in erhöhter Konzentration im Harn ausgeschüttet wird. Hierfür wird ein spezieller Teststab in den Harnstrahl oder in eine mit dem Becher aufgefangene Urinprobe gehalten. Nach etwa fünf Minuten zeigt die Farbintensität zweier farbig erscheinender Linien auf dem Teststab an, ob die fruchtbare Phase vorliegt bzw. ob der Eisprung bereits stattgefunden hat.

Wann sollte der Test durchgeführt werden?

Der Test wird fünf Tage lang möglichst zu einer bestimmten Tageszeit (z. B. morgens) durchgeführt. Der Beginn erfolgt zur Zyklusmitte.

Was kostet der Test?

16 Teststreifen ca. 10–18 €, ein Verhütungs-/Fruchtbarkeitscomputer ca. 85–180 €.

Helicobacter-pylori-Test

Was wird getestet?

Der Test dient dem Nachweis einer Helicobacter-pylori-Infektion. Helicobacter-pylori-(HP-)Bakterien sind eine sehr häufige Ursache für eine chronisch aktive Gastritis oder ein Magengeschwür. Bestimmt werden mögliche im Blut zirkulierende Antikörper gegen Helicobacter-pylori-Bakterien. Sind keine Antikörper nachweisbar, liegt auch keine Infektion vor.

Wie funktioniert der Test?

Die HP-Antikörper werden mittels eines Blutstropfens bestimmt. Hierfür wird eine dem Test beiliegende Stechhilfe an die Fingerkuppe angesetzt. Nach einer kurzen Wartezeit bildet sich ein Blutstropfen, der auf das Probenfeld einer Testkassette getropft wird. Nach 30 Sekunden müssen einige Tropfen einer Pufferflüssigkeit auf ein Pufferfeld aufgetragen werden, das sich ebenfalls auf der Testkassette befindet. Nach etwa zehn Minuten ist das Ergebnis sichtbar. Sind zwei violette Linien auf dem Probenfeld erkennbar, wurden Antikörper nachgewiesen, und es hat höchstwahrscheinlich eine Infektion mit HP-Bakterien stattgefunden.

Wann sollte der Test durchgeführt werden?

Der Test kann zu jeder beliebigen Tageszeit durchgeführt werden.

Was kostet der Test?

Ca. 29–46 €, 1 Teststreifen ca. 17 €.

Lungenfunktionstest

Was wird getestet?

Patienten mit einer chronischen Lungenerkrankung, v. a. bei Asthma bronchiale, aber auch bei chronischer Bronchitis oder Lungenemphysem, setzen ein Gerät zur Messung des Lungenspitzenflusses (den so genannten Peak Flowmeter) ein, um die Stärke des ausgestoßenen Atems zu messen. Auf diese Weise kann bereits eine Verschlechterung der Lungenfunktion ermittelt werden, bevor diese Beschwerden, v. a. einen akuten Asthma-Anfall, verursacht.

Wie funktioniert der Test?

Es wird kräftig in ein Mundstück gepustet, das mit einem Messinstrument verbunden ist. Dieses zeigt den Atemfluss an. Liegt der gemessene Höchstwert 50 % unter dem Normalwert, muss ein Arzt aufgesucht werden bzw. die medikamentöse Behandlung, wie zuvor mit dem Arzt besprochen, intensiviert werden. Inzwischen sind Peak Flowmeter erhältlich, die einen elektronischen Speicher für die ermittelten Werte haben. Wichtig ist, dass vor Beginn der täglichen Messungen der persönliche maximale Atemfluss bestimmt wird.

Wann sollte der Test durchgeführt werden?

Asthmatiker sollten den Lungenfunktionstest möglichst zweimal am Tag durchführen.

Was kostet der Test?

Ca. 20–35 €.

Nierenfunktionstest

Was wird getestet?

Bereits geringste Mengen des Eiweißes Albumin im Urin weisen bei Menschen mit Zuckerkrankheit und Bluthochdruck auf eine beginnende Nierenfunktionsstörung hin. Mittels eines Urin-Streifentests kann nachgewiesen werden, ob bzw. wie viel Albumin durch die Nieren ausgeschieden wird.

Wie funktioniert der Test?

Der Teststreifen wird in den Harnstrahl oder in eine mit dem Becher aufgefangene Urinprobe gehalten. Nach wenigen Minuten liegt das Ergebnis vor, das an der Verfärbung des Testfeldes abgelesen wird. Bei einem positiven Befund sollte die Eiweißausscheidung im 24-Stunden-Urin von einem Arzt gemessen werden.

Wann sollte der Test durchgeführt werden?

Der Test sollte mindestens einmal pro Jahr von jedem Diabetiker und Hochdruckpatienten durchgeführt werden.

Was kostet der Test?

12–50 Teststreifen ca. 12–54 €.

Plaque-Test

Was wird getestet?

Der Plaque-Test dient dem Nachweis von Zahnbelag (Plaque). Zahnbelag birgt ein erhöhtes Risiko für Zahnschäden durch

Karies oder Parodontitis. Bei starken Zahnbeläge sollte ein Zahnarzt aufgesucht werden.

Wie funktioniert der Test?
Es wird eine Kautablette zerkaut. Zähne mit Plaque verfärben sich rot, plaquefreie Zähne blau.

Wann sollte der Test durchgeführt werden?
Nach dem Zähneputzen.

Was kostet der Test?
14 Tabletten ca. 3 €.

PSA-TEST

Was wird getestet?
Der PSA-Test dient der Früherkennung von Prostatakrebs. Dabei wird das prostataspezifische Antigen (PSA) im Blut erfasst, ein Glykoprotein, das bei einem bösartigen Tumor der Prostata verstärkt gebildet wird. Der Test wird Männern ab 45 Jahren sowie bei Prostatabeschwerden empfohlen.

Wie funktioniert der Test?
Für den Test werden zwei Tropfen Blut aus der Fingerbeere entnommen. Diese werden auf eine Testkarte aufgetragen. Dann wird eine spezielle Verdünnung auf das gleiche Feld geträufelt. Nach 15 Minuten kann der PSA-Wert anhand von Farbstreifen abgelesen werden. Erhöhte PSA-Werte sind kein sicherer Hinweis auf eine Prostatakrebserkrankung, sollten aber unbedingt mit einem Arzt besprochen werden.

Wann sollte der Test durchgeführt werden?
Zu jeder Tageszeit möglich.

Was kostet der Test?
5 Teststreifen ca. 28 €.

SCHWANGERSCHAFTSFRÜHTEST

Was wird getestet?
Frauen, die möglichst früh wissen wollen, ob sie schwanger sind, wenden diesen Test an. Mit einigen Tests kann bereits acht bis zehn Tage nach dem Eisprung eine mögliche Schwangerschaft

festgestellt werden; hier sind jedoch falsch negative Ergebnisse möglich.

Wie funktioniert der Test?

Gemessen wird das Hormon HCG (humanes Choriongonadotropin) im Urin, das bereits zu Beginn einer Schwangerschaft von der Plazenta gebildet wird. Es werden einige Urintropfen auf einen Glasträger gegeben bzw. ein Teststreifen in den Urin gehalten. Verfärbungen im Testfeld zeigen eine Schwangerschaft an.

Wann sollte der Test durchgeführt werden?

Bei Ausbleiben der Menstruation, am besten mit dem Morgenurin.

Was kostet der Test?

Ca. 5–13 €.

URINZUCKERTEST

Was wird getestet?

Mithilfe eines Urin-Teststreifens kann eine erhöhte Zuckerausscheidung im Urin ermittelt werden. Dieser Test dient zum einen Diabetikern zur Therapiekontrolle; zum anderen eignet er sich auch für Schwangere zum Ausschluss eines Schwangerschaftsdiabetes. Außerdem wird der Urinzuckertest zur allgemeinen Diabetesfrüherkenneng herangezogen.

Wie funktioniert der Test?

Der Teststreifen wird in den Harnstrahl oder in eine mit dem Becher aufgefangene Urinprobe gehalten. Nach wenigen Minuten zeigt die Verfärbung des Testfeldes das Ergebnis an.

Wann sollte der Test durchgeführt werden?

Der Test ist als Kontrolltest für Diabetiker nur dann geeignet, wenn zuvor die Schwelle bestimmt wurde, von der an die Niere Zucker ausscheidet. Diese Nierenschwelle kann bei jedem Zuckerkranken ganz unterschiedlich hoch sein. Ansonsten ist dieser einfache Test in der Schwangerschaft und bei Vorliegen von Risikofaktoren für Diabetes sinnvoll.

Was kostet der Test?

50 Teststreifen 6–8 €.

Zum Nachschlagen

Abkürzungsverzeichnis

Abkürzung	Laborwert	Erläuterungen
AFP	alpha-Fetoprotein	Tumormarker; Früherkennung von Entwicklungsstörungen des ungeborenen Kindes
AP	Alkalische Phosphatase	Nachweis von bestimmten Knochen-, Leber- und Gallenerkrankungen
AT III	Antithrombin	Eiweißstoff, der an der Blutgerinnung beteiligt ist
BSG	Blutkörpersenkungsgeschwindigkeit	Teil des Basisprogramms einer Blutuntersuchung
CEA	Carcino-embryonales Antigen	Tumormarker
ChE	Cholinesterase	Nachweis von Lebererkrankungen
CK	Kreatinkinase	Herzenzym; wird v. a. für die Diagnostik eines akuten Herzinfarkts herangezogen
CRP	C-reaktives Protein	Wichtiger Entzündungsparameter
FSH	Follikelstimulierendes Hormon	Bestimmung zur Ursachensuche bei weiblichen Zyklusstörungen bzw. für eine gestörte Samenbildung bei Männern
gamma-GT/GGT	gamma-Glutamyltranspeptidase	Diagnose und Verlaufskontrolle bei Lebererkrankungen
GOT	Glutamat-Oxalacetat-Transferase	Unter anderem zum Nachweis einer Erkrankung der Leber oder der Gallenwege
GPT	Glutamat-Pyruvat-Transaminase	Nachweis einer Erkrankung der Leber oder Gallenwege
Hb	Hämoglobin	Roter Blutfarbstoff und Hauptbestandteil der roten Blutkörperchen
HbA1	Zuckerhämoglobin	Langzeitkontrolle eines Diabetes mellitus
HCT	Hämatokrit	Gibt an, welchen prozentualen Anteil die roten Blutkörperchen in einem Liter Gesamtblut haben
HDL-Cholesterin	high density lipoprotein	»Gutes« Cholesterin, das die Gefäße schützt
HLA	Humanes Leukozyten-Antigen	Genetisch festgelegte Merkmale, die sich v. a. auf den weißen Blutkörperchen befinden

Abkürzung	Laborwert	Erläuterungen
Hp	Haptoglobin	Diagnose von Erkrankungen, die mit einem vermehrten Abbau von roten Blutkörperchen einhergehen
Ig	Immunglobuline	Antikörper
LAP	Leucinamino-peptidase	Nachweis einer Gallenstauung
LDH	Laktatdehydrogenase	Vor allem zur Verlaufskontrolle eines Herzinfarkts
LDL-Cholesterin	low density lipoprotein	»Schlechtes« Cholesterin und Risikofaktor für Arteriosklerose
LH	Luteinisierendes Hormon	Ursachensuche bei weiblichen Zyklusstörungen bzw. für eine gestörte Samenbildung bei Männern
MCH	mean corpuscular hemoglobin	Gibt das mittlere Zellhämoglobin an
MCHC	mean corpuscular hemoglobin concentration	Maß der Hämoglobinkonzentration aller im Blut befindlichen roten Blutkörperchen
MCV	mean corpuscular volumen	Beschreibt das mittlere Zellvolumen der roten Blutkörperchen
PSA	Prostataspezifisches Antigen	Tumormarker
PTH	Parathormon	Bestimmung zur Differenzierung von Knochenerkrankungen
PTT	Partielle Thromboplastinzeit	Funktionstest zur Bestimmung von Blutgerinnungsstörungen
PTZ	Plasmathrombinzeit	Erfasst den letzten Schritt der Blutgerinnung
RDW	red cell distribution width	Streuung der Erythrozyten-Durchmesser
Rh-Faktor	Rhesusfaktor	Gruppe von Blutgruppen-antigenen
RAST-Test	Radio-Allergo-Sorbent-Test	Nachweis spezifischer IgE-Antikörper im Rahmen einer allergologischen Laboruntersuchung
SP	Saure Phosphatase	Nachweis von bestimmten Kochenerkrankungen, bei Verdacht auf Prostatakrebs
Tg	Thyreoglobulin	Tumormarker
T3	Trijodthyronin	Schilddrüsenhormon
T4	Thyroxin	Schilddrüsenhormon
TRH	thyreotropin releasing hormone	Bestimmung bei Verdacht auf Schilddrüsenfunktionsstörung
TSH	Thyroidea-stimulierendes Hormon	Nachweis einer Über- oder Unterfunktion der Schilddrüse

Masseinheiten

Gewichtseinheiten			
g	Gramm		
mg	Milligramm	0,001 Gramm	10^{-3} Gramm
µg	Mikrogramm	0,001 Milligramm	10^{-6} Gramm
ng	Nanogramm	0,001 Mikrogramm	10^{-9} Gramm
pg	Pikogramm	0,001 Nanogramm	10^{-12} Gramm
Flüssigkeitseinheiten			
l	Liter		
dl	Deziliter	0,1 Liter	10^{-1} Liter
ml	Milliliter	0,001 Liter	10^{-3} Liter
fl	Femtoliter		10^{-15} Liter
Aktivitätseinheiten			
U	Units (Maßzahl für Enzymaktivität)		
mU	Milliunits	0,001 Units	10^{-3} U
Mengeneinheiten			
mol	Mol (Maßzahl für Stoffmenge)		
mmol	Millimol	0,001 Mol	
µmol	Mikromol	0,001 Millimol	10^{-6} Mol
nmol	Nanomol	0,001 Mikromol	10^{-9} Mol
pmol	Pikomol	0,001 Nanomol	10^{-12} Mol

Bücher, die weiterhelfen

Bohlmann, F.: *Essen als Medizin,* Gräfe & Unzer, München
Elmadfa, I. u. a.: *Vitamin- und Mineralstofftabelle,* Gräfe & Unzer, München
Fritsche, D.: *GU Kompass Diabetes,* Gräfe & Unzer, München
Krapf, A., Bieger, W., Tiller, F.: *Laborhandbuch,* Urban & Schwarzenberg-Verlag, München
Kraske, E.M.: *Säure-Basen-Balance,* Gräfe & Unzer, München
Pschyrembel *Klinisches Wörterbuch,* De Gruyter, Berlin
Schaenzler, N., Hoffbauer, G.: *Wörterbuch der Medizin,* Südwest Verlag, München
Seelig, H.P., Meiners, M.: *Laborwerte – klar und verständlich,* Gräfe & Unzer, München
Thomas, L. (Hrsg.): *Labor und Diagnose,* TH-Books Verlagsgesellschaft mbH, Frankfurt/Main
Unger-Göbel, U.: *Vitamine,* Gräfe & Unzer, München

Adressen, die weiterhelfen

Deutsche Gesellschaft für Laboratoriumsmedizin e.V.
Berliner Allee 32
D-40212 Düsseldorf

Österreichische Gesellschaft
für klinische Chemie
Tullnertalgasse 72
A-1230 Wien

Schweizerische Gesellschaft
für Labormedizin (FAMH)
Case Postale 44
CH-2054 Les Vieux-Prés

Verband für unabhängige Gesundheitsberatung (UGB)
Keplerstraße 1
D-35390 Gießen

SACHREGISTER

Impressum

Redaktionsleitung: Ulrich Ehrlenspiel
Redaktion: Barbara Fellenberg
Lektorat: Ursula Illig
Fotos: Cover vorn: Zefa; Cover hinten: Corbis (li. u. Mitte), Mauritius (re.)
Gestaltung und Layout: independent Medien Design, München
Herstellung: Markus Plötz
Satz: Filmsatz Schröter, München
Druck und Bindung: Auer, Donauwörth

ISBN 3-7742-6285-3

Auflage	4.	3.	2.	1.
Jahr	2007	06	05	04

GRÄFE UND UNZER

Ein Unternehmen der
GANSKE VERLAGSGRUPPE

Die **GU-Homepage** finden Sie im Internet unter **www.gu-online.de**

Umwelthinweis:
Dieses Buch wurde auf chlorfrei gebleichtem Papier gedruckt. Um Rohstoffe zu sparen, haben wir auf Folienverpackung verzichtet.